激活細胞能量的
[illegible]養生法

40道 改善體質、抗老化、減脂肪 增強免疫力的酵素蔬食料理

臺灣生機酵素研發創辦人
林格帆——著

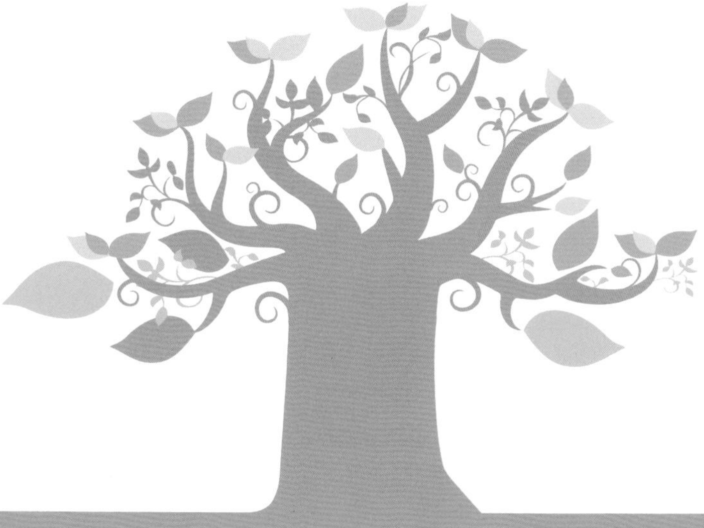

我有一個夢

夢想全世界的人都健康

林格帆老師，長年茹素，早期創辦臺灣最大素食廠，引領臺灣素食風潮，赴澳洲深造自然醫學，歸國後投入大眾健康事業，積極研發推廣生產功能酵素。與政府機關及各大醫事院校展開合作研究計畫，完成關於酵素生產技術、酵素抗發炎、酵素抗癌等多項研究，並發表相關論文，為生技業界貢獻良多，備受醫生及專家學者的推崇，堪稱華人生技醫學之光！更獲得總統召見。

年輕時切除膽囊，四十歲摘除子宮，六十歲遭逢嚴重車禍，歷經三次重大手術切除兩個重要器官，林格帆老師使用功能酵素療癒自己，不僅恢復健康，也越活越年輕。她以自身經驗為案例，受邀到世界各地演講，二〇一五年在德國醫學交流震撼三千名醫師與相關醫藥業者，掀起當地民眾購買酵素養生熱潮，且廣受歐美明星與職業運動選手的熱愛與推薦。

走遍世界各地，接觸各個民族，遇見無數民眾為病痛所苦，這讓林格帆老師十分不捨，所以她全心奉獻為大眾健康奮鬥，推廣預防勝於治療的理念，致力酵素食療的推廣，這是一份使命，更是一個夢：夢想全世界的人都健康！

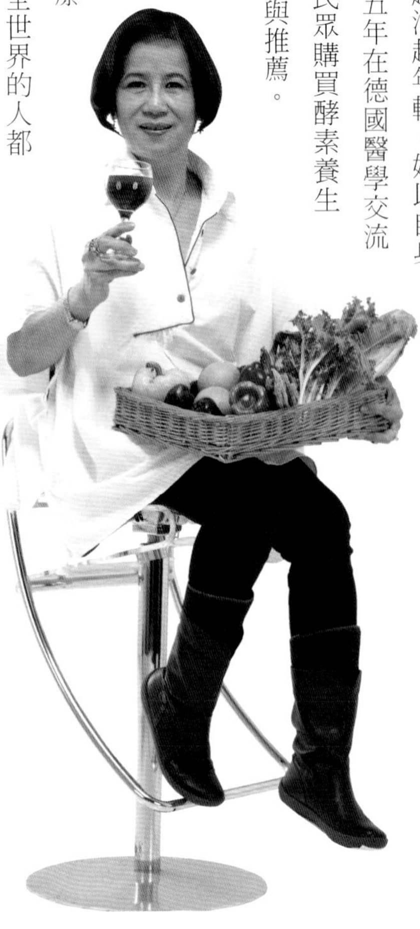

國際名人

好評推薦

二〇一六年，在林格帆老師的推動下，以蔬果酵素取代營養加工品的風潮在德國職業運動選手的好評中迅速蔓延，影響了時尚界，更引起了電視圈的關注報導。

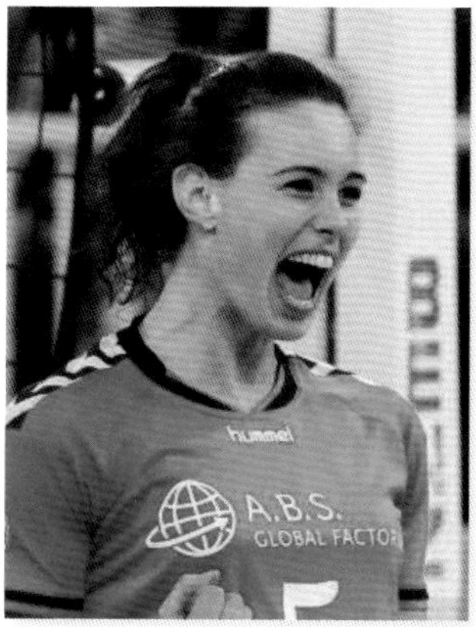

◀ 荷蘭

卡琳（國家女排代表隊）

光芒四射的排球名將，始終保持在先發陣容行列，十分肯定酵素對於職業運動員的成績提升有莫大助益。

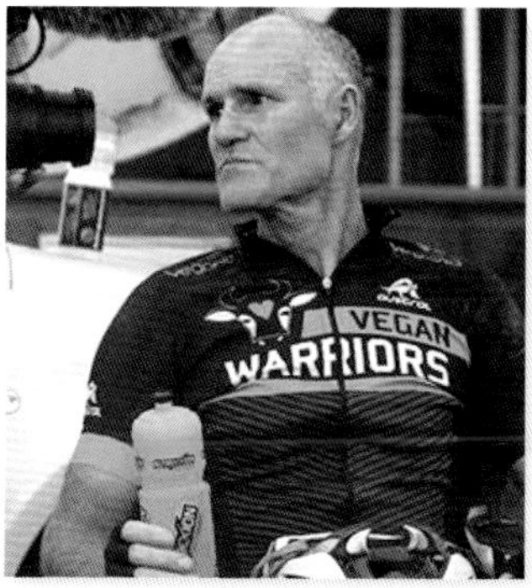

德國 ▶

艾克特（穿越西班牙）

虔誠的素食運動員，在連續好幾天的公路賽中使用酵素改善突發狀況，順利完成穿越西班牙1000公里的壯舉。

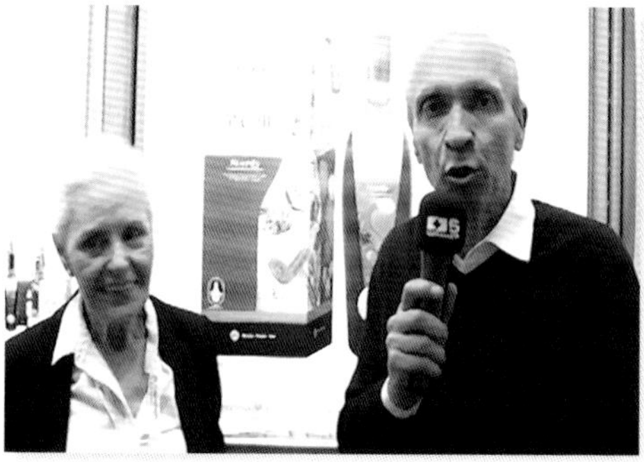

◀ 瑞士

諾伯特（新聞媒體主播）

首位注意到德國家庭掀起酵素風潮的媒體人，深入調查採訪，實際試用後讚不絕口，推出專題報導。

▼ 比利時

娜薇絲（選美皇后）

酵素忠實愛用者，調整膚質也調理體質，在滿檔的工作行程中容光煥發，選美參賽屢奪后冠。

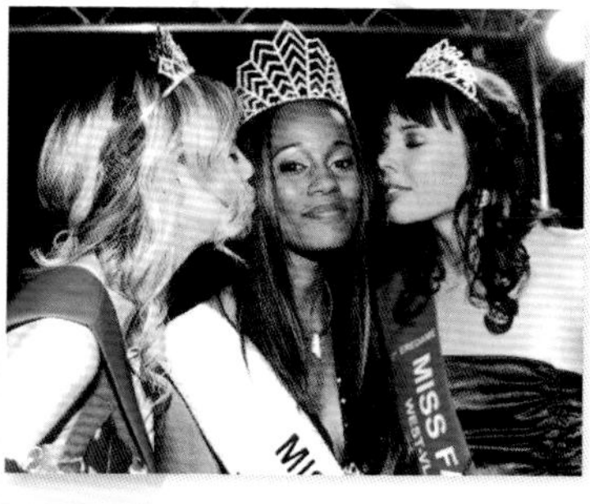

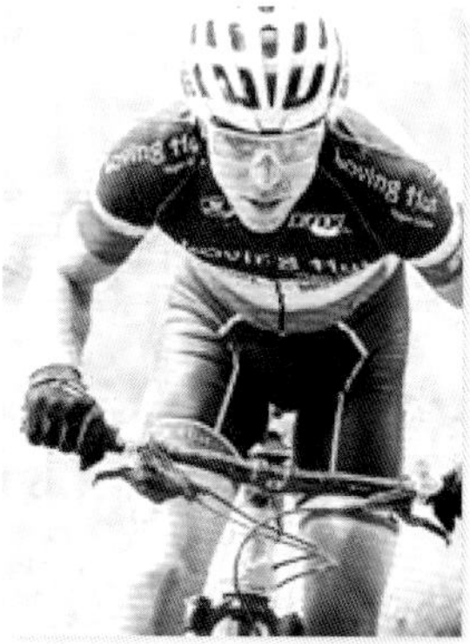

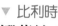

▲ 比利時

克雷斯（越野單車世界冠軍）

山地越野賽是非常辛苦的極限運動，挑戰深山、泥濘、岩石、沙漠，酵素是他每日維持巔峰狀態的絕佳補給品。

媒體報導 & 節目專訪

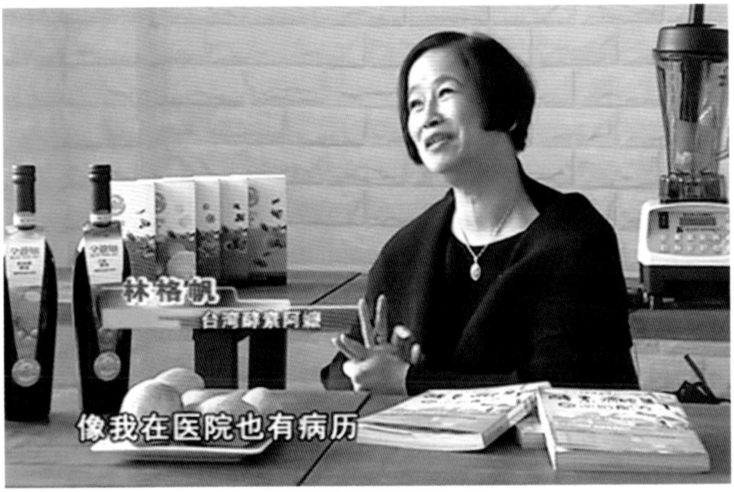

2013年11月 人間衛視／樂活在人間

2013年12月 大愛電視台／現代心速派

2014年4月 東森電視／57健康同學會

2015年5月 廣州電視台／情滿夕陽

2015年12月 民視新聞台／新聞報導

2015年12月 民視電視台／美鳳有約

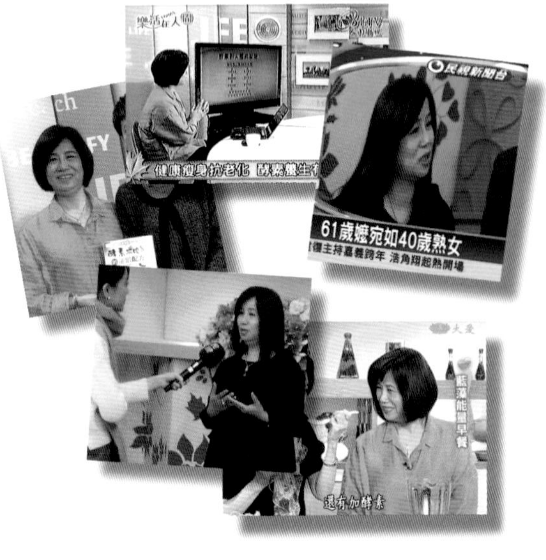

轟動德國的酵素事蹟

二〇一五年，眾所矚目的國際醫藥學術交流大會在德國舉行，總計有超過三千個自然療法醫師與相關醫藥專業人士參與交流研討，林老師憑藉自身累積的產官學界獎項，再加上美國自然療法學會的推薦，受邀成為與會貴賓，展開歐洲推廣酵素之旅。

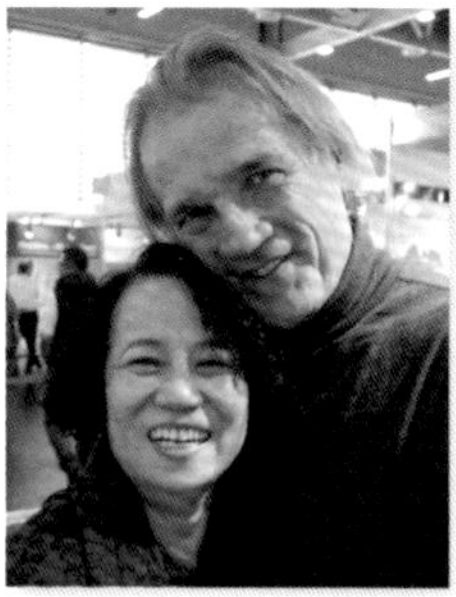

◀德國自然療法醫院院長，對於酵素讚嘆不已，歡喜邀請林老師至德國設廠 。

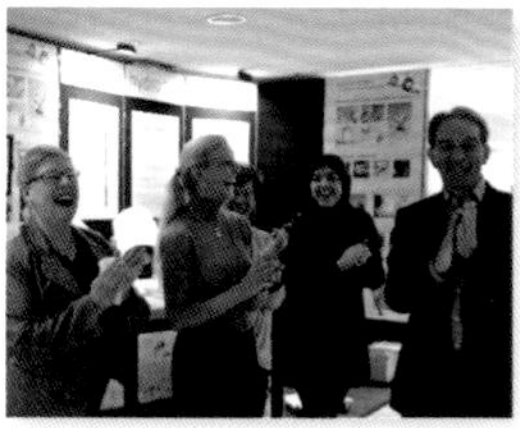

德國醫藥研究員，否定歐美以外的保健食品，但喝過酵素之後全面改觀，大力讚賞林格帆老師的研發成果。▶

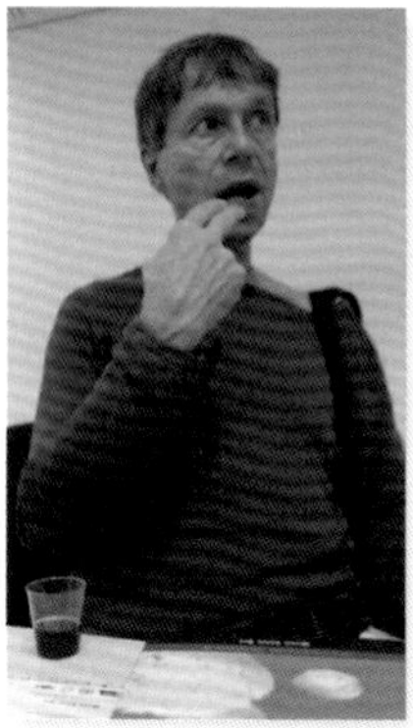

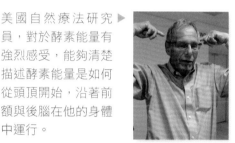

美國自然療法研究員，對於酵素能量有強烈感受，能夠清楚描述酵素能量是如何從頭頂開始，沿著前額與後腦在他的身體中運行。▶

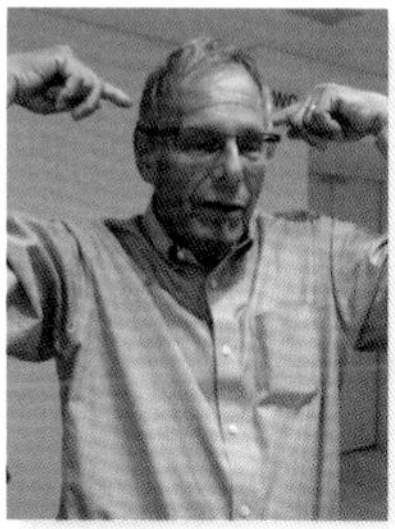

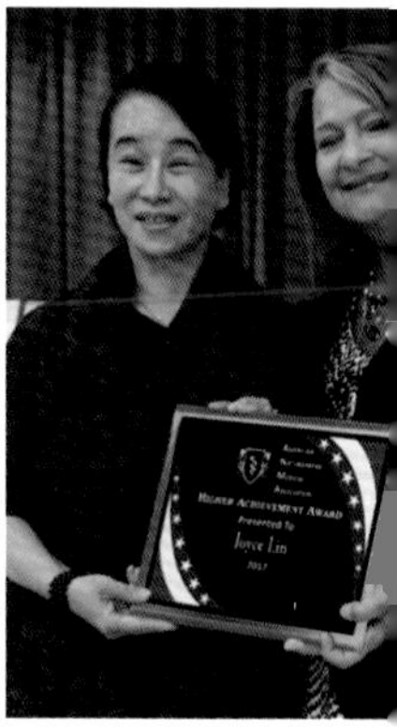

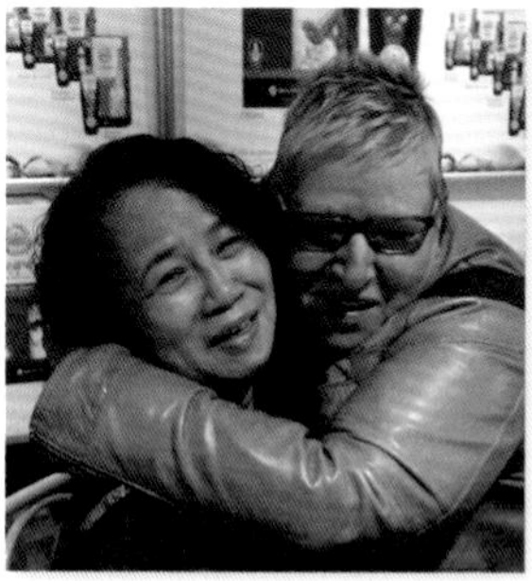

▲德國主婦因為酵素能夠幫她照顧全家人的健康而雀躍擁抱林老師。

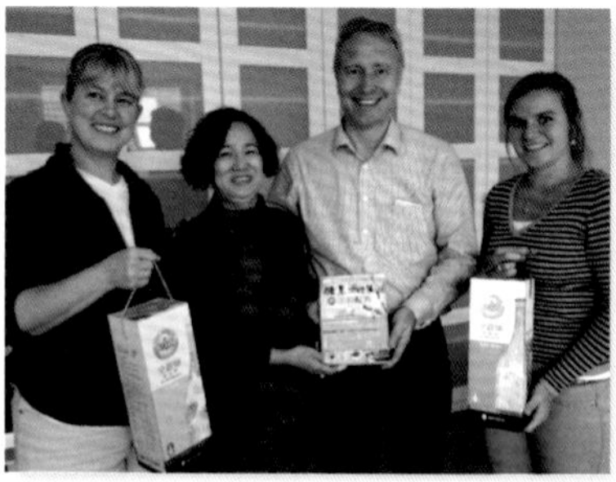

▲德國醫藥業者，受到林老師預防勝於治療理念的感召，希望能夠協助將酵素推廣到歐洲各地。

▼德國婦女，體驗酵素之後感覺到前所未有的美好，那煥然一新的感受難以言喻，只能用零距離的貼近去傳達。

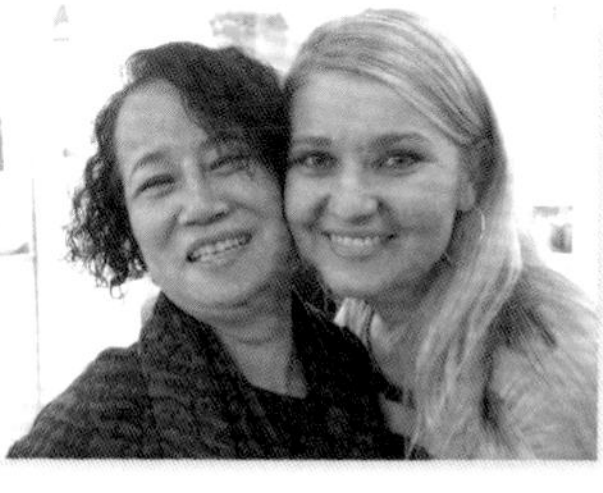

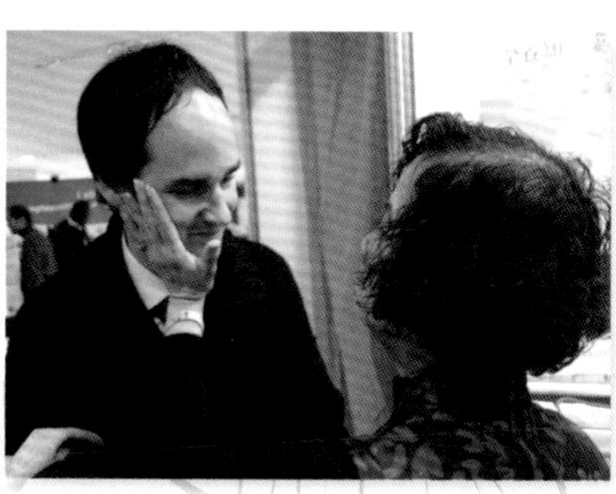

▲德國自然療法醫師，在林老師的講述中獲益良多，還將家人也帶來了解酵素。

無私奉獻 專業授課

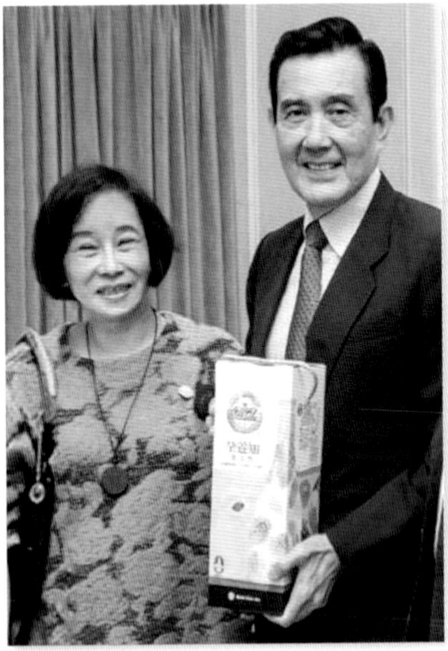

▲2017年 馬英九總統在慈善晚會上會晤嘉勉

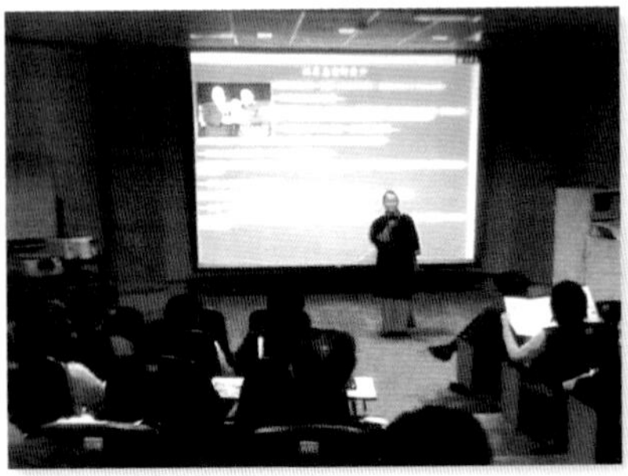

▲2002年 新竹工研院電子所講課

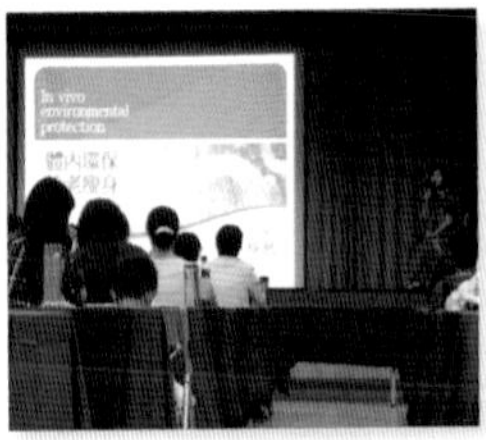

2012年 ▶ 南投講課

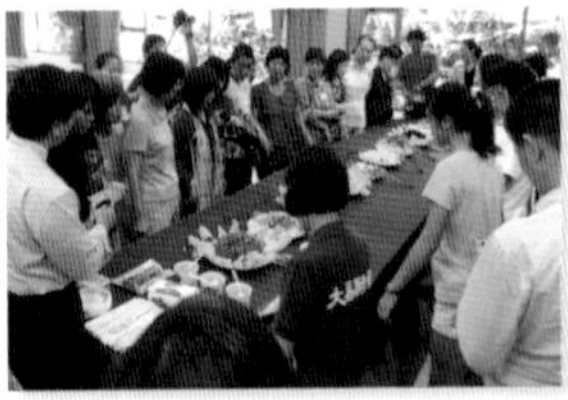

◀2012年 南投教授生機蔬食課程

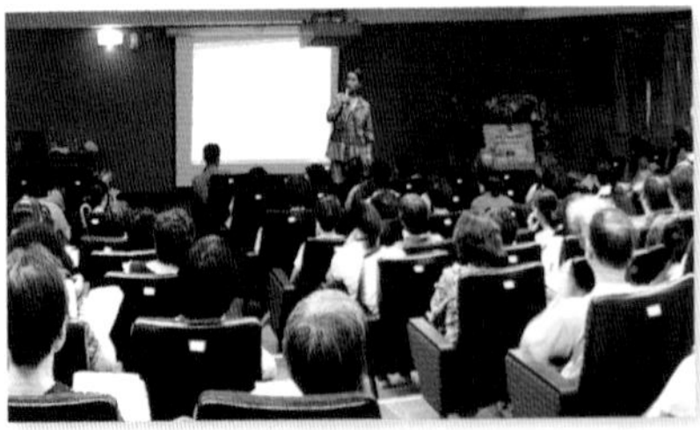

▲2006年 臺北市政府衛生局食藥粧檢驗科技與健康推展計畫

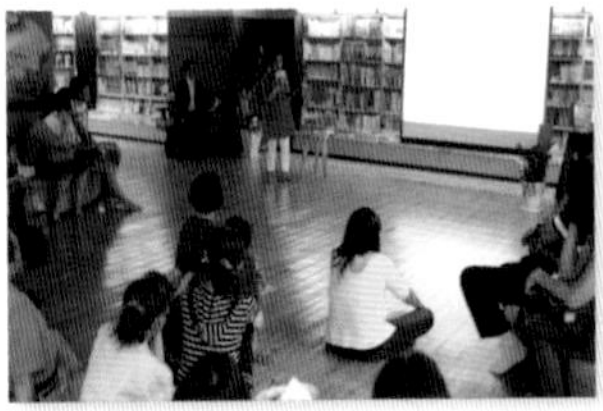

▲2013年 台南政大書城講座活動

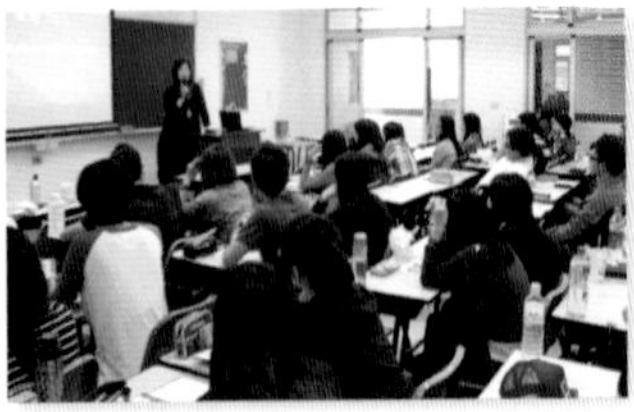

▲2010年 南台科技大學講課

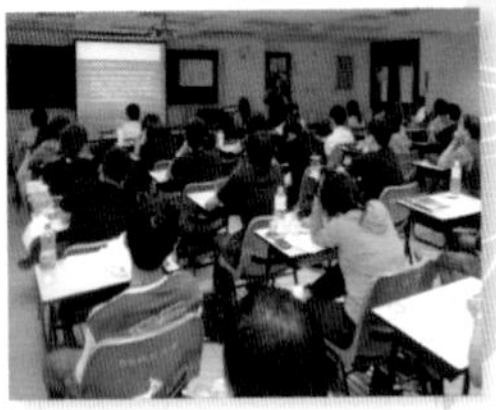

▲2012年 南台科大講課

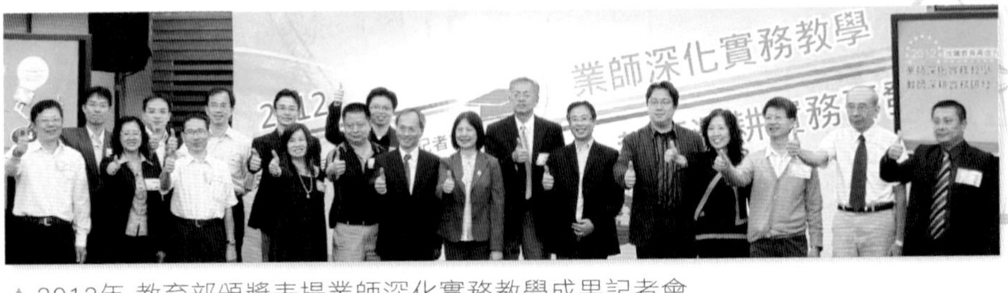

▲2012年 教育部頒獎表揚業師深化實務教學成果記者會

酵素改善健康的六大作用

生命的長度與酵素潛能成正比

酵素是人體內具有活性能夠分解與結合的蛋白質，參與所有身體活動，儘管有足量的維生素、礦物質、水分及蛋白質，人體仍然需要酵素才能維持生命。

氧化還原

氧化融合　還原初始

氧化是氧氣與各種物質結合的過程，而還原則是分離氧分子，讓物質重返初始狀態，可以消除自由基，延緩老化。

基礎防護

強化基礎　縝密防護

酵素能夠增強免疫系統中的T細胞、B細胞、巨噬細胞，修復受損DNA，分解致癌物，抑制腫瘤細胞的生長。

新陳代謝

調節新陳　活化代謝

酵素催化人體內各種生化活動，當反應作用減慢，代謝功能衰退，補充酵素可活化體內各器官細胞。

分解合成

分解吸收　合成轉化

分解與合成是人體內最需要酵素調節速率的代謝作用，例如分解脂肪，分解澱粉，以及將葡萄糖合成為肝糖，對於營養均衡和人體肥胖問題影響甚鉅。

淨化體質

淨化血液　調整體質

肝臟合成解毒酵素降解人體毒素，而腸道、血管、細胞的各種營養素與有害物質，也都需要酵素促進轉換與排除。

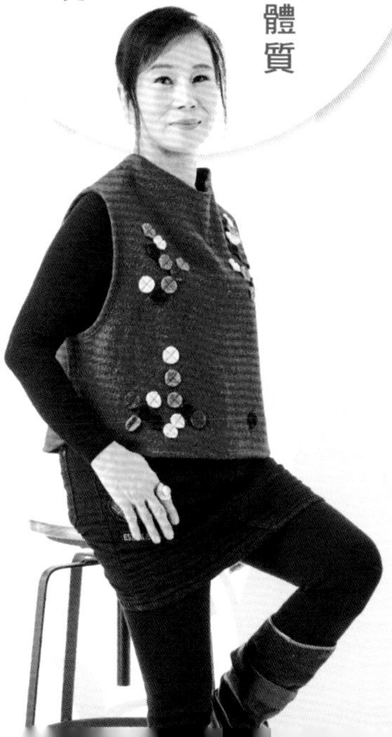

轉換熱能

轉換營養　運用熱能

營養素被吸收之後，透過酵素作用，進行氧化活動生熱能，才能被人體所使用。酵素也負責調控熱能的儲存與運用，視生命活動所需釋放，以避免熱能形成不必要的浪費。

目錄

專文推薦

（依姓名筆劃排列）

1 善用酵素創造逆齡與長壽的幸福人生◎**王康裕**（無毒的家有機連鎖專賣店創辦人）／14

2 史上最精闢的酵素養生智慧◎**呂鋒洲**（前臺大醫學院生化所教授兼所長）／15

3 酵素養生是啟動自癒力的關鍵元素◎**周家復**（中央研究院物理研究所研究教授）／16

4 創造者的心念磁場，共振出不同的療癒能量◎**林庭安**（康富生技副董事長兼總營養師）／18

5 跟著「酵素達人」體驗不一樣的有「酵」健康生活◎**陳連勝**（中興大學企業管理學系教授）／19

6 學習酵素養生經驗與活用的智慧◎**陳俊憲**（前嘉義大學微生物免疫與生物藥學系主任）／20

7 吃對酵素，增強生命的原動力◎**范秀琴**（藕根香有機店及教育中心創辦人）／21

8 最實用的「酵素療法」聖經◎**范世明**（深圳市鑫暉生物科技有限公司董事長）／22

9 「不一樣」酵素五行功能美味食療餐◎**殷世熙**（前臺南市政府經濟發展局局長）／25

10 推動酵素進階養生的新潮流◎**董麗惠**（聖德科斯有機事業創辦人）／26

11 酵素是託付健康最真摯的禮物◎**楊堉麟**（中華醫事科技大學副校長兼教務長）／27

12 發現酵素養生逆齡的新奇蹟◎**歐陽英**（生機飲食．自然食療專家）／28

13 著實見證酵素三大養生的驚人威力◎**戴謙**（前南臺科技大學校長）／30

14 開啟遠離病痛的健康之門◎**蘇煥智**（前臺南縣長）／31

15 運用酵素能量滋養細胞，活得更好◎**龔家騏**（輔仁大學附設醫院麻醉科主任）／32

推薦語

1 分享多元化的「酵術」回春寶典◎**王明勇**（食療養生專家）／33

2 用愛創造救命酵素，研發有「酵」健康餐◎**吳亭邑**（國立中央大學生命科學系博士）／33

3 一本可看性高的全家養生寶典◎**李宗儒**（國立中興大學教授）／34

4 酵素養生最佳的保健百科全書◎**徐治平**（前元培醫事科技大學研發長）／34

5 蔬食益健康、環保救地球、人間活菩薩◎**陳文福**（前國立中興大學水土保持系主任）／35

6 讓酵素更具新創意，不再只是名詞◎**陳啟楨**（前南臺科技大學生物科技系主任）／35

7 結合科技與美食饗宴的成果◎**黃建勳**（臺大雲林分院安寧緩和病房主任）／36

酵素多元化的應用精華◎張春生（前南臺科技大學生物科技系主任）／36
最夯的酵素養生食療法◎詹益清（海力捷國際兩岸綠色平台倡導人）／37
現代人養生保健的福音◎劉登傑（臺中榮民總醫院埔里分院眼科主任）／37
有「酵」享「壽」幸福人生◎羅時鴻（國防醫學院藥理學研究所教授兼所長）／38

作者序
分享我越活越年輕的秘密◎林格帆／39

PART 1
自然愛上蔬食，積極開創蔬食新天地
一.追尋自我本心，發願積極推廣蔬食／42
二.吃素不是吃苦，成就「台北奇女子」／45
三.身體累垮抗議，先放下、轉彎、再出發／48

PART 2
澳洲療癒之旅，發現酵素回春養生法
一.遠赴澳洲養病，見證自然療法的魔力／52
二.實踐健康八大原則，強健體質，遠離疾病／56
三.積極研發創新，開發功能酵素／60

PART 3
神奇酵素揭密，這樣搭配使你更健康
一.投身酵素研發工程，發現細胞活化的驚奇能量／64
酵素是什麼？跟身體健康有何關係／64
人類細胞週期酵素的運作效應／65
酵素奠定DNA雙鏈構造與複製的工程／66
認識人體內的酵素種類／68
酵素是人體激活生命力之源／69
二.探索食物酵素的最佳來源／70
體內酵素和未發酵、已發酵的蔬果酵素的差別／70
找出最佳食材配方比例，保健效果加乘／71

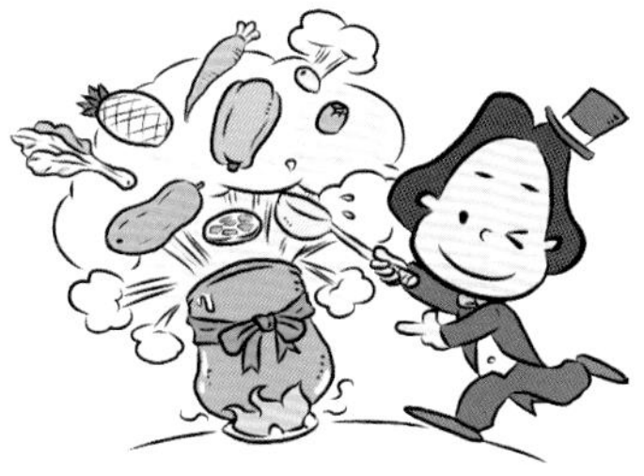

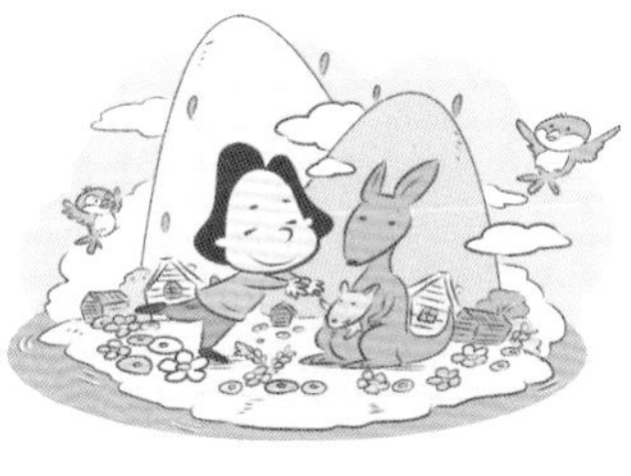

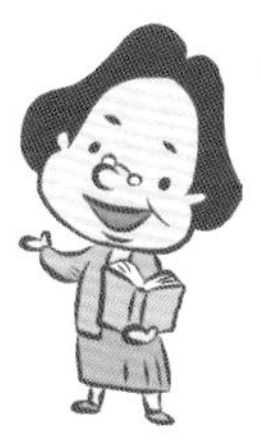

目錄

釀製酵素的天然材料——八大類純植物原料／76

禾穀類酵素原料
有機糙米／77
大豆胜肽／78
黑豆／79
黑芝麻／80

水果類酵素原料
鳳梨／81
青木瓜／82
桑椹／83
諾麗果／84
芒果／85
青梅／86
山楂／87
藍莓／88
黑醋栗／88
蔓越莓／89
蘋果／89

根莖類酵素原料
牛蒡／90
山藥／81
甜菜根／92

花葉類酵素原料
玫瑰花／93
玳玳花／94
荷花／95
山茶花／96
明日葉／97
高麗菜／97
蘆薈／98
石蓮花／99

海藻類酵素原料
藍藻／100
紅藻／101
褐藻／102
珊瑚草／103

藥草類酵素原料
十全大補／104
枸杞／105

真菌類酵素原料
牛樟芝／106
桑黃／107
靈芝茸／107
北蟲草／108
黑木耳／109
猴頭菇／110

植生型益生菌類酵素原料
植物性乳酸菌／111
酵母菌／112
醋酸菌／113

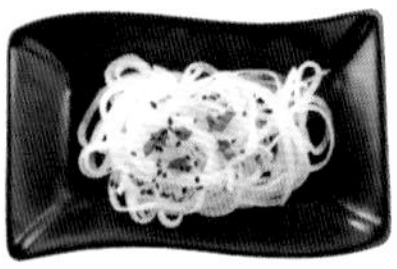

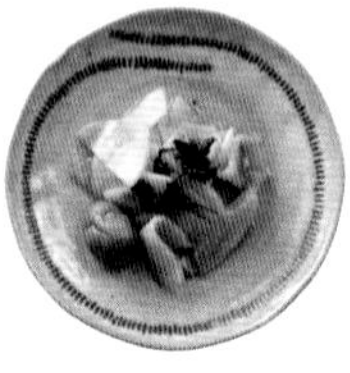

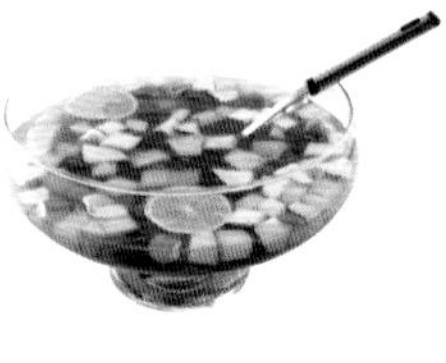

三.現代科學化「生技功能酵素」製作技術／114
酵素生產製作演變進化的過程／114
四.評估「功能酵素」的重要指標／123
檢測SOD like總量／123
檢測總多酚含量／124
檢測抗氧化DPPH／125
五.酵素產品未來可積極發展的方向／125

PART 4
生技阿嬤應用酵素的經驗分享
酵素初級選用Q&A／128
新手入門—酵素應用的認識及適用對象／128
一看就懂—各種酵素種類的差異性／132
聰明買對—正確判斷適合自己的酵素種類／135
酵素進階使用Q&A／140
吃對加分—酵素的食用時間與正確食用法／140
搭配有方—酵素與保健品搭配與禁忌／142
酵素加乘應用Q&A／143
創意升級—酵素的進階應用與變化料理／143

PART 5
要有好的身體就從酵素健康餐開始
一.盡早善待細胞，儲存好的健康能量／148
二.酵素阿嬤養生、瘦身與抗老化的秘訣／150
喝有益細胞的小分子水／150
烹飪與用油的健康要訣／151
三.五行功能酵素的健康能量／154
酵素生物奈米化作用，提升食材的營養價值／154

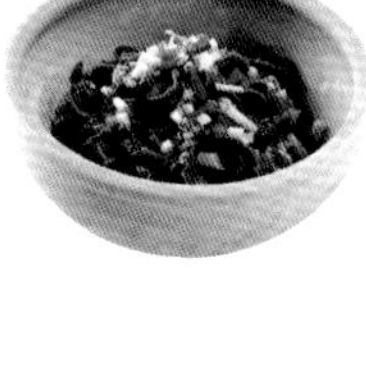
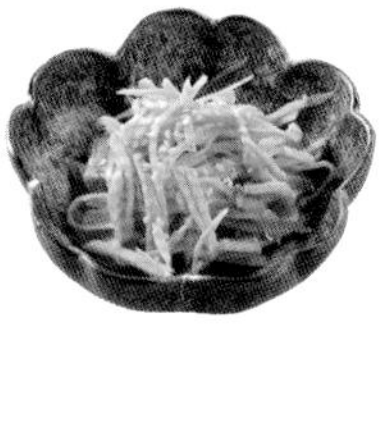
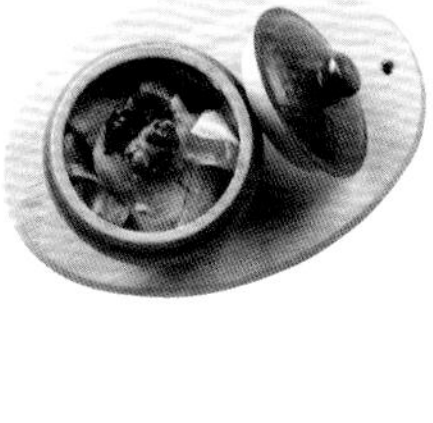

目錄

酵素催化作用，提升人體的營養吸收率／155
酵素中活性作用，延長食物的保存期限／155

五行酵素蔬食套餐食譜

酵素五色能量抹醬／156
藍藻酵素抹醬（綠）／158
韓國泡菜酵素抹醬（紅）／160
啤酒酵母酵素抹醬（黃）／162
腰果酵素抹醬（白）／164
黑芝麻酵素抹醬（黑）／166
酵素五行精力湯／168
體內環保酵素精力湯／170
漂亮寶貝酵素精力湯／172
魅力熟齡酵素精力湯／174
博視明目酵素精力湯／176
活筋壯骨酵素精力湯／178
酵素五色能量淋醬／180
大麥苗酵素淋醬（綠）／182
甜菜根酵素淋醬（紅）／184
味噌酵素淋醬（黃）／186
亞麻子酵素淋醬（白）／188
椰棗酵素淋醬（黑）／190
酵素五行生機沙拉／192
養肝酵素生機沙拉（綠）／194
養心酵素生機沙拉（紅）／196
養脾胃酵素生機沙拉（黃）／198
養肺酵素生機沙拉（白）／200
養腎酵素生機餐（黑紫）／202

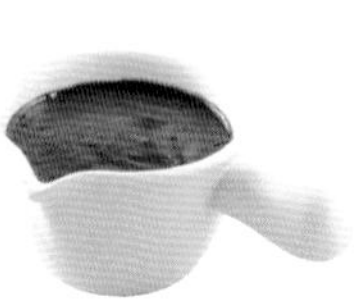
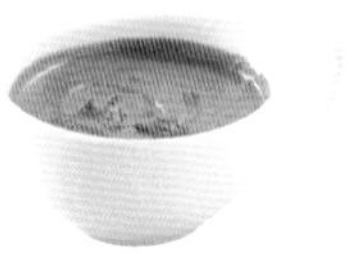
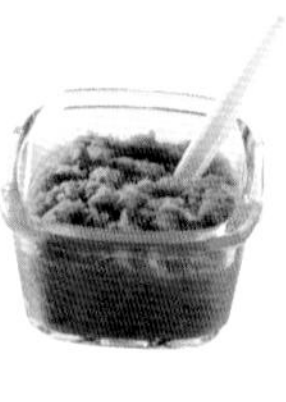

酵素五味開胃菜／204
酵素豐胸青木瓜（酸）／206
酵素嬌顏水晶苦瓜（苦）／208
酵素養命南瓜絲（甘）／210
酵素激活洋芋絲（辛）／212
酵素固鈣黑木耳（鹹）／214

酵素五味養生餐／216
五行醋溜酵素麵（酸）／218
茄紅苦茶酵素麵（苦）／220
藍藻杏仁酵素麵（甘）／222
發芽沙拉酵素飯（辛）／224
竹炭青蔥酵素麵（鹹）／226

酵素五色蒟蒻果凍／228
奇異果酵素果凍（綠）／230
火龍果酵素果凍（紅）／232
芒果酵素果凍（黃）／234
蘋果酵素果凍（白）／236
葡萄酵素果凍（黑紫）／238

酵素能量健康飲／240
GABA美白酵素飲／242
樟芝人蔘酵素飲／244
多醣免疫酵素飲／246
三花燃脂酵素飲／248
玫瑰四物酵素飲／250

見證分享1 擺脫長期的病痛，發現酵素驚人的療癒力◎海瑟・奧圖／252
見證分享2 接觸酵素啟動健康能量的新契機◎周山輝／253
見證分享3 酵素入菜佳評如潮，實現凍齡的奇蹟◎亞磊絲・泰吉華坦／254
後記感言 心中有愛，更會懂得包容、感恩與惜福◎林格帆／255

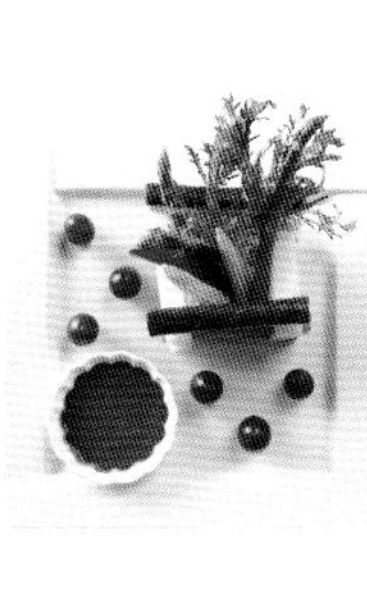
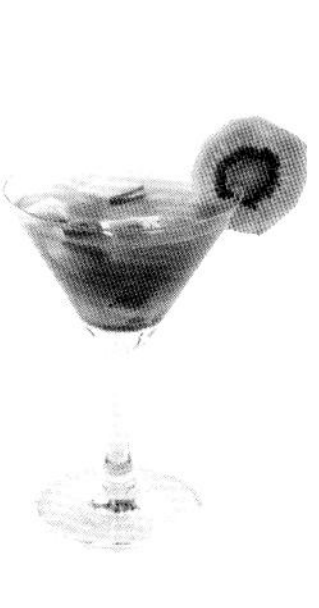
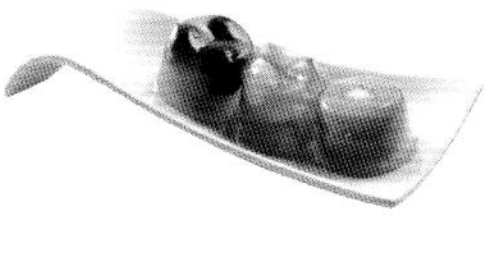
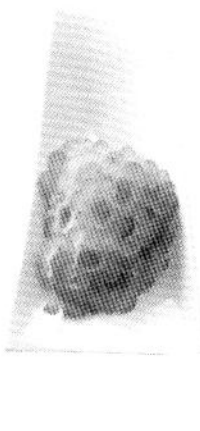
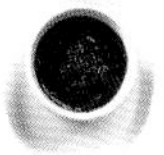

專文推薦1

善用酵素創造逆齡與長壽的幸福人生

王康裕（無毒的家有機連鎖專賣店創辦人）

幾年不見林老師，近期見面時她迫不及待的捲起袖子，炫耀她嬌嫩的手臂，我不客氣的往前捏了一把，瞬間浮起幾年前，我陪同日本名醫新谷弘實，接受記者訪問的情景，動作就跟林老師一模一樣，當場捏了他手臂的女記者們都自嘆不如，驚問這位七十四歲的阿公醫師，要吃甚麼才能保養這麼無瑕疵的細嫩皮膚，他笑笑說很簡單，植物性：動物性＝85：15，含有酵素的生鮮蔬果優先。這兩位過著酵素生活的人士，講話的內容簡直一模一樣，我不得不誇獎林老師，幾年不見，外表活力一點都不像阿嬤。

認識林老師已經十幾年了，她投入酵素及微生物發酵物研發的精神及執著，從這本書的精闢內容就可以知曉，最近很巧閱讀及推薦了幾本酵素的書，以這本書的內容最適合國人的飲食作息，從酵素之父愛德華・哈威爾於一九八五年發表酵素營養學之後，美日兩國的專家們不斷的將其觀念發揚完大，我唸了不少書，總覺得國情飲食內容不同，很難照單全收，但她的這本酵素心得就實用多了，很多切身熟悉的保健食材的發酵物，搭配消化酵素和蛋白質分解酵素，活用之後，以體外酵素節約體內潛在酵素，達成哈威爾的名言：「人體一生所生產的潛在酵素是固定的，因此酵素決定你的壽命。」

專文推薦2

史上最精闢的酵素養生智慧

呂鋒洲（前臺大醫學院生化所教授兼所長）

這是一本感動人心的書，在書中作者詳述研發「功能性酵素」的艱辛心路歷程，以及對實現「尊重生命、蔬食、環境，創造和平的地球」的期待，和教人如何獲得回春養生的方法，並教人如何獲得健康快樂，而能夠喚起屬於自己的使命，體悟生命之可貴。書中到處洋溢著愛心、善心和關懷。

作者先從蔬果植物間，領悟到烹調變化的妙處後，就表現出她的天份，而沉緬蔬果植物酵素的微妙世界中二十多年，讓她體會到上天創造給人類吃的植物中，蘊藏著營養和醫療的價值，而她就把這些植物的營養及醫療的價值，以「功能性酵素」的方式呈現並推廣給大眾。

作者研發蔬果的營養和醫療價值的天份，可溯及一九八九年創立聞名「無量壽素食工廠」在素食業界享譽高知名度，引領蔬食風潮中表現出來；繼之，作者又榮獲台北市政府新聞局遴選為「台北市奇女子」之美名，而展現出另一種才能的特質。作者在澳洲領悟到食療法的真義後，回到台灣再度啟發她生命的另一境界，又創造今日一番偉大的事業：即研發「功能酵素回春養生法」。詳細且精闢的內容就撰寫在書中，請讀者好好研讀。

專文推薦 3

酵素養生是啟動自癒力的關鍵元素

周家復（中央研究院物理研究所研究教授）

數年前，因為擔任蔬食環保及生命教育的志工，有幸結識了林格帆女士，並對她充滿傳奇的生命之旅，感到好奇與敬佩。林女士的這本近作《激活細胞能量的酵素養生法》，對於她大半生，從推廣健康蔬食到功能酵素的整個心路歷程，作了很細膩的回顧，其過程就像爬奇萊大山，可謂既險峻又雄奇。

二十年前，她就發願推廣蔬食，努力打造了蔬食食品界的第一品牌。卻也因為全心投入，賠上了自己的健康，幾乎到了無可修復的地步。然而，生命的柳暗花明，常有奇妙的驚喜。為了療癒殘破的身體，她踏上澳洲的國界，展開了一場修復身心的自然療法之旅。在那裡，她參加了自然療法體驗營，並重新學習人與自然的關係，有如進入阿凡達的世界。不僅讓她重拾了身體的康健，心靈也得到進一步的提升。

尤其，在整個過程裡，她深切體會到有機蔬果中的酵素，正是大自然幫我們休養生息並自癒的關鍵元素。在那裡，也種下了她日後推廣酵素養生，幫助世人重拾健康的宏願。這本書的呈現，正是那粒善意種子的發芽茁壯。她的澳洲療癒之旅，再次見證了人生的峰迴路轉，也見證了一句話：「當上帝關起了一扇門，一定會開啟另一扇窗子。」其實，整個療癒之旅的過程是令人羡慕的，也給人啟發，讀者不妨聽她本人娓娓道來。

林女士的這本書詳盡的介紹了酵素的材料、製備、原理及其功能，並收錄了許多她靈思妙想而得，且看了令人食指大動的酵素養生食品及食譜。酵素，這群小小的蛋白質分子，真是生命奇妙的推手。他們能把大分子剪裁成利於細胞吸收的小分子，也負有細胞淘汰，修復與活化的功能。許多科學家花了畢生精力，還有許多正在努力研究，都想了解前人遺留的未解之謎。但也許實證就是最有力的言語。看過林女士辦公室牆上掛的，她十餘年前的照片時，相信許多人都會和我一樣，感到震撼，那個牆上的「阿嬤」，會是站在我面前的「熟女」嗎？

個人目前雖從事奈米生科方面的研究，但也深信林女士書中一再提到的「預防勝於治療」。目前主流的醫學研究大多著重於疾病的治療，癌症、心臟病、糖尿病皆然。各國皆花費大筆經費，投入研發治療的手段，許多國家的健保費用也面臨瀕臨破產的窘境，經費卻極少用於防患未然的預防醫學，及如何鼓勵人們過一個健康的生活。當然，自己的健康，最好自己把關。相信本書提供了一個經由快樂飲食，常保身體健康的方法。

林女士最後總結其信念：「如果我們有愛，所有的好事都會隨之而來。」她整個生命事業的奮鬥過程，對此作了最佳的詮釋：因為有愛，所以認真不作假，真材實料；因為有愛，所以與人為善，願眾生都得健康圓滿；因為有愛，所以堅持品質工藝之完美。如果企業主有愛，就不會有毒澱粉這類為了金錢，而置他人性命於不顧的行徑。同樣的，如果我們有愛，就不會為了口腹之欲，而傷害其他的動物朋友，間接破壞了地球生態。所以，如果我們有愛，就有了真善美。相信這也是林女士和我們大多數人心儀的美麗世界。讓我們誠摯的祝福她，不斷的寫出新的生命樂章，造福更多的人，使這個世界變得更美好。

專文推薦4

創造者的心念磁場，共振出不同的療癒能量

林庭安（康富生技副董事長兼總營養師）

二〇一三年雖然還沒有走完，但對於身為台灣人的我來說，每一步都是悲歡交集的印記，其中一件事，就是台灣的劇場痛失了一位泰斗級的精神領袖：李國修老師。「人，一輩子能做好一件事就功德圓滿了」，這句話印成大張海報，貼在屏風表演班辦公室的入口，這是李國修父親留下的話，也是李國修老師的座右銘。

而當我受邀為林格帆老師的處女創作為序時，不禁就想起李國修老師的這句話；「人，一輩子能做好一件事就功德圓滿了。」，因為她對於酵素的熱情與堅持，就如同李國修老師之於劇場，同樣用生命來做好，一輩子的一件事，所以不用太多的言語文字，就足以成就撼動人心的感動。於是我相信林老師的酵素，便承襲了這款能量的傳遞，因為釀造酵素時必須應用大量「活」菌，我總是相信酵素是有生命的，它會因為創造者的心念磁場，共振出不同的療癒能量，因而可貴。

我也還常常為了台灣本土的研發成果，充滿與有榮焉的巨大驕傲。今昔這般足以媲美國際的台灣本土酵素，有了一本敘說重頭的好書娓娓道來，好生福氣，深深盼望著林老師這樣的一款用心，能夠與更多的大眾結緣，在預防醫學或重拾健康的這趟旅程，化為最深的祝福與幫助。

跟著「酵素達人」體驗不一樣的有「酵」健康生活

陳連勝（中興大學企業管理學系教授）

在人類的一生中，飲食是最基本的生理需求，也是影響身體機能運作最重要的要素；五臟六腑結構中的病痛，常是飲食失調所引發的。「未進藥房，先到廚房」即是強調生機食療是維持身體各項生理機能正常運作與保健的重要關鍵。

生機食療之所以能扮演強身保健的角色，主要是因為各種食材中除了提供生理所需的養分外，或多或少含有酵素的成分；酵素是將食材中大分子轉化成小分子的主要推手，經由酵素轉化後的食物，腸胃細胞才易於吸收，經由循環系統配送到各組織器官中，作為各項生理機能運作的能源，尚可提升免疫力，促進身體健康，因此酵素常被譽為「生命的魔術師」。

林格帆董事長以其親身經歷，在她人生幾番不平凡的轉折過程中，深切體驗「酵素生活」為她帶來的「生命奇蹟」，並以此生命奇蹟為藍本，撰寫成《激活細胞能量的酵素養生法》一書，以嘉惠讀者。

綜觀全書內容，除了可看出林董事長奮鬥歷程的寫照外，也可引領讀者充分了解《激活細胞能量的酵素養生法》的基本原理和知識，本人有幸經由貫閎開發生技公司吳其祐總經理的引薦，認識林格帆董事長，更有此機緣在其大作出版前夕，拜讀書中精妙的內容，獲益良多，相信此書的出版，必能為生技功能酵素的推廣，樹立良好典範，並做出重大貢獻，故樂為之序。

專文推薦6

學習酵素養生經驗與活用的智慧

陳俊憲（前嘉義大學微生物免疫與生物藥學系主任）

現代人因科技文明的進步，所處的生活環境容易曝露在許多影響身體健康的不良因子中，進而造成許多疾病的產生，例如癌症、慢性病、老年退化性疾病等等。在預防勝於治療與預防醫學的觀念中，如何在現代的生活環境，能夠保有健康的身體，防止或延緩各種疾病的發生，降低國家的醫療經費給付，進而達到維持國人健康的身體與延年益壽，是刻不容緩的問題。

林格帆老師以其親身經歷的療癒過程中，發現一套珍貴的酵素回春養生法，將各種自然界的食物，如禾穀、水果、根莖、花葉、海藻、藥草、真菌與益生菌作為酵素的原料，運用酵素科學化的方法以及能量醫學製作出能量酵素，接著將所研發的酵素做經驗分享，教導讀者選擇使用適合的酵素，再介紹「五行功能酵素蔬食健康套餐」，使讀者能將本書所介紹的生技功能酵素應用到預防疾病、疾病後的復原保養、延緩身體老化等等，以增進身體的健康。

本書所闡述的經驗與智慧，相信對想尋求身體健康與延年益壽的讀者有很大的助益，是一本值得推薦與分享的好書。

吃對酵素，增強生命的原動力

范秀琴（藕根香有機店及教育中心創辦人）

在我引導朋友體質調理的過程中，常有人問我：「什樣的人需要吃酵素？」我斬釘截鐵的回答：「凡是生活中有吃熟食的人，熟食絕對將所有酵素破壞。」許多聽到的人，當時的表情是多麼驚訝啊！

全世界所有動物都是吃生食（被人類圈養的動物不算，因為被人類圈養的動物不是過牠自己的生活方式），人類也是動物。只有人類是熟食，難道全世界動物都吃錯了嗎？只有人類是對的嗎？還是……

營養學家非常認真的在計算各種東西的營養素，但是他們忘了研究生菜與熟菜的區別。最大分別就在酵素的流失。

記得十幾二十年前，有機會認識作者。當時的她是經營無量壽素食事業，我發現她非常虔誠又很認真，但是接觸生機飲食與自然醫學尚淺。

但是現在的她有如浴火鳳凰，進入完全不同格局。不但在自然醫學與時俱進，還加入宇宙醫學，將光子、量子運用於生活及產品中。這不是僅僅虔誠、認真辦得到，這需要非常大的智慧及與神合一的層級才能輕而易舉的突破侷限（現代醫學侷限太多）。

在這裡非常衷心祝福這位奇女子繼續與神對話，將外星科技帶入地球，造福地球所有眾生。我們感恩這位奇女子。

專文推薦 8

最實用的「酵素療法」聖經

范世明（深圳市鑫暉生物科技有限公司董事長）

這是一本「酵素療法」的聖經。是一本「讓青春美麗定格，讓疾病不藥而癒」的魔法寶典。

書的作者，是我的恩師林格帆女士，她是臺灣公選的「奇女子」。出身平凡，卻卓爾不凡；總統、立法院長親自為她頒獎。她學歷不高，卻在高等院校受到明星般的吹捧。她因緣茹素，掀起了臺灣影響深遠的蔬食革命，締造了蔬食第一品牌。她曾飽受病痛折磨，卻因此結緣救命的「酵素療法」。她投身酵素產業，以超常的信念和天才的創新，攻克了無數技術難關，成為酵素產業界公認的一面旗幟。她運用「酵素療法」幫助無數飽受病痛折磨的患者創造了健康奇蹟。

四十年前，有錢人喝糖水，四十年後，有錢人尿糖水。經濟的騰飛，造成怵目驚心的環境污染，人們應酬多、肉吃多、喝酒多，加之現代人高強度的工作和生活壓力，造就了今天大量的「有錢病」。幾十年來，糖尿病、肥胖症、高血壓、乳腺癌、肝癌等各種慢性疾病的患病率幾倍增長，重大疾病年輕化的趨勢也越發凸顯。

近年，新聞報導：光是海峽兩岸十八個月內竟有二十八位上市企業創始人（身價上百億台幣，平均年齡四十九．七歲）英年早逝；最具生命張力的白領群中，常有三十歲出頭的年輕人因心梗、腦出血倒下就沒再起來；更有甚者，乳腺癌最年輕的患者竟然僅有四歲，而白血病患者中，兒童占50％以上比例。這些健康危機事件令人怵目驚心，真是「生命不能承受之重」。

研究表明：現代人一生重大疾病的患病概率為72％。這就引發兩個問題：第一是如何少生病？第二是生病之後怎麼辦？研究表明：每投資一元預防費，就可節約九元醫療費和一百元的搶救費，有效預防迫在眉睫！而生活中僅少數人會採取疾病預防的常規措施，多數人對錯誤的健康觀念和有損健康的不良習性熟視無睹。沒病就以為健康，生病了就找醫生，更有甚者以「看得起名醫、付得起高昂的醫療費」為榮，以為這是身份的象徵。生病了靠醫院？真的靠得住嗎？令人尷尬的事實是：醫院越蓋越多，可病人不減反增，人滿為患。例如：慢性病治療，基本採用激素替代療法，高血壓吃降壓藥，糖尿病吃降糖藥，一輩子靠吃藥但無法根治。再如癌症治療，一般採用放療或化療、手術治療，可那些主刀醫生也不得不承認：許多晚期癌症患者，越是手術死得越快。

作為資深的健康產業人，我常常深思：本該快樂成長的兒童，年小病重，誰之過？我行我素的青少年正肆意的揮霍健康，誰來挽救？上有老下有小，壓力如山大，沒有生病權利的中年人，誰來關愛？本該頤養天年的老年人，如何延長健康年齡，而不至於伴病度餘生？現代人的健康到底誰來拯救？

慶幸的是，「自然療法」在全世界的大行其道彌補了中西醫治療的缺失和無奈。「自然療法」是以人體健康為核心，深信機體的自癒能力，在其醫療過程中儘量避免使用任何削弱機體自癒能力的的醫療手段，達到不藥而癒的治療目的。「自然療法」包括：「針灸療法」、「音樂療法」、「芳香療法」、「酵素療法」等，其中「酵素療法」則是「自然療法」中無可替代的瑰寶。事實勝於雄辯，「酵素療法」對美容瘦身、疾病預防和慢性病治療發揮出傳統醫療無法企及的神奇功效，受到全球無數明星、政府官員、企業家、白領族、醫生、專家學者的廣泛讚譽，極力推崇！

多年來，我和太太蘇儀晨女士以及我的團隊在恩師林格帆女士和吳其佑先生的指導下，奔波於臺灣、大陸兩岸推行「酵素療法」，讓無數患者重獲新生。欣慰自己功德的同時，也常常無奈：尚有更多的人們因無緣結識神奇的「酵素療法」還處於病痛折磨之中。此書的出版實在是無上的功德，可讓更多的人結識神奇的「酵素療法」，運用它，必定逆齡回春，創造健康奇蹟。

此書是我迄今為止看過的「最有系統、最深入、最實用的「酵素療法」聖經。書中林老師不僅詳盡闡述了「酵素療法」具體運用和神奇效果。更是創造性的把「五行能量療法」、「酵素療法」和「創意蔬食」完美的結合在一起，教會大家如何製作「五行能量酵素創意蔬食餐」，色香味俱全，感動味蕾，在享用美食的同時，還可獲得神奇的療癒效力。感恩林格帆女士。

專文推薦9

「不一樣」酵素五行功能美味食療餐

殷世熙（前臺南市政府經濟發展局局長）

這是一本有生命的書，從天地孕育蔬果的生命開始，再轉換成酵素的生命，最後注入人類的生命，這本書可完整的呈現出生命的奧妙，這也是林格帆老師在生命的淬鍊中，為我們人類找到生命之泉的寶藏。

從碳、氫、氧、氮、硫等原子，組合成胺基酸，再組成蛋白質，而形成人體基本功能之細胞，並有系統的組成人體的結構，此動態系統結構是自動形成的，能自動修護與延續生命，這是上帝完美的設計，而建築此完美結構體的工程師則是酵素。人體的生命力來自於酵素，因為沒有酵素，所有吃進去的食物都只是垃圾而已，對人體沒有幫助；相對的體內的垃圾碰到了酵素，那垃圾也不再是垃圾了。

五年前在原台南縣政府主審SBIR委員會中認識林格帆老師，她對有機酵素的堅持及熱愛台南打動了我的心，為了讓人類吃出健康，不惜賣家產投入酵素的研究開發，堅持自然、環保、健康的理念，從她的態度中發現她的真實，就如同此書的真實一樣。

林董事長對酵素的專注研究、務實態度，以親身體驗結合科學驗證，將酵素生命與人類生命的相關性呈現出來，讓我們了解從自然飲食中才能創造出真正的健康，並設計出五行功能酵素食譜，讓我們享受美食中也能吃出健康，是一本值得推薦的好書。

專文推薦10

推動酵素進階養生的新潮流

董麗惠（聖德科斯有機事業創辦人）

談到酵素不免讓人想到精力湯，也是打開生機飲食吃出健康的門檻，這是來自大自然的賜予，更是二十年前我在開創聖德科斯有機事業時，從美國H.H.I癌症療養中心親自目睹他們把精力湯當作病人的主食，把回春水（小麥發芽浸泡出來的酵素）當平常飲料喝的實際體驗，後來也在台灣風靡更震撼了許多自然療法族群，至今仍然持續著。

接著近幾年來，《不一樣的自然養生法》這本膾炙人口的健康養生概念書，作者吳永志醫生同樣地也是離不開酵素這個話題。

相繼今日有機產業界又掘發了這位生機飲食業界的奇女子林格帆老師，和她認識十六年有餘，一直以來除了算是同業交流以外，我們更是在靈性上有深厚的連結，不斷地從她那超凡神奇飛速的研發創新能力到生機、生技、生活的各個層面上，看到的幾乎遠超越了一般可聽聞到的產、官、學、研領域上這些名人所發表出的論點；然而這次她可說是集一生的臨床歷練與體驗，經理論深入淺出，加上實際做出的食譜示範，由本書詳盡的公諸於世，讓人人能垂手可得其精華，更能深深體會到生技功能酵素真的可回春養生的現身說法於極致了。

酵素是託付健康最真摯的禮物

楊堉麟（中華醫事科技大學副校長兼教務長）

個人有幸在台南市政府所資助之計劃審查會議中，認識林格帆董事長。她是一位親和力高且用心投入健康事業的女企業家。很難想像一位生技業者在論及所開發的產品時，能處處談及如何救人，時時想到如何幫助需要的人。能以如此宏觀與人本的角度進行產品開發，在以利潤為導向的現今生技市場上，誠屬少見。

人活在世上有兩個目的。一個是要善用每一個求知的機會，一個是要用所學所知發善願並愛人如己。林格帆老師在酵素專業領域的鑽研，與強烈的求知慾與發善願的執著，處處學習時時探索，驅使她對品質要求完美的自信。因菌種的培育對酵素開發品質有著關鍵性的影響，而環境決定了一切的培育條件。曾經有機會與林老師餐敘時，論及如何覓得一淨土，並以大自然渾然天成的環境，以最自然的水，空氣與陽光等條件因素開發酵素產品。從她論及對於環境要求的執著眼神，即知該酵素產品已不只是一個產品而已，而是給人們的一份託付健康的真摯禮物。

本書由體驗人本關懷與推動健康事業的使命感開始，了解酵素的廣泛應用。並加上林格帆老師多年在免疫調節上的經驗，對於現今忙碌的年輕人或事業有成的長者，甚至是健康事業相關從業人員，都是極為寶貴的參考資料。

專文推薦12

發現酵素養生逆齡的新奇蹟

歐陽英（生機飲食．自然食療專家）

我對林格帆老師最深刻的印象，就是嘔心瀝血地「研發酵素救人健康」！林格帆老師異於常人的特質，便是具有悲天憫人的宗教情懷，並且凡事執著，擇善固執，平常顯露於外的，就是大家所佩服的：一、具有研發創造的天賦本能；二、驚人的行動力，想到便能做到。

天下萬事萬物皆有虛實慧善，從表面上是很難辨別的，必須溯及源頭，探求「主事者到底是誰？」、「主事者的人格、信譽如何？」，假設主事者做人虛偽、處事馬虎，其所發展出來的事物，必定是偷工減料、質量不良。因為林格帆老師這個人對了，還有她旁邊有個非常純樸聰穎的優質專家——吳亭邑先生，有這兩個人的黃金搭檔，其開發出來的產品，必然可以護佑眾生。

自從認識了林格帆老師，便很用心地參觀他的公司以及酵素工廠，尤其在參觀酵素工廠之後，更加讚嘆，為之折服！酵素工廠內有條有理、動線清楚，而且一塵不染，釀造酵素的發酵桶非常高，甚至有的高度快頂到天花板，整齊排列無數的發酵桶，看起來非常壯觀，規模十分龐大。

最令我驚訝的是，全場播放宗教音樂給「酵素」聽，給躺在「發酵桶」的「蔬菜水果」聽，我不由得聯想到有一位日本的博士書寫描述，若您讚美一杯水，這杯水的水分子結構會非常炫麗漂亮。但若您詛咒這杯水，這杯水的水分子就會變得醜陋難看，同樣的道理，整天放宗教音樂給酵素聽，就如同高僧給予灌頂加持一般，讓釀成的酵素如同具備慈悲情懷，充滿能量護佑眾生脫離病痛之苦。

難怪我親眼見到許多喝林老師所研發的酵素，竟然都能短期見效，不僅病痛消失，而且變得更年輕亮麗。據我所知，她所研發的不僅是酵素，還有其他非常有效的天然保健品。為什麼有效？就是因為她天賦異稟，為人正直，配方獨到，不偷工減料，這真是天下人的福氣呀。「不生病是一個責任，千萬別生病！倘若一旦生病了，不是只有自己受苦，所有的家人都要陪著您擔心受怕！」

前幾年林格帆老師不幸發生車禍，我眼看著林格帆老師從坐輪椅不能走，到今天又站起來、能走了！剛發生車禍我去探望時，記得當時她臉色蒼白憔悴，才事隔不久，如今她不僅恢復到往日的紅光滿面，而且令我十分訝異的是，怎麼車禍後變得更健康、更年輕了！？這一切都是林老師服用自家的酵素與保健品的結果，真是奇蹟呀！

由衷祝願大家，讓酵素來激活日漸老化的內臟，幫助您全家大小以及親朋好友，都能無病無痛，守住健康！守住幸福。

專文推薦13

著實見證酵素三大養生的驚人威力

戴謙（前南臺科技大學校長）

與林董事長結緣是在二〇〇七年，她為了產學合作，進駐本校南臺科技大學育成中心，每年申請進駐中心的廠商很多，但她讓我留下深刻印象，那不只是因為她擁有專業的生技知識與深厚的經營涵養，更因為我在她身上看到台灣女性特有的堅韌、慈悲與謙虛，她學歷不高，卻學識豐富，出身平凡，卻經歷非凡，她知道每個人有其極限，卻無私無限的愛護人類健康與自然環境。

本書詳實紀錄林董事長從尊重生命、發心推廣蔬食，企業化推動理想與公益，為調理自己身體進而學習自然療法，踏入生物科技的領域，她是成功的企業家，也是傑出的研究者，憑藉卓越的天賦與不懈的勤勞，陸續開發出有益大眾健康的酵素商品，她從不滿足於既有成就，每一次，當你覺得她的產品已經夠多夠好，隔沒多久，她又會推出更多更好的產品，正因為這樣腳踏實地、積極奮鬥的精神，使得她於二〇〇九年在眾多育成廠商中被本校遴選為女性創業楷模，本校生物科技系也多次邀請她到學校，對即將畢業的學生分享酵素創新研發心得，每次都獲得學生們熱烈迴響。

產品好不是只用嘴巴講，更要身體力行去證明，初相識時她告訴我，酵素對身體健康的種種效果，包括養顏美容、促進健康、延年益壽，當時我還無法感受這些好處，但這五、六年來，每次我們見面，她日漸年輕的膚質與氣色都令我感到十分訝異，著實見證了酵素的威力。

這本書有啟迪人心的故事，也有深入淺出的酵素理論與實務，更將酵素應用成健康生機蔬食，在此向大家推薦的同時，我也開始認真食用功能酵素，做為日常保健的營養補充品。

專文推薦14

開啟遠離病痛的健康之門

蘇煥智（前臺南縣長）

初次認識林格帆女士，是在擔任台南縣長任內，為推動成立「南台灣生技研發聯盟」的籌備會上，覺得她是一位對生技產業充滿著使命感，而全心投入的企業家。

後來到永康工業區參觀她們貫閎生技公司的工廠，在林格帆董事長的導覽下，我第一次有機會看到她的微生物發酵槽，結果讓我很訝異！因為她們公司發酵槽的廠房整天播放著莊嚴的佛經梵音讚頌，使我有深刻的感動！原來主人將微生物、植物、及發酵的酵素，很認真的當作有感應的生命，希望透過佛經梵音的加持力，讓微生物、各項植物素材及分解的酵素都能得到好的、健康的、正向的能量，未來可以對人體產生健康的療癒效果！我能夠充分體會主人將她的產品當作是有生命力的，來尊重與呵護，也感受到主人翁對生技事業，當作是一種宗教理想實踐的情懷。

而深入聆聽主人翁投入功能性酵素的生命歷程，才知道林女士曾經是台灣素食界的先驅與傑出的女企業家，但成功的事業帶來忙碌操勞，反而嚴重傷害她的健康。在走過了健康的折磨與生死考驗的生命幽谷，她重新找回了健康與希望，也催生了生命新的使命！

如今她把自己這一段長時間追求健康的各項親身的體驗，以及進一步從各方學習、研究、實驗的成果，不但化為生技公司的產品，並且透過自身對這些產品的切身體驗，願意不藏私的把這些理念與經驗及實踐成果，整理成這一本《激活細胞能量的酵素養生法》專書，供大家分享！

這本書是作者用生命歷程萃取的健康精華，值得生技界的先進參考，也值得深入的後續研究。而對於想要過健康自然生活的朋友，林女士的這一本生命體驗及研究成果的經驗，也值得大家學習參考！這本書也給予我更多關於植物、微生物、酵素等生物科技產業大方向的啟發！

專文推薦15

運用酵素能量滋養細胞，活得更好

龔家騏（輔仁大學附設醫院麻醉科主任）

在面對慢性疼痛患者治療時，雖然常有減輕患者痛苦的欣慰，但也偶有無可奈何的感慨，此刻除了安慰患者要有學習與疼痛相處的心態之外，還必須開立一大堆處方藥物，例如：止痛藥、肌肉鬆弛劑、助眠藥、甚至於抗憂鬱藥等，在考慮療效和副作用間，常陷入不得不的兩難。因此，用什麼方法可以在讓病人的疼痛減少一些，一直是我心中的懸念。

因緣際會認識林格帆董事長，在看到她車禍大腿骨骨折手術後撐著拐杖、忍著疼痛走路，侃侃而談過往人生的起落、身體的危機與轉折，以及發願要將疼痛緩減和更多健康的經驗帶給大家而致力於酵素的推廣所做的努力，心中感動久久不能自己。

一八九七年德國Eduard Buchner教授在柏林大學發表了第一篇利用酵母菌萃取物，在沒有活體酵母菌的情況下，使糖發酵。後續相關實驗証明酵母菌萃取物就是一種酵素，Eduard Buchner教授也因此於一九〇七年獲頒諾貝爾化學獎。基本上，酵素是種蛋白質，負責催化生物體內細胞的各種化學反應，以維持細胞的正常功能，組織的正常運作。因此，酵素是確保體內狀態恆定所不可或缺的重要成份。在日常繁重的臨床工作下，酵素已是我日常生活必需的補給品。

欣見林董事長於百忙之餘願意分享個人的經驗及研究，也相信有更多人可以因此而受惠。

推薦語1

分享多元化的「酵術」回春寶典

王明勇（食療養生專家）

體內酵素是攸關人類六十兆個細胞進行新陳代謝的生化觸媒，同時更是維持生命所有力量的來源，林格帆老師大力推廣「生技功能酵術回春法」，從發願推廣素食，到遠赴澳洲養病發現酵素回春養生法，花畢生心血研發運用能量醫學製作能量酵素，最後分享自身應用酵素的經驗分享，將酵素應用生活化，用酵素入菜，甚至是應用在保養品上，這點與我致力於推廣健康觀念落實於生活飲食中，應用在多元健康料理可說是英雄所見略同。

推薦語2

用愛創造救命酵素，研發有「酵」健康餐

吳亭邑（國立中央大學生命科學系博士）

這本書有林老師發人省思的生命故事，有愛護生命而發心推廣素食，有親身體驗病痛的折磨，而發心推廣食療及功能性酵素，其波瀾萬丈的生命歷程與悲天憫人的率直胸懷，促使她創新開發出功能性酵素，就像是一曲絢爛的酵素交響樂，將嘉惠無數的普羅大眾。她的愛心跟研發天分，在我與她合作的這二十年來嶄露無遺，實在令我十分尊敬又非常佩服。

推薦語3

一本可看性高的全家養生寶典

李宗儒（國立中興大學教授）

雖然養生與保健早已是老生常談，然而從林董事長的外表完全看不出來她已經六十多歲了，可見其絕對有一套獨門的保養之道，因此，讀者們可以從本書中一窺林董事長親身的養生經歷，及其過去對於利用酵素來養生的經驗分享，這本書絕對是一本精彩可期，可看性高的全家養生寶典，期待讀者都能夠透過本書了解身體保健的重要性。

推薦語4

酵素養生最佳的保健百科全書

徐治平（前元培醫事科技大學研發長）

與林老師結緣真是天賜的福報。初見面時，就折服她在各種食材的保健功能上的豐富知識。後來的產學合作過程中，才逐漸知道林老師立志茹素，歷經多次重大的人生考驗和艱辛的創業過程，從面對、接受、處理到放下，已經到達修行的最高境界。

如今，林老師集合數十年來對酵素轉化的功力，寫下這一本鉅著，內容深入淺出且鉅細靡遺的闡述各種保健食材中酵素的作用，並且設計出各種保健功能的食譜與創意料理，有如一本養生保健的百科全書，非常值得大家參考。

推薦語5

蔬食益健康、環保救地球、人間活菩薩

陳文福（前國立中興大學水土保持系主任）

人體的健康取決於情緒是否穩定、作息是否正常及飲食、睡眠與運動是否適足，而飲食又是生命延續之關鍵。食物經過消化後，需經過各種酵素之轉化才能變成血液，人才能有活力。

本書作者胸懷大志與心懷慈悲，且在歷經總總艱辛考驗並配合新科技之發展後，終於研發出「功能性酵素」並推廣簡單烹調與生食能保留酵素活性之觀念。這對「蔬食益健康、環保救地球」的人類共同理想，必能發揮知難行易與潛移默化之效果，堪稱人間活菩薩，真的是功德無量，令人敬佩！

推薦語6

讓酵素更具新創意，不再只是名詞

陳啟楨（前南臺科技大學生物科技系主任）

林老師將酵素產品科學化研究、標準化生產，更生活化應用在日常食材料理中，例如酵素醬料即是一個非常創新的點子。為了讓消費者理解酵素的本質，更將歷年來的心得，寫書傳播知識。這本書在好幾年前就聽她說要寫書，為了審慎起見，不斷修編，迄今才真正出版。很榮幸受邀為這本書寫序，相信這本好書會改變一般人對酵素的看法。

推薦語7

結合科技與美食饗宴的成果

黃建勳（臺大雲林分院安寧緩和病房主任）

許多人追求健康蔬食，因為植物性飲食具有動物食品所沒有的「植化素」，具有防癌、抗老化、對抗自由基及養顏美容等神奇功效，殊不知這一切化學反應中，關鍵的角色是要仰賴其中的催化劑，也就是「酵素」。若能熟悉並善用酵素的功效，飲食養生的境界也就更上層樓了。

林老師不但是一位奇女子，也是真正的酵素達人，憑藉她悲天憫人的初衷與不懈的努力，終於透過本書與大家分享結合酵素理論、現代科技與美食技藝的成果，讀者若能細細品味並身體力行，相信必能獲益匪淺。

推薦語8

酵素多元化的應用精華

張春生（前南臺科技大學生物科技系主任）

林老師從北部南下設廠，在偶然機會下與她在南臺科技大學結緣，展開一連串產學合作的互動，工廠在林老師的「體內環保」的理念及充滿巧思創新經營下逐漸茁壯，人生是一連串放下、轉彎、再出發的體現。林老師在每次轉彎處如同蛻變一般的精進，本書對生技功能酵素從學理及應用部分深入淺出娓娓道來，內容豐富可提供讀者及喜愛者更深入了解生技功能酵素之優點，凝聚林老師一直以來對酵素透過自身不斷實驗創新體現之精華，值得一讀再讀。

推薦語 9

最夯的酵素養生食療法

詹益清（海力捷國際兩岸綠色平台倡導人）

聽林老師說要出版一本有關酵素的書，我就迫不及待想要看看，這回她又有什麼新發明！一直以來老師都是一個維持高度創新的人，在閱讀之後果然驚人，篇中提及酵素與人體細胞的健康寫得非常專業深入，有關酵素功能種類更是全面而系統，酵素飲食的巧思食譜更是方便好用。

推薦語 10

現代人養生保健的福音

劉登傑（臺中榮民總醫院埔里分院眼科主任）

酵素是食物的生命力所在，簡單的烹調及適度的生食有助於保留酵素的活性，由於生物科技的進步，品管良好的酵素產品，將是忙碌現代人健康的一大福音。

推薦語11

有「酵」享「壽」幸福人生

羅時鴻（國防醫學院藥理學研究所教授兼所長）

「如何吃得健康又長壽」是自古至今，所有人都關心的議題。雖科學進步、醫藥發達，但一些更棘手的文明疾病也如影隨形。特別是近年來國人平均壽命已提升至七十九歲，但慢性疾病卻在四、五十歲後的中年族群開始快速進行！如何趨吉避兇的健健康康的享「壽」人生仍是現代人的最大心願。

林董事長此本書正好提供「健康又長壽」的秘訣之一：酵素養生法。所謂「書中自有黃金屋、自有顏如玉」，讀者在本書中，除了可以悠遊在作者知性、理性及感性的不同面向鋪陳外，更可以藉著書中作者分享實用的「五行酵素套餐食譜」，充分享受可口、健康的餐點。

作者序

分享我越活越年輕的秘密

林格帆

回想二十多年前，因為全心全意衝刺事業，經年累月過著沒日沒夜緊湊繁忙的生活，直到有一天身體真的支撐不住了，整個免疫力變差，反覆感冒，之後脊椎也不舒服，骨質疏鬆、三酸甘油脂過高、僵直性脊椎炎、腎發炎……有如火山爆發般的病症警訊，幾乎徹底震垮我的身體。

最後病情嚴重到子宮脫垂，送醫救治。經醫師診斷是由嚴重的腺瘤造成，必須將子宮摘除。這下子連同年輕時也因膽結石而拿掉了膽，沒子宮又沒膽加上身體諸多的毛病，使我的健康跌到谷底，人生也因而失去了動力。

所幸生命中總有許多貴人相助，讓我得以在身體如風中殘燭之際時前往澳洲療病，在當地以自然療法調理後，健康大有改善，遂而發願要將這寶貴的自然療法、生機療法、順勢療法推廣到台灣來。其中，最重要的就是如何善用「酵素」。我因為失去了膽，無法有效分解油脂，所以只要一吃含有高油份的食物就會拉肚子，很容易脹氣，整個人非常不舒服，但正確服用酵素後，這些惱人的症狀竟不藥而癒。請教學者專家發現，酵素中不只含微分子營養素，同時還含有益生菌，能夠排解腸胃不適的問題。

再者，因為先前動了多次手術，所以必須一直持續吃藥，藥量多到每次都以「把」計算，同時還輔以中藥調整體質，然而經過自然療法的調養讓我確信食物才是最好的健康良藥，因而逐漸減低西藥的劑量，改吃真正的蔬食，再輔以經天然食物萃取的保健食品如功能酵素來調理身體，加上生活步調的調整、心靈的自修，這些年來反倒讓我身上的病痛逐漸消失，恢復了健康，人生又變成彩色了。

為了讓自身的經驗分享出去，五年前我已經成功開發「功能酵素」產品，透過消費者許多真實的回饋，統合實際的研究經驗和這些迴響，我認為時機已經成熟才開始寫這本書，然而，沒想到我卻花了兩年的時間才完成，其中遇到一場嚴重的車禍，讓我的腿部重傷骨折，動了兩次大手術，造成莫大的痛苦與不便，但其間卻讓我實踐酵素療法來療傷止痛，竟讓我迅速恢復健康，整個人體態、精神和面容更勝從前。久未見面的友人看到現在的我都非常驚訝，怎麼歷經一場車禍後，我不僅未露病態還更年輕、更美麗，還誇我看起來頂多40歲，怎麼也不像60歲的人。這些恭維我愧不敢當，但我樂於分享「這就是我堅持推廣健康觀念的善報，上帝絕對會看顧好人的。」

人們總喜歡看一些別人的故事，所以在本書裡面我提供自己人生裡一些真實的經歷，從感性入門對大家來說都是比較輕鬆的；接著說一點點酵素的理論、自然醫學、光子、量子等技術關係；再來用食譜表達出生活中的應用，也就是琳瑯滿目的酵素除了當飲品外，要如何實際應用在每天的餐點上？為此我分享了四十道食譜，讓大家知道原來酵素也可以這麼吃！

台灣的酵素風潮由日本傳來，多年來台灣學術與產業界也不斷努力探索這個領域，產業界的先進們其產品也在國際領域獲得好成績，而我也希望經由一個台灣酵素工廠的製作經驗，提供一個真實的故事、真實的製程技術、創意的運用，為酵素產業和世人健康盡些微薄的心意！

在書籍陸續定稿時，我沒想到二、三十年來在業界結交的許多好友，都能為我這本書寫序，當時還怕這本集感性與理性總結的書籍，會讓他們眼花撩亂，沒想到他們也能感受到我的誠心，每一段話，都讓我感覺到他們的真心話語，非常謝謝他們對本書的鼓勵。

希望這本書能帶給大家更健康、更年輕、更喜悅的人生！

part 1

自然愛上蔬食，積極開創蔬食新天地

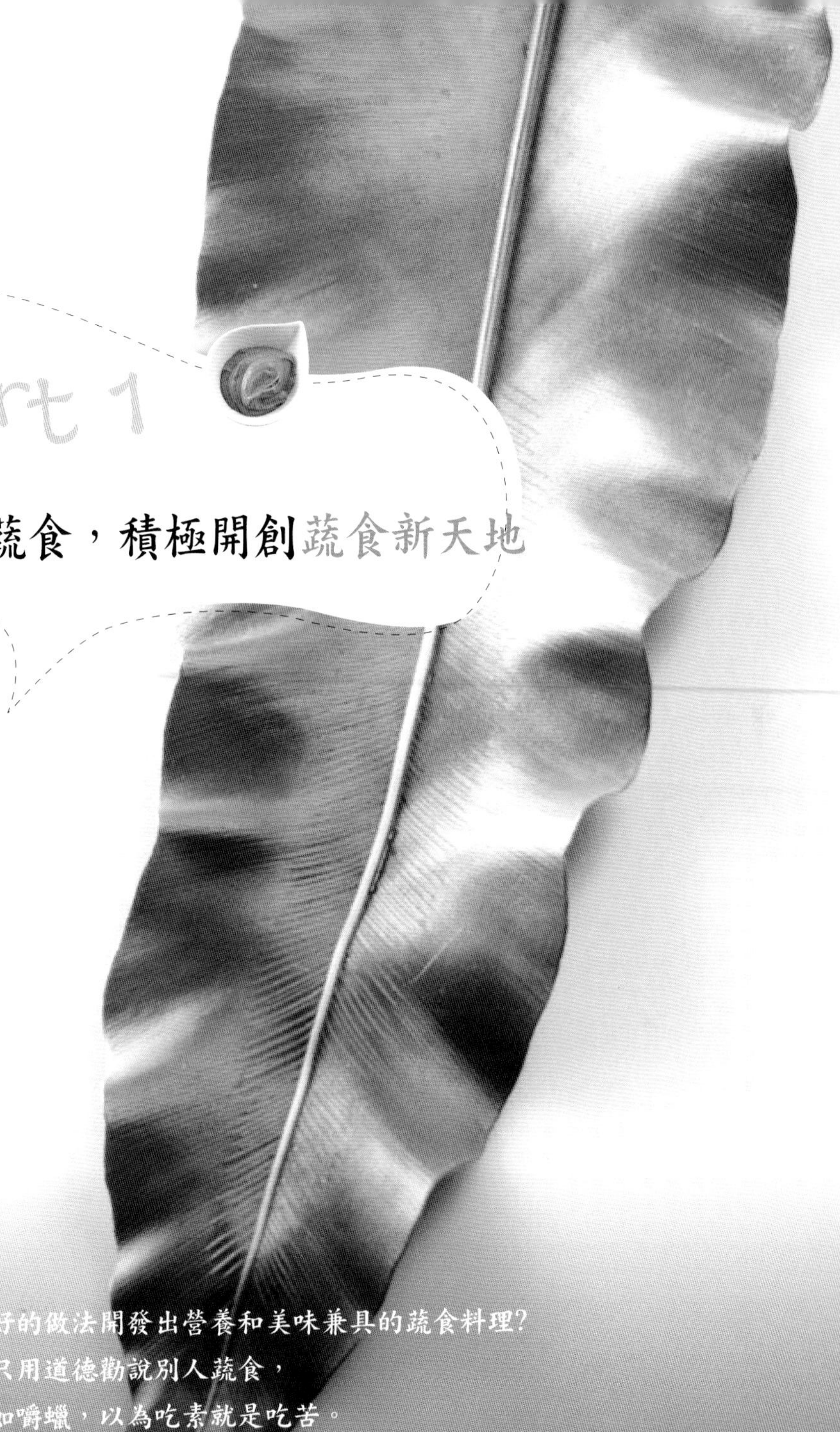

有沒有更好的做法開發出營養和美味兼具的蔬食料理?
我們不能只用道德勸說別人蔬食，
卻讓人味如嚼蠟，以為吃素就是吃苦。
1989年創立了無量壽素食工廠，
生產「無蛋、無酒、無味素」的純植物料理，引領蔬食的風潮……。

一、追尋自我本心，發願積極推廣素食

幼年環境使然，萌起茹素意念

我出生在基隆一個孩子眾多的家庭裡，家父算是修行人，吃得清淡，不重視口欲，從小幾乎沒什麼機會接觸到葷食，可以說是吃「菜」長大的。

長大後，家境略有改善，多少會買些肉類回來烹煮，但說來奇怪，每次母親烹煮海鮮或肉類時，我只要一聞到味道，就會反胃、想吐，等到東西煮好上桌，我更會莫名流淚，就算媽媽和長輩一再追問，我也說不出來為什麼會傷心難過。

然而，縱使我不想吃肉，但仍有些因素使我無法擺脫葷食。一是參加婚喪喜慶，桌上都是大魚大肉和各式山珍海味，如果不吃，就會被大人訓斥為不乖、不聽話，所以在這樣的「輿論」壓力下，也只好屈服；二是開始工作後，也許是社會化深了，被同事親友習氣影響，不知不覺中悖離了「蔬食」的初衷與生活。

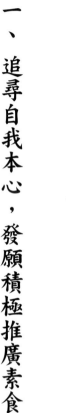

目睹市場屠景，重拾「蔬食」善心

多年後，我已成為在家相夫教子的平凡家庭主婦。有天晚上要請客，幫傭卻剛好要請假，便獨自前往菜市場採買。不可思議的是，當我一進入市場，就感到一陣陣無法忍受的腥臭味衝鼻而來，心裡難受又納悶，因為以前從不曾如此排斥，但也沒多想，直覺或許是太久沒來市場，不習慣這個味道罷了，也許過一下子就好了。

誰知一走近雞販攤位前，看見對方正在殺雞、放血、拔毛，這個景象把我嚇壞了，心中充滿了心痛和不忍。這一幕深深震懾了我，甚至難過地久久無法言語。接下來的日子都一直沉浸在古人所說：「**己所不欲，勿施於人**」這句話的真義，如果人類都能有民胞物與的胸懷和想法，不隨意傷害世間萬物，讓世界更美好，不好嗎？想到自己也算是幫兇，自責和自悔的情緒染滿了心中。就在這時，腦海裡竟毫無理由地閃過早已遺忘的一件事。

那時候我還不到上學的年紀，有一天隔壁的阿伯買了一隻鳥要殺來吃，正準備宰殺牠，碰巧經過的我，剛好目睹整個過程。那隻鳥眼中流露出悲傷，嘴喙發出哀鳴，而我似乎了解牠的痛苦，心中不禁打了個顫抖。就在這時，我不知哪來的勇氣，竟然對著阿伯不停地大喊：「**牠會痛啊！牠會痛啊！**」阿伯不知是被我喊得心煩，還是佛心來著，竟然大發慈悲地放了牠，等牠飛走了，我才停止喊叫。但阿伯的老婆，也馬上衝出來對著阿伯大罵，除了狠狠地瞪著我以外，自然還向家人告狀，使我慘遭修理。

如今，雷同的一幕又重演，這代表了什麼？喚醒的記憶使我下定決心，要用行動屏除這種充滿痛苦磁場的行為，並且以此為起點，進一步了解肉食除了對人類健康造成影響，以及對地球環境也危害甚鉅。依據科學的概估計算，飼養一頭牛所造成的環境累計總汙染，超過於五輛汽車所帶來的汙染，對於這個定論我深感震驚，也為後世感到憂心，所以，從我自己開始向大家宣揚這個觀念：「尊重生命、愛蔬食、愛環保、創造和平的地球。」

放下世俗凡塵，義無反顧投入

想通這件事情後，終於放下心中一塊大石，感到非常放鬆，但另一個念頭卻又油然而生。因為在這個過程當中，自己還慢慢感受到似乎有什麼事情在呼喚著我，越來越大、越來越清晰。如同上天的感召般影響著我……。

後來，在殊勝的機緣下，我跟隨一位開悟的明師修習禪定靜坐，某次打禪七中，強烈感受到另一個層次的世界，非常光亮和鮮明，甚至聽到山在唱歌，很滿足、很圓滿、很寧靜。頓時，我就知道這陣子纏繞於心頭的困擾已迎刃而解，世間的事情都不重要，也不必在乎了，那個超越的世界才是歸宿，而自己必須順從這個感受去做。回首前塵，原以為平順人生就是我的歸宿，但在那一刻，我知道，那都是夢幻泡影。於是我放下一切對塵世的依戀，決心往理想前進，不再回頭。

二、吃素不是吃苦，成就「台北奇女子」

挑戰傳統素食，人性化、好吃、多口感

回憶起當年父親那一輩吃素，不是白飯配豆腐乳就是菜脯，頂多再加些青菜、豆腐、豆乾，作法也是醃漬食物居多，新鮮的少，且並不講究色、香、味的多層次口感。幾年後才有素雞、素鴨、素腰子等葷食外型的加工豆製品。即使這樣，整體來說，二十幾年前的素食就是那個風味，欠缺人性中需要的那麼一點「吃的樂趣」。

我自己本身對烹飪有一些天分，做菜口感也深獲親朋好友的好評，想想做蔬食既能讓更多人尊愛生命，又能實踐幼時的夢想，於是我就開始著手進行蔬食創業的準備。不過，那時並未想好是要開工廠當供應商好？還是直接開店和消費者接觸，只是秉持著信念且戰且走，希望開創出一個新局面。

世間事莫不具備因緣，恰好當年有個同修在小巷子裡擺蔬食攤，邀我一起做，想想也算機緣巧合，我就答應了。沒想到沒多久之後越做越大，從小攤位做到開店面，甚至後來還創立了工廠。

既然是要推廣，就得做出高品質的東西，每樣產品堅持選用最好的原料，二十年前的材

料並沒有今天豐富，但我仍然抱持著信心，交給上帝，從不放棄，研發再研發，試驗再試驗，來自農家子弟的我，父親又是草藥中醫，或許從小耳濡目染，對蔬果植物從不陌生，植物食材在烹調中的變化有如魔術般，我不僅在這裡看到自己的天分，也在這裡找到內心的喜悅與成就感。

有些企業以營利為目的，會為了計較成本而緊縮原物料，也會為了削價競爭而犧牲品質，當年的我很清楚企業要賺錢才能生存，但心目中始終把理想擺在第一順位，反而不計成本，研發了許多素料產品，主力產品連續七年榮獲「消費者金牌獎」，當年可謂掀起一波台灣純植物料理的新風潮，而我也很榮幸獲得台北市政府新聞局遴選為「台北市奇女子」。

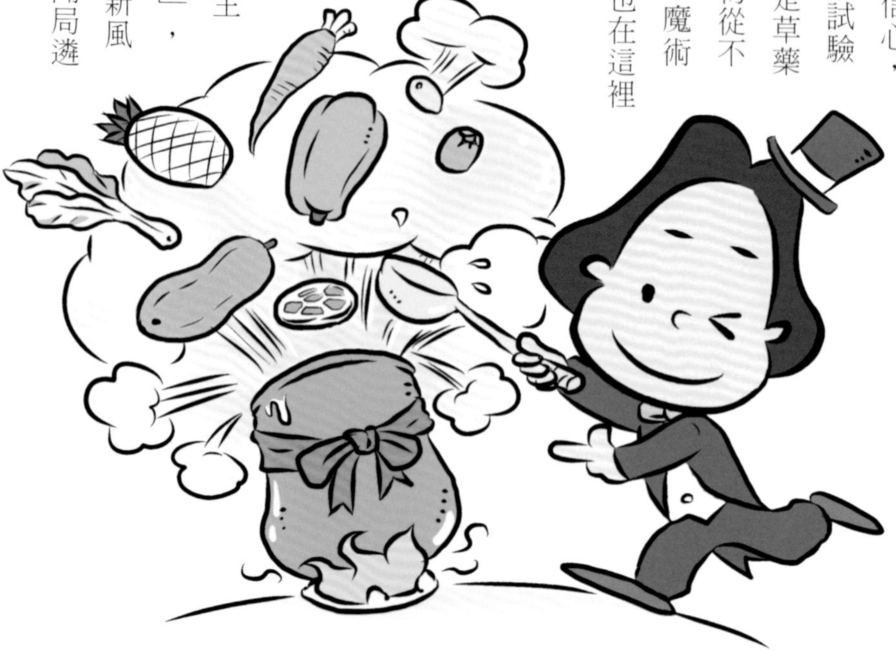

▲ 發現植物食材的烹調，有如魔法般新奇，同時也看到自己的天分，找到內心成就感與喜悅。

話說回來，在西元一九九〇年以前，台灣的素食者並沒有很多美味可以選擇，我也不忍見修行人吃得不均衡，甚至吃下許多不必要的添加物，如防腐劑、色素……等，看到葷食吸引人類的味蕾，我心想：

「有沒有更好的做法開發出營養和美味兼具的蔬食料理？」

「我們不能只用道德勸說別人蔬食，卻讓人味如嚼蠟，以為吃素就是吃苦。」

吸引眾多葷食者，樹立台灣蔬食領導品牌

為了能夠打動葷食者願意嘗試純植物料理，我特別在調味上盡量仿造葷食者平常吃的口味，甚至為了方便消費者烹調，製作成真空調味包，加熱打開即是一道菜，並主打把「餐廳名菜帶回家」的行銷口號，沒想到獲得非常大的迴響，當年的無量壽是第一家在SOGO太平洋百貨設櫃的素食品牌，工廠的生產量越來越大，也外銷到美國、香港、加拿大、澳洲等國，另外也直接開餐廳，全盛時期全台灣有十多家分店，店面裝潢則以竹子基調做設計，十分有特色，同時以「無蛋、無酒、無味素、無防腐劑、純植物料理」為訴求，並兼顧健康與色香味，著實吸引不少葷食者前來用餐，同時採用中央廚房的概念，運用真空包和冷凍技術，讓餐廳分店無須主廚即能開立全省統一餐點的連鎖餐廳。無量壽就這樣在素食業界打出高知名度，引領素食的新風潮。

三、身體累垮抗議，先放下、轉彎、再出發

集美譽於一身，企業經營卻陷入危機

多次電視媒體來採訪，為了推廣，媒體的邀約幾乎來者不拒，當年由知名演員也是當紅主持人陳美鳳小姐所主持的「鳳中奇緣」節目，也多次邀請我上節目擔任烹飪講師。

然而，這樣的美譽加身，也許外人看來很風光，但其實企業經營不是打出知名度就能夠一帆風順，為了推廣，我們逐漸擴大經營，遭遇許多問題，除了高額研發費、原物料成本，因為使用天然食材，保鮮運轉週期短，以及手工製造擴廠為機械量化的GMP廠外，為了有利推廣，我們採用食品工廠批發、結合品牌行銷與餐館連鎖的垂直整合三合一經營模式，更在大甲幼獅工業區設立兩千多坪GMP工廠，投資近三億元龐大金額，而我們的資本額僅一億多，負債比大幅拉升，而我又不是個生意人，欠缺上市公司的募資能力，導致資金周轉壓力無比巨大，成為經營上非常大的風險負擔。

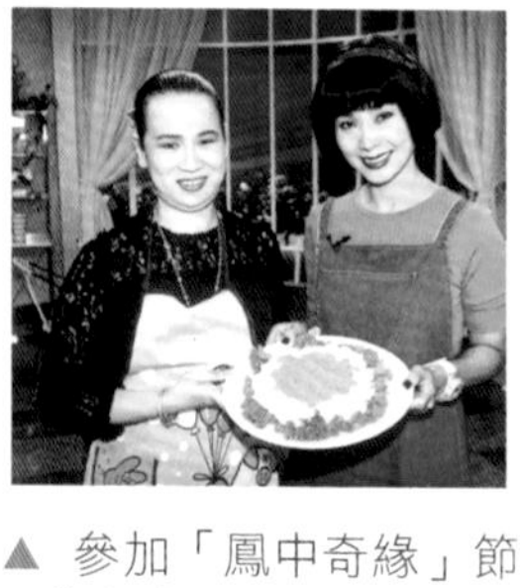

▲ 參加「鳳中奇緣」節目擔任烹飪講師。

人生峰頂，急轉直下，放下再轉彎

資金的週轉、擴展的規劃、研發與生產、連鎖的管理，種種問題都不是我們這個非企管背景出身的經營團隊所能應付。其實當時壓力很大，因為利潤完全沒有外界想得那麼多，加上自己希望做到盡善盡美，所以原料用得很紮實，售價卻相當實惠，還會變化很多口味，讓蔬食吃來色香味俱全，所以一天24小時當然不夠用，身體在過度透支之下，還是硬撐到底。

現在回想起來，完全沒學過企業管理的我竟然敢開公司，還能在摸索中成長，等於是「摸著石頭過河」，真是「憨膽」。當中自然也有許多好朋友的援助，但是現實比人強，讓我們這群為推廣蔬食而開設公司的人，每天好像在和世界搏鬥一般，做到心力俱疲。

再說，經年累月這樣無休止的運轉下來，儘管當年的自己算是健康，艱辛的過程全是靠著年輕的體力撐了下來，但是無止盡地燃燒的後果就是身體都被掏空了，被榨得一點不剩。尤其是在無量壽創業時

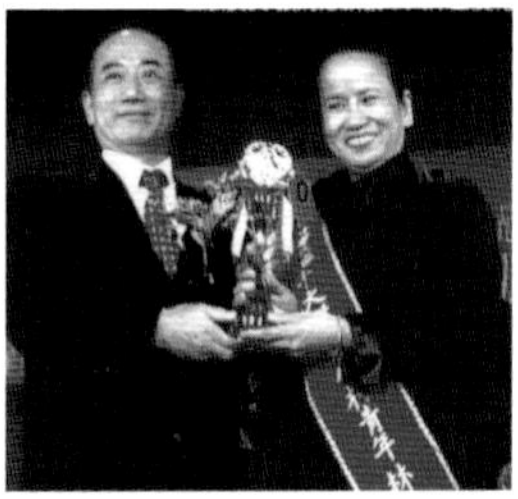

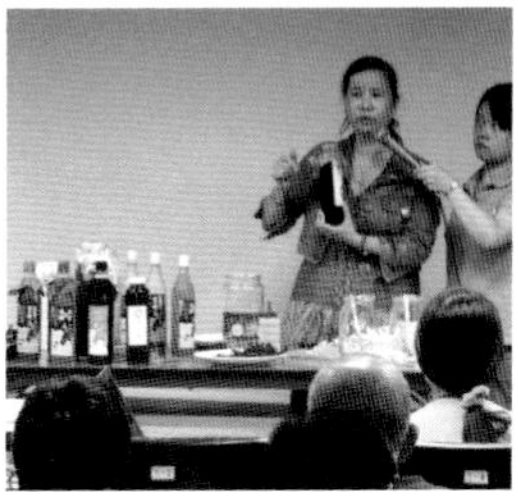

上　榮獲2002年台灣10大傑出金龍獎。
下　應邀台北市衛生局授課。

期，身為負責人的我求好心切，又仗著自己年輕，根本完全忽視對身體的照顧，直到身體開始提出抗議為止，才驚覺事態嚴重。

再者，身為負責人，健康怎能出問題？因此默默承受，以為撐過就算了。但是，病痛不是不加理會，便可揮之而去的，等到真的感覺不對時，身體已經無法再支撐下去。於是，我被迫放下，開始休息、反省和思考，並尋找另外一個出口。

part 2

澳洲療癒之旅，發現酵素回春養生法

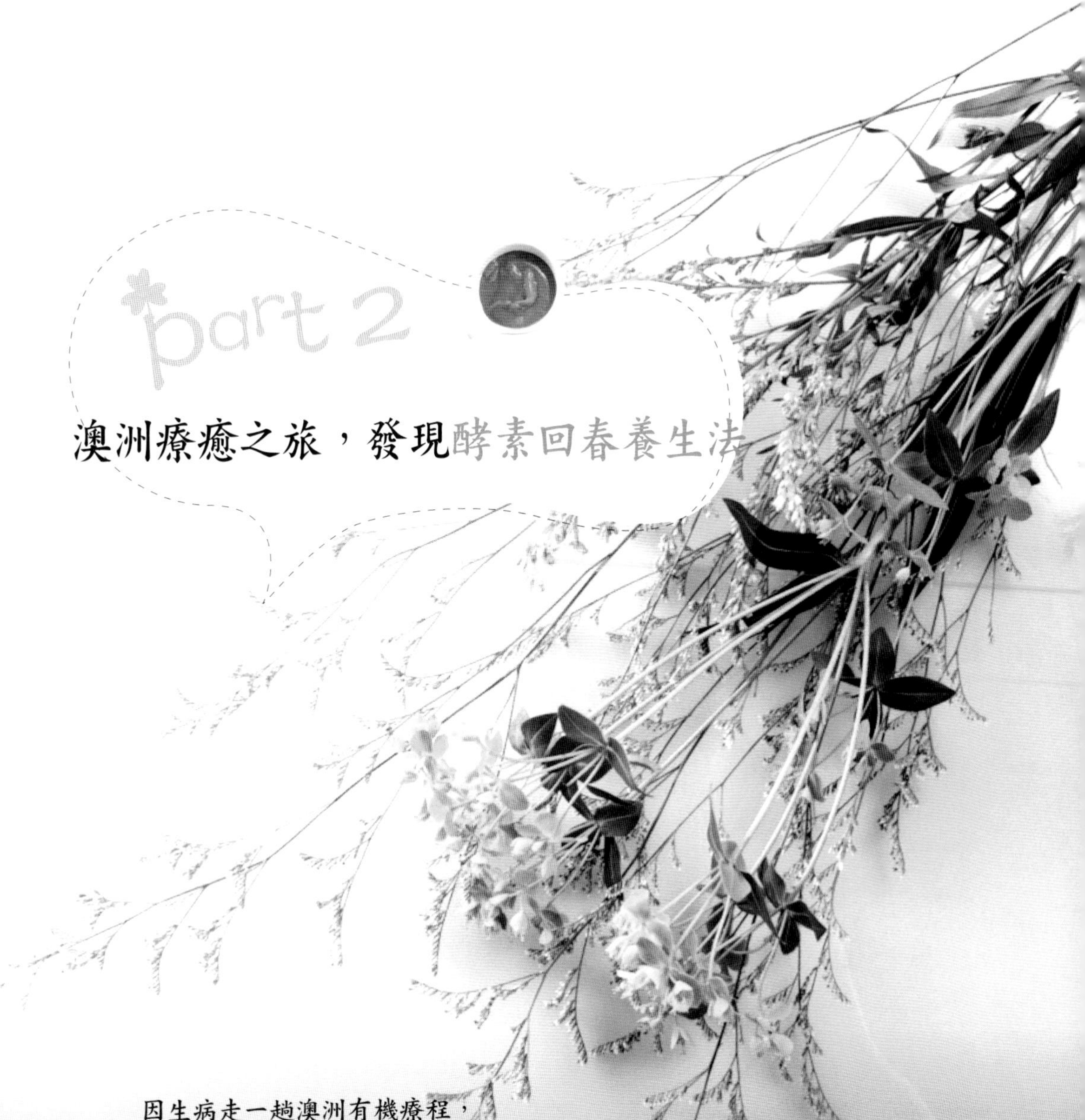

因生病走一趟澳洲有機療程，
從此與有機食療結下良緣，
彷彿受上帝感召，一生志業從心萌芽，

回台灣投入有機食品的推廣，
透過數千場演講，希望改變人們對食物的觀念，
進而推廣預防醫學，專注於生命之源「酵素的研究」。

一、遠赴澳洲養病，見證自然療法的魔力

死馬當活馬醫，與有機食療結下良緣

健康出問題，自然無法盡力處理公司事務，只能退居擔任顧問一職，在和其他股東商量後，決定將公司交由上市公司的專業經營團隊運作，我們只須專心研發優質素食材料即可。這樣一來，各司其職，公司既能維持營運，又能讓我們繼續為理想努力。

此時我肩上的重擔終於卸下來了，也可趁此時機好好調養身體，正巧有位好友推薦我去澳洲參加一個有機食療體驗營試試看，不只積極幫我報了名，還把我接到澳洲，並打點好一切；而公司也負擔我所有的費用。面對好友們的心意，我內心無限感激，也因此暗下決心，只要能恢復健康，就將自己徹底奉獻出去。雖然當時對有機食療不是那麼了解，但我心想，反正就是死馬當做活馬醫，也就欣然前往。沒想到，這一去，不但重拾健康，也開啟我生命的另一扇窗，和自然療法結下良緣，進而一頭栽進這個未來世界的健康之光。

回歸自然生活，體驗酵素能量、靜心禱告

我所參加的這個體驗營是由基督教的團體創辦，專門從事有機飲食的相關宣導和推廣工

作。而所得也都捐作公益，是個令人肅然起敬的偉大事業，這也令我產生起而效尤的想法，當然，做法和思考點不同，但大原則就是從這裡被啟發的。

一進到營區，抬頭就看到永生難忘的景象：在兩座山之間，自然形成的山谷，配上藍天白雲與自由翱翔的小鳥們，像個無形的帷幕般把世俗紅塵整個隔絕在外，頗有現代的桃花源之感，充斥著安祥、寧靜、平和的氛圍。風景秀麗，小木屋參差不齊地羅列其中，並種滿了各式各樣的蔬果及植物，儘管雜亂卻別具巧思；不時，還能看到一跳一跳自由來去的袋鼠，才讓人恍然「喔！原來這裡是澳洲。」

在我還沒有完全回過神時，就置身於這幅秀麗

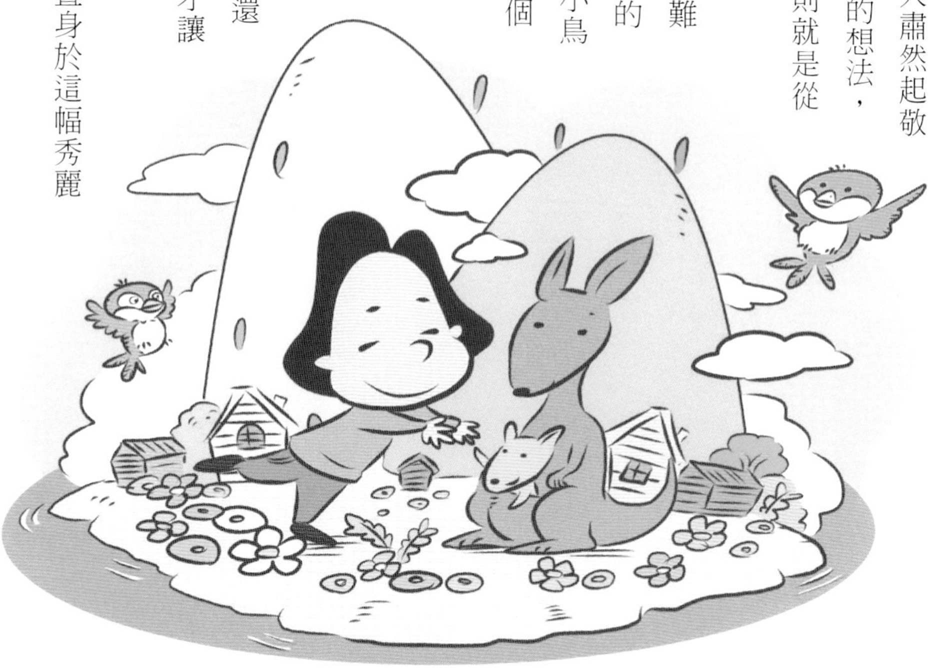

▲ 遠赴歐洲養病，每天與大自然共存，回歸純樸的生活，療癒細胞能量。

的風景中，之後進到了其中一間木屋，開始到了這裡的第一道程序：體檢。此時我的身體狀況只能用「奇差無比」來形容，各項數值皆慘不忍睹，但對他們來說應該早已見怪不怪了。之後便進行「斷食療法」，不吃任何東西，一直喝大量的能量水和吃高單位、無污染、有機的酵素等營養保健品，讓身體持續地排便，達到清腸或解毒排毒的效果。幾天下來，儘管近乎虛脫，但經過這階段後，整個人反而變得精神奕奕，倍感舒暢。

同時，我每天的生活就是回歸自然，過著原始的生活。在寄宿的小木屋旁邊，早上赤腳學種菜，吃酵素及很多的有機蔬果；同時散步和走路，並且還能和袋鼠玩，等於是大量地運動。到了晚上，回到自己的房間靜心禱告，然後在滿心歡喜下上床睡覺。

這樣不只心都靜了下來，身體也是通暢無比，入睡很沉很沉。有個晚上，我隱約感覺到天使來訪，給我無量的撫慰，祂說我的身體會好。不論美麗的天使是真是假，睡夢中總能感到一種昇華。我知道，來這裡來對了，就是這種感覺，不只令我恢復了身體的健康，連心靈的感動都嵌進了基因的記憶裡，變成整個人的一部分而存在。

受感召傳福音，一生志業萌芽

在離去的前一天下午，我來到可以俯瞰整個山谷的地方，望著靈氣充盈的兩座山稜線和營地，腳下綠草如蔭，谷中空靈，那種「物我兩忘、天人合一」的澄淨感又出現了，我知道上帝又給我啟示了，要我回到台灣後，必須仍然不懈怠地將這些日子以來所獲得的能量統統再傳佈出去，讓更多有緣人因此受惠。

當然，我會的！因為這是上帝交辦的一生志業，祂把我救出來了，自然要我無怨無悔地再去幫助他人。也因為受到這個感召，所以在當天晚上的離別感恩晚會上，我竟毫無預警地唱了「哈里路亞」的聖歌。其實我根本不會唱，只是從頭到尾一直吟唱這四個字，但卻讓大家，包含自己，都感動到哭。每個人因為都體會到了恩典，再經由我的口唱出，自然都無法自已了。事後我也對當下的動作感到不可思議，只能說是神的旨意，遵守就是了。

就這樣，我準備回台灣要將這個福音傳給福爾摩沙的寶島子民。臨行前我把身上僅剩的幾萬元捐獻出去，希望這個偉大的志業在這裡能夠繼續下去。

二、實踐健康八大原則，強健體質，遠離疾病

沒有刺激和成長，只會是井底之蛙。在澳洲看到的一景一幕、一花一草所代表的意義，是我來此之前根本不曾深思的事情。除了深受震撼之外，更讓我的視野被打開了，有點像是從一樓走到了二樓、三樓，甚至更高的樓層，所看、所想更高更遠了，產生的結果當然不同了。

改變錯誤飲食，重拾健康新希望

經過一段時日的調養，遵守健康八大守則：陽光、空氣、水、飲食、運動、情緒管理、規律生活、心靈等，也運用生技保健食品、酵素排毒斷食、以及有機蔬果食療，身體很快獲得好轉，從營隊出來時，我已經脫胎換骨，身心恢復了健康，靈性上的修為則更為精進，同時對發現新的志業更感到雀躍與興奮——預防醫學就是當自己的醫師，要當自己的醫師就必須從改變飲食開始。

而要改變飲食就需要從改變觀念開始做起。而不論是稱為有機療法、順勢療法，還是自然療法，都是回歸本源的醫學觀念，都是屬於預防醫學的部分。認識、接近、進而認同，這些在營隊中的深深觸發，讓我深感台灣人的工作型態亟須調整，對食品的營養觀念也需要

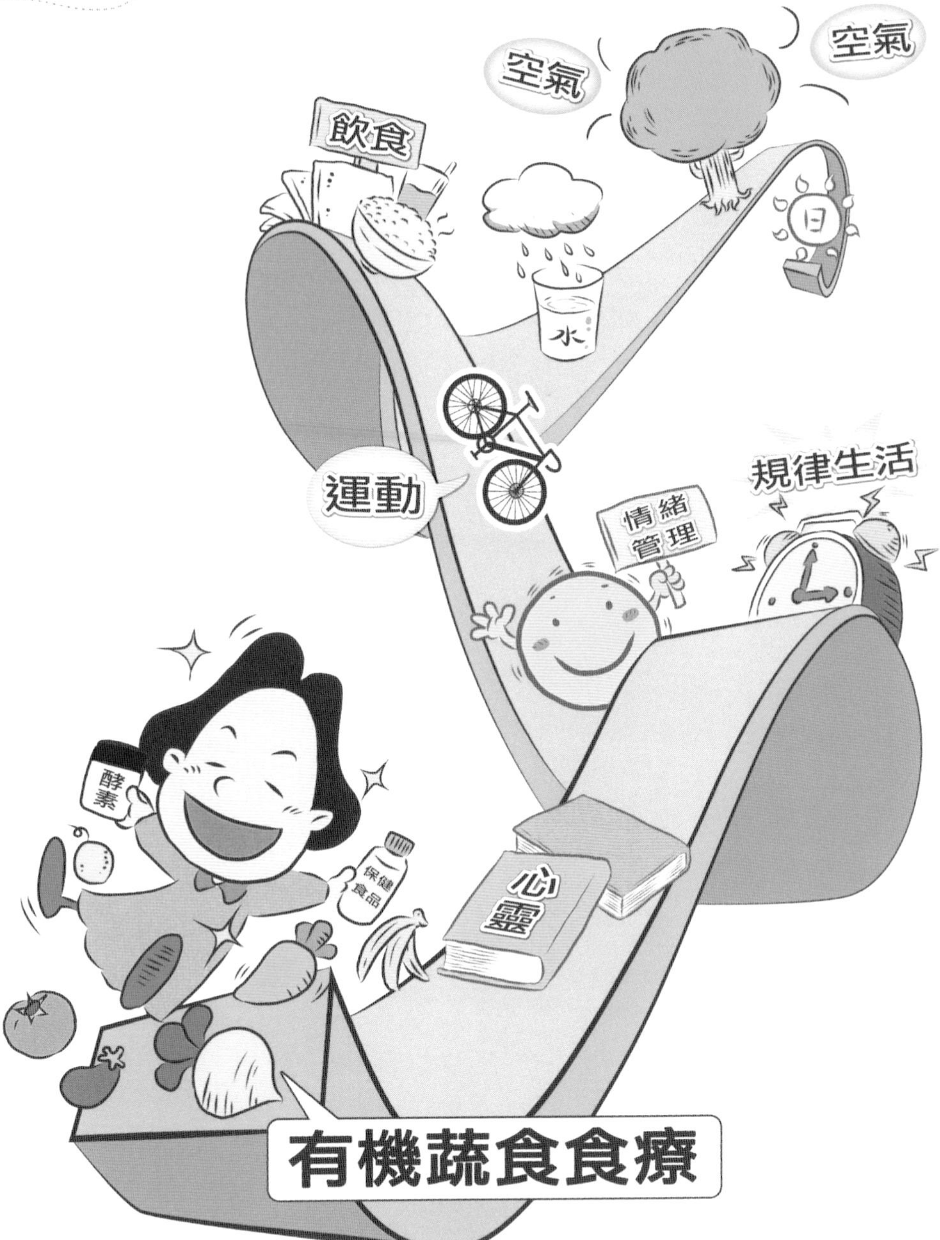
空氣
空氣
飲食
日
水
運動
規律生活
情緒管理
酵素
保健食品
心靈
有機蔬食食療

▲ 以回歸本源的醫學觀念，儲備雄厚的自然治癒力，自然可以達到抗病強身的作用。

更多元。尤其是維持健康的八大元素，看似稀鬆平常，我們卻不懂得珍惜，所以應該讓大家認識運用自然療法改變飲食習慣，如同中國人古老智慧的「醫食同源」概念，獲得正確的營養，體質自然強健，疾病自然遠離。

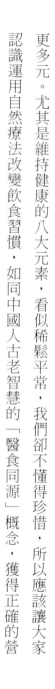

當人體藉由食物攝取到必要的養分和酵素時，就能夠儲備雄厚的自然治癒力，即是所謂的「食療」。當我在澳洲體驗到有機食療的效果後，回到台灣後也就立刻在自己身上繼續實行和驗證。記得當年剛從澳洲回台灣時，身體狀況尚未恢復到正常人的標準。之所以能夠重拾健康，便是完全遵循在澳洲接觸到的這套「體內環保」機制，並不懈怠地持續運動和強化心靈意志力。

同時，我也開始跟著專家學者學習順勢療法，想要找出更多自癒的好方法，因此透過學習哈尼曼流傳下來的順勢療法，藥物振盪成小分子的原理，印證了許多靈修的上師所說「物質的本質是振動，宇宙由振動而來，萬物皆無不在振動中」的這個觀念。人體裡的構造就是個小宇宙，我們都錯看物質與物質是不相干的個體，事實上是同一振動不可分的共同體，他的醫學博大精深，使我對生命有更宏觀的體悟。

透過這樣的深層思考和每天身體力行吃機能保健食品與生機蔬食，再加上持續地運動，整個身心靈的狀態越來越好，到後來不只身體痊癒了，心靈的成長更是越趨旺盛，心中感到無比的欣喜。

蔬食、健康、環保、創造和平地球

尤其在吃保健機能食品和學習順勢療法的過程中，我深刻了解到酵素對人體是如此的重要，西方的醫療機構早已運用酵素療法，早期是取自動物體內的酵素來參與醫療，現代則從植物蔬果中萃取或發酵得到酵素，不必犧牲動物，預防疾病的效果也更好、更符合健康環保之道。

順勢療法運用振動力的原理，即使是一個小小的順勢療法小藥丸，都可以激發我們身體裡生命本質的振動力，再延伸來說，如果我們吃下具有恐懼被殺的動物，牠如此龐大的恐懼振動力又如何影響及干擾人類體內的振動力？

所以，蔬食、環保、創造和平地球的這個想法，自然醞釀地發酵出來，成為我後半人生始終遵行的圭臬。

三、積極研發創新，開發功能酵素

從保健食品中了解酵素對人體的重要性之後，我漸漸更專注在酵素的研發領域中，於是我花了多年看書、請益。過去以為酵素無法通過胃酸，原因是一般人體酵素與植物酵素都呈鹼性，如果經過胃酸會被破壞，但是運用菌種發酵的技術，經過酵母菌、醋酸菌、乳酸菌的發酵製程（PH值2到4），透過生物奈米化，植物發酵後的代謝物，其存在環境已經接近胃酸，不會受到破壞，還能夠進入人體快速被細胞所吸收。

在自己邊做邊親身體驗自己所開發的酵素後，積極研究開發出的功能酵素，終獲得國內許多生物科技專家及學者的肯定。

酵素原料非多即好，研發成效加乘的功能複方

更了解要開發品質好的酵素，原料的種類選擇很重要，不是多就好，最重要是選擇對的原料，依照「君臣佐使」的漢方理論找到最佳配方比例，其中「佐」跟「使」常常是發揮加乘效果的關鍵少數，應用得當，可協助「君」與「臣」得到加倍，甚至數倍的效果。而在品質方面要以有機無毒為優選，篩選對應適合的菌種，讓每一個食材的效能發揮到最大，配方經過科學驗證與臨床經驗，組合成功效加乘的複方。能夠對各種器官做保健，例如改善視力

及改善肝功能等，也可以許多消除症狀，例如失眠與更年期等，而這也正是我所極力想研發的「功能」酵素。

救命的酵素療法，加速身體康復變年輕

因為開發了許多功能性酵素，自己不斷地體驗實踐，每隔一段時間，朋友們再看到我，都會問同一個問題：

「妳怎麼越活越年輕，身材又苗條？是什麼秘訣一定要告訴我們。」

我都笑笑地回答：

「就是功能性酵素的功勞啊！」

面對這麼簡單的回答，不相信的人居多，但看到我的改變，卻是不爭的事實，其實，我只是依照健康的軌跡在走，就達成了這個結果。

在這一段研究開發的日子裡，一次嚴重的車禍，重重打

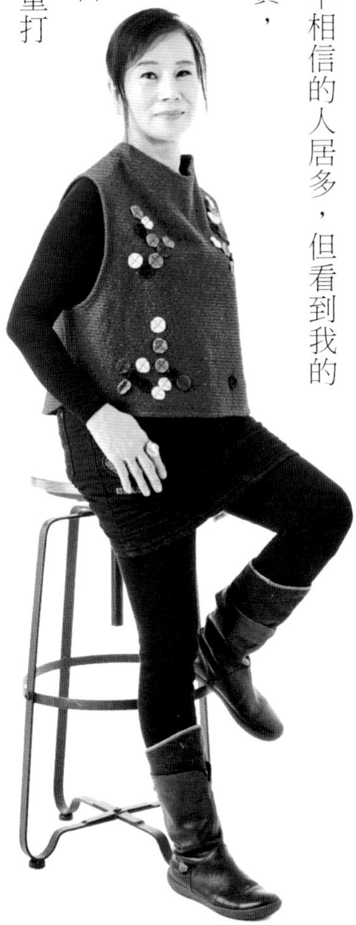

擊了我的身體健康，帶來莫大的生理痛苦，整整半年的復健時期，劇痛24小時如影隨形跟著我。拿著拐杖，行動不便，所有的生活與工作都受到影響，就連上個廁所也要花不少時間，更甚處的是，當時若依照醫生指示服用大量西藥，兩年下來恐怕會有洗腎的風險，於是我當下決定實行健康的酵素生活，三餐吃酵素健康餐（**酵素精力湯、酵素生菜沙拉、酵素有機餐**），進行復健、靜坐，以及沉澱思考，放慢步調，回歸簡樸的生活型態，暫時把公事交辦下去，專心休養生息。

這場車禍雖然帶來創傷與不便，令我十分痛苦也辛苦，卻也幫我打開了另一扇更寬廣的大門，讓我在酵素的運用上有更深刻的體驗，看到更多的可能性。

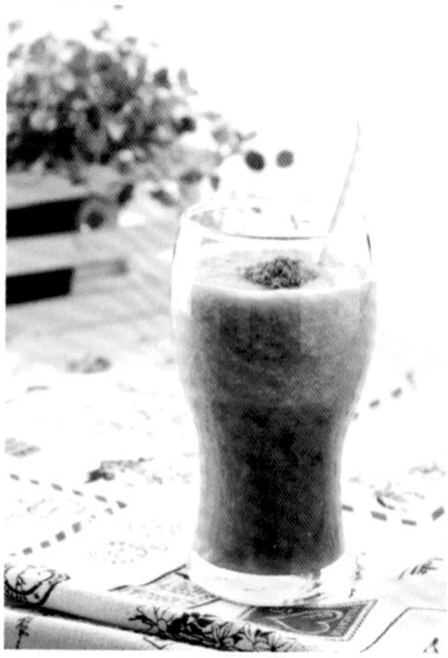

▲ 活筋壯骨酵素精力湯 (詳見P.174)

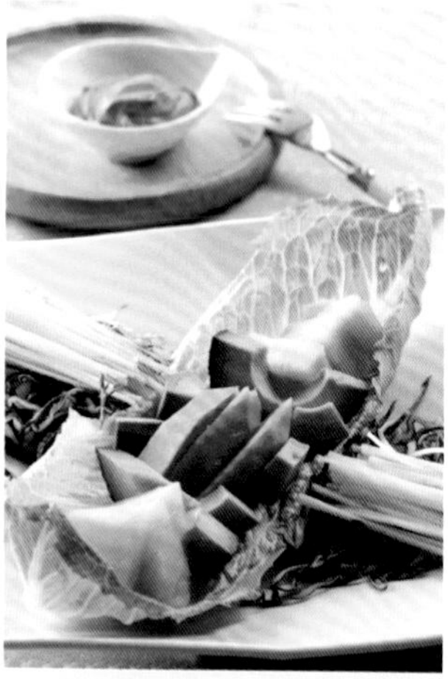

▲ 養脾胃酵素生機沙拉 (詳見P.194)

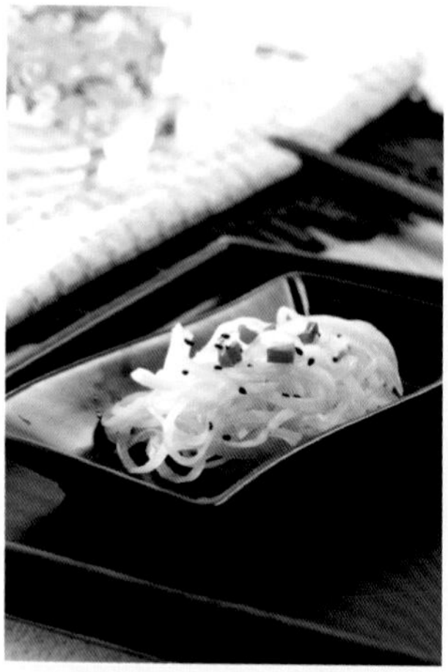

▲ 酵素激活洋芋絲 (詳見P.208)

part 3

神奇酵素揭密，這樣搭配使你更健康

酵素佈滿全身，連在細胞裡的DNA都有，
製作蔬果酵素你要知道天然植物八大分類法，
才能運用醫食同源的概念搭配出完美的功能性酵素。

在酵素的製程中，除了要依循大自然相互依存的和諧之道，
還要運用單細胞菌種裂解天然植物，經過生物奈米化，
導入量子醫學的現代技術，改變酵素的頻率，
發展出所謂的「生技光碼功能酵素」，
有效因子增加，吸收率大幅提高，為人類的生命重新注入新能量。

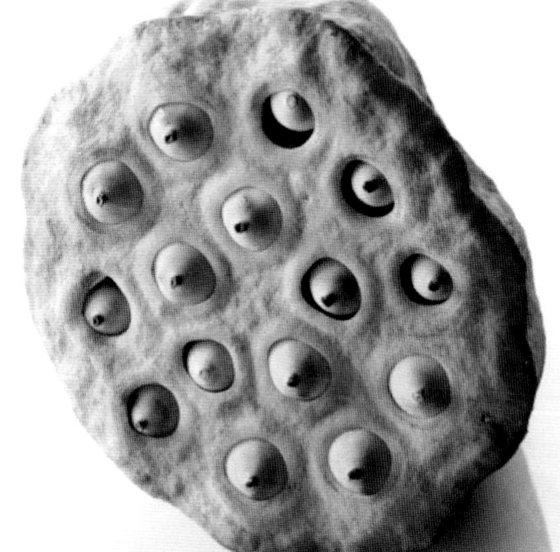

一、投身酵素研發工程，發現細胞活化的驚奇能量

酵素是甚麼？跟身體健康有何關係？

二〇〇九年三位美國科學家：伊莉莎白．布雷克本、卡蘿．格雷德與佐斯塔克，因研究染色體尾端的「端粒酶」和人體老化、癌症息息相關，而獲得諾貝爾獎，其中所稱的「酶」即是「酵素」。

然而為何染色體尾端的「端粒酶」影響著人體的細胞分裂與老化，我們先從細胞的構成講起：

人體最小的完整活動基本單位是細胞，「相同屬性」的細胞結合成「組織」、「器官」、「系統」，乃至於「人體」，最終人體總共由60兆個細胞組合而成。

而細胞裡面再由「細胞質」及「細胞核」組成，細胞核內有23對染色體，若把人體細胞核內的染色體全部拉開接起來，及將單一細胞內的染色體拉成直線，每個細胞內的染色體長度約有一．八三公尺計算，人體60兆個細胞內的染色體總長度可以往返地球跟太陽四百次，大約是太陽系直徑的10倍，由此可知生命結構的偉大。

人體的細胞就像每一個生命一樣，有它生成和凋零的周期，所不同的是細胞為了要延續

它的工作，是用不斷「分裂」產生新細胞，執行和舊細胞相同的生物功能，因此每一次的分裂都要讓細胞核內的23對染色體正確無誤的複製到新細胞裡。

根據科學家研究，染色體尾端是端粒，細胞在分裂的過程中端粒會變短，每一次分裂的縮短，就會讓細胞最終邁向死亡，端粒酶就是做為修復端粒的酵素，恰到好處的端粒酶不僅可以促進染色體尾端的端粒延緩變短，保護染色體進而保護細胞，呈現青春永駐的人體外觀。

另方面，染色體由30%基因和70%蛋白質組成，端粒酶修復端粒保護染色體成功複製也確保裡面所含的30%基因不致被破壞。

人類細胞週期與酵素的運作效應

除了細胞內的染色體尾端的端粒酶參與細胞的複製以外，事實上整個細胞分裂生成的週期還由許多不同的酵素輔助完成。人類的細胞週期中，可分為G0期→G1期→S期→G2期→M期→G0期，不同階段由不同的酵素各司其職。

細胞內的許多酵素可以調控細胞週期，但在不同的細胞週期其負責調控的酵素是不同的，例如：在G1週期（**細胞生長期間**），這週期細胞會綜合所有接收到的訊息，使染色體進行複製，且開始建構細胞材料，而負責調控的酵素是CDK4（結合CyclinD）、CDK6（結合CyclinD）。

G1期到S期（細胞生長好準備分裂），會進行DNA合成再進入S期，開始製造細胞分裂所需材料，直到進入染色體有絲分裂之前，負責調控的酵素是CDK2（結合CyclinE）與CDK2（結合CyclinA）。

從S期到G2期（細胞開始準備分裂），此週期負責調控的酵素是CDK1（結合CyclinA）。

從G2期到M期（細胞進行分裂），這週期負責調控的酵素是CDK1（結合CyclinB）。

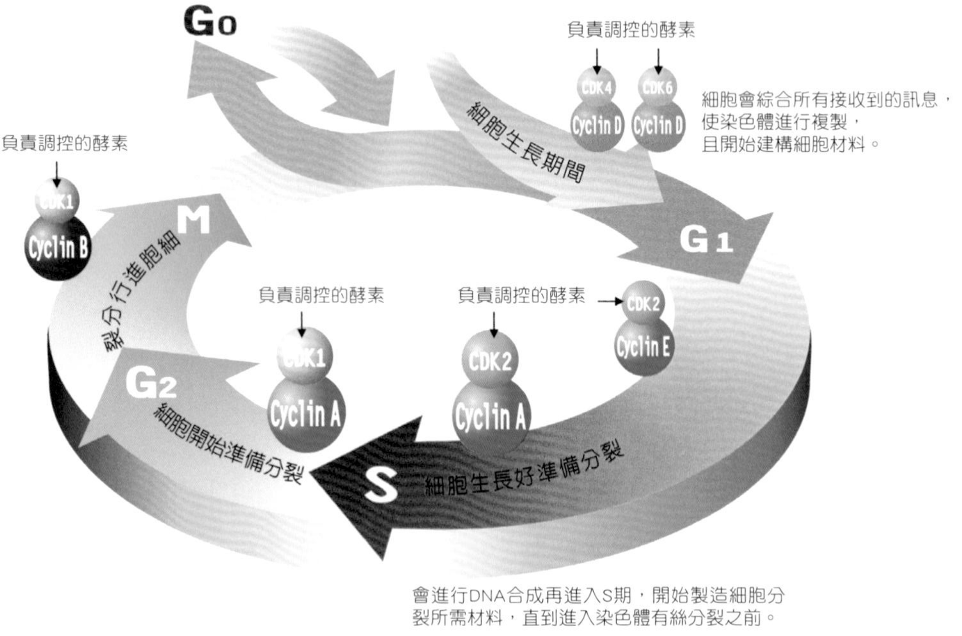

人類的細胞周期

酵素奠定DNA雙鏈構造與複製的工程

另外更深入來探討細胞核內的酵素，我們之前說過細胞核內有23對染色體，每個染色體由30%基因和70%蛋白質組成，染色體的成功複製確保裡面所含的30%基因不致破壞。基因決定人體遺傳的性狀與特徵，而基因是由不同序列的DNA組成具有功能性的排列，DNA的全名是去氧核醣核酸，是由碳、胺、氫、氧組成的化合物。細胞分裂前必須先進行DNA複製，這項DNA複製工程也需要有重要的酵素參與。

人體基因是由DNA「轉錄」成RNA，再由RNA「轉譯」成蛋白質，而在DNA轉錄之前，必須由DNA解螺旋酶，先解開DNA的雙股螺旋結構，這基因的轉錄需要「轉錄因子（Transcription factor）」才可啟動，它就是一種酵素，此酵素決定細胞核內染色體的基因表現。同時以每條解開的D

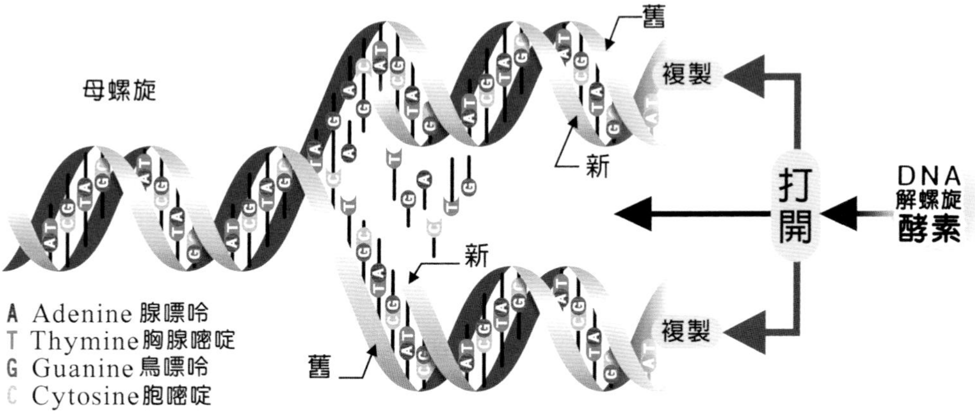

細胞分裂前的DNA複製

NA鏈作為模板，必須在DNA聚合酵素與複製酵素的協助下合成互補鏈，才能完成DNA的複製。

我們可以看到各種酵素幫助著DNA「解開→轉錄→複製」的進行工程。

認識人體內的酵素種類

以上是近代細胞分子學與基因學研究陸續發現的更多酵素，事實上存在人體內的酵素有數千種，傳統提到的酵素大都以消化系統中的酵素為主，整體而言人體內的酵素可分為五大類：

1. **消化系統中的酵素：**消化酶、澱粉酶、脂肪酶、蛋白酶…等等。
2. **各器官中的酵素：**肝臟中的主要酵素有**P450**（**CYP450**），及**GOT**、**GPT**，鋅銅**SOD**，**GSH Rd**（**谷胱甘肽還原酶**）等；而腎臟及心臟中有ACE酵素群及**GOT**、**GPT**酵素等。
3. **細胞表面的酵素：**在細胞表面，有許多蛋白質的接收器也是酵素的一種，它可以與外來物結合，再透過細胞內其他酵素路徑傳遞訊息，令細胞活化或者細胞週期停滯；亦可結合外來物後，直接包覆至細胞內與細胞融合。
4. **細胞內的酵素：**人類的細胞週期有許多不同種類的酵素參與。
5. **細胞核內的酵素：**DNA複製工程也需要有許多重要的酵素參與。

酵素是人體激活生命力之源

由此可知人體的構造裡小至DNA、大至細胞分裂、更大者如消化系統和各器官中都有酵素的作用。人體每天有幾千億個細胞進行自然凋亡到誕生的生命週期，有無數酵素也跟隨在身體內作用著。酵素是什麼？酵素是在人體內具有活性能夠分解與結合的蛋白質，酵素的骨架是氨基酸，製造酵素的設計圖也是DNA。而我們的身體，就是由酵素發揮其功效而構成。

自古以來酵素就被視為「元氣」或「生命力」，真是一點兒也沒錯！

人體中任何新陳代謝變化都和酵素有關，舉凡思考、心跳、神經傳導、消化食物、建構修補組織及分解毒素功能都需要酵素來催動。

酵素具有氧化還原、分解合成、新陳代謝、轉換熱能、淨化體質、基礎防護等六大作用，它是維持身體正常功能所必需的，因此，如何獲得並活用酵素，關係著我們的健康與壽命。

酵素對人體有6大作用

水解	氧化
活化細胞	淨化血液
新陳代謝	免疫

活用酵素可以激活細胞的能量，促進健康及延長生命的長度。

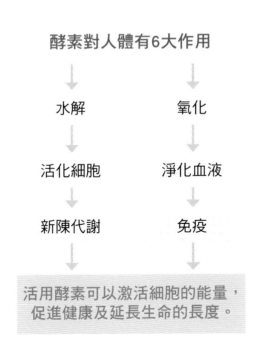

- 美國著名的自然療法專家亨伯特・聖提諾博士說：「人體像燈泡，酵素像電流。唯有通電後的燈泡才會亮，沒有了電流，我們有的只是一個不會亮的燈泡而已。」由此可知我們人體缺乏酵素生命就無法運作。
- 日本森田義雄醫學博士提出：「酵素有維持體內平衡、抗發炎、抗菌、分解消化、淨化血液、細胞新生等六大作用。」所以我們身體的運作與酵素息息相關。
- 生化及營養學艾渥哈維爾博士：「酵素好比細胞的貨幣，沒有酵素就沒有生命。人體就像銀行，酵素就像存款，隨著年齡增長消耗就會下降，必須從外來食物來補充人體內的酵素存款。」所以必須補充酵素才能抗老化及維持健康。

從一九〇七年到二〇一二年之間，有四十二屆諾貝爾獎共九十二位得主其研究內容與人體酵素相關，由此可見酵素在醫學界的重要性。

二、探索食物酵素的最佳來源

體內酵素和未發酵、已發酵的蔬果酵素的差別

「酵素」原本是一個專有名詞，指存在於自然界生物體內有分解結合功能的蛋白質，嚴格定義，我們所飲用的酵素不能稱之為酵素，而是蔬果經過菌種發酵的「酵素水解精華

液」，但在日本和台灣，透過民間口耳相傳，也因襲陳規將蔬果的「酵素水解精華液」統稱為「酵素」了，透過下圖可以辨別出體內酵素、未發酵及已發酵的蔬果酵素的差異。

而我們可以簡單講，由於體內酵素是消化、運動、思考、代謝等等各種人體作用不可或缺的催化劑，但是隨著年齡和身體機能的衰弱和老化，體內酵素的量會逐漸減少，所以就需要從蔬果食物或蔬果酵素中補充，讓身體維持健康地運作，而經過發酵的蔬果酵素又優於蔬果食物，因為蔬果酵素是透過各種單細胞菌種裂解後，生物奈米化，發酵成細胞可直接吸收的各種營養物質，因此蔬果食物經發酵後可以合成為體內酵素，也可以促進體內酵素的運作，直接幫助人體的健康。

找出最佳食材配方比例，保健效果加乘

蔬果發酵，依據不同類別、不同性質、不同成熟度，選擇不同製程、不同菌種，不同熟成時間，讓蔬果特點經過生物奈米化發揮到極大。但總體來說，複方效果比單方好，卻必須

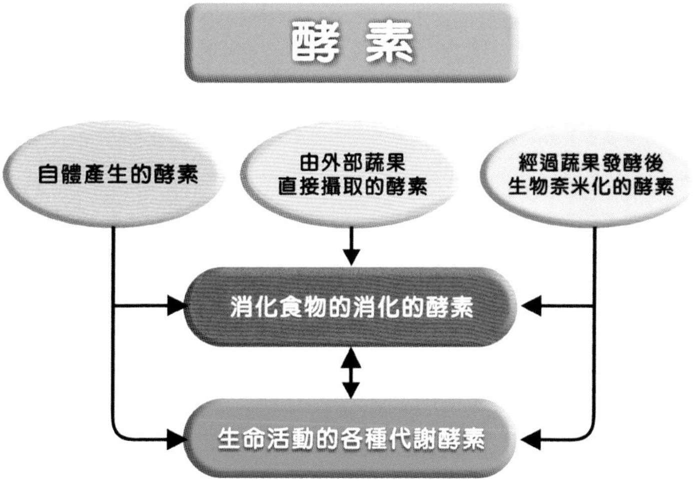

經過科學驗證，先做個別單方實驗，再以各種不同比例作複方實驗，運用君臣佐使的原理，經過繁複嚴謹的比對與臨床經驗，找出最佳的配方比例，才能得到最佳顯著的功效。

經過我們生技研發團隊共同長期研究累積的心得，一個好的複方不需要太多種類原料，若以天然植物八大類而言，同一類別的原料能夠功效加乘，不同類別的原料卻會產生阻抗效應，功效模糊效果不彰顯。但需比例拿捏得當，效果才不會有天壤之別，由此可知配方種類及比例都是複方效果好壞的關鍵。

經過我多年對機能保健食品與功能酵素的研究，定期搜尋閱讀全世界醫學期刊，以及自然療法跟中醫的文獻，並與國內醫學與科技大學合作研究，得知要讓食物對人體迅速產生功效必須有六個程序：

1. 找到對應症狀的營養豐富食材。
2. 應用萃取技術提煉出有效成分。
3. 應用發酵技術透過不同菌種的裂解，讓有效的成分的分子變得更小、效果更好。
4. 運用漢方君臣佐使、主從輕重搭配的原理。
5. 運用相同類別加乘、避開不同類別易生阻抗的五行生剋原理。
6. 經過抗氧化、抗發炎、抗腫瘤、抗老化相關驗證找出最佳組合複方酵素。

最後，再依據每個人不同體質和症狀搭配飲用或食用，而這正是我所認同與極力推廣的功能酵素。以下是各種植物透過整合搭配後，產生的酵素所具備的的功能。

維持身體器官健康對應食物酵素的食材

天然植物的酵素食材	器官名稱
諾麗果、山藥、牛蒡、糙米、核桃	腦
藍莓、黑醋栗、決明子、枸杞、山桑子	眼睛
桑椹、葡萄、番茄、紅藻、蔓越莓	心臟
牛樟芝、明日葉、石蓮花、薑黃、桑椹、大麥苗	肝臟
純素北蟲草、桑黃、白蘿蔔、蓮藕、金桔	肺臟
蔓越莓、黑芝麻、黑豆、黑棗、杜仲	腎臟
牛蒡、木瓜、蘆薈、蕎麥、亞麻仁籽、猴頭菇、高麗菜	胃
鳳梨、甜菜根、青梅、牛蒡、小麥草	腸道
山楂、珊瑚草、黑木耳、杜仲、黑棗、黃耆	骨骼
紅藻、大豆胜肽、桑椹、蘋果	皮膚

改善不同症狀與疾病對應的植物酵素食材

天然植物酵素食材	症狀與疾病
牛蒡、高麗菜、乳酸菌、醋酸菌	便秘
諾麗果、山藥、紅棗、香蕉	失眠
純素北蟲草、黑豆、杏仁	過敏性鼻炎
山楂、珊瑚草、黑木耳	關節炎、骨質疏鬆
大豆、山藥、蓮子	更年期
桑黃、靈芝、珊瑚菇、香菇	免疫力差
黃瓜、苦瓜、萵苣、白木耳	糖尿病
四物、十全、桑椹	月經失調
燕麥、芹菜、海藻、白蘿蔔	高血脂
桑椹、葡萄、紅蘿蔔	高血壓、腦血管疾病
十全、桑椹、桂圓	畏寒症
青梅、芒果、桑黃、牛樟芝	癌症

植物酵素的配方VS保健功能參考表

配方原料	保健功能
紅藻膠原、大豆胜肽、桑椹、木瓜、牛蒡、山藥、蘋果、鳳梨、糙米、植物性葡萄醣胺(玉米萃取)、植物乳酸菌、酵母菌 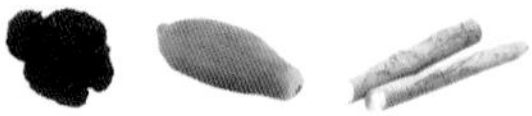	養顏美容、皮膚漂亮、抗老化、活化膚質彈性、提升保濕及增加光滑度。
諾麗果、牛蒡、山藥、木瓜、梅子、鳳梨、糙米、鉻酵母、植物乳酸菌、酵母菌 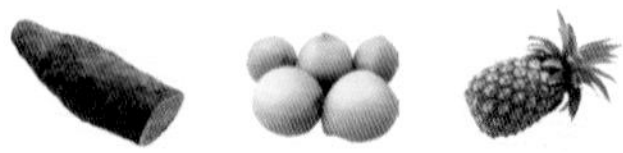	安神、助眠、舒緩壓力、放鬆情緒。
人蔘、黃耆、當歸、紅棗、熟地、川芎、白芍、白朮、茯苓、肉桂、甘草、桑椹、木瓜、蘋果、鳳梨、糙米、植物乳酸菌、雙岐桿菌、酵母菌	遠離虛寒、延年益壽、久病復原、促進末梢血液循環、舒緩生理期不適症狀。
桑黃、鳳梨、靈芝茸、猴頭菇、糙米發酵、北蟲草菌絲體萃取物、木瓜、蘋果、植物乳酸菌、雙岐桿菌、酵母菌 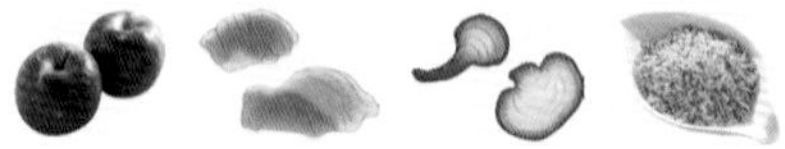	調節免疫力、預防感冒、充沛體力、預防癌症、輔助癌症治療。
山楂、珊瑚草、葡萄醣胺鹽酸鹽(玉米萃取物)、黑木耳、紅棗、黑棗、杜仲、黃耆、糙米、牛磺酸、葡萄糖酸鎂、維生素D_3、異麥芽寡糖、植物乳酸菌、酵母菌 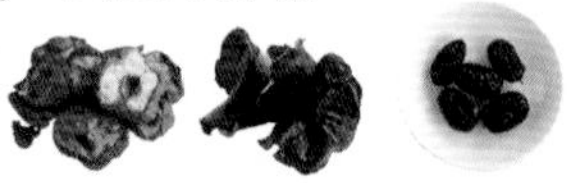	強化骨質、修復軟骨組織、緩解關節痠痛、預防骨質疏鬆、防止鈣質流失。
黑醋栗、藍莓、蔓越莓、枸杞、決明子、小米草、杭菊、胡蘿蔔、金盞花、糙米、植物乳酸菌、酵母菌 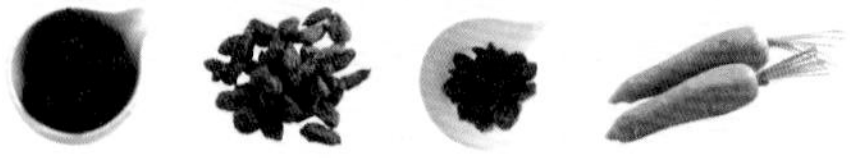	眼睛明亮、維護視力、增加眼球滋潤度、消除眼球疲勞、改善重度近視及青光眼。

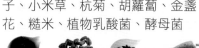

植物酵素的配方VS保健功能參考表

配方原料	保健功能
牛樟芝、石蓮花、明日葉、桑椹、薑黃、糙米、黑豆芽、植物性乳酸菌、酵母菌 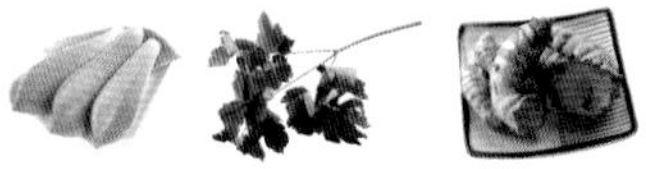	修復肝功能、解除疲勞、控制肝炎、改善脂肪肝、提神解酒。
牛蒡、青木瓜、糙米、蕎麥芽、亞麻仁芽、酵母菌 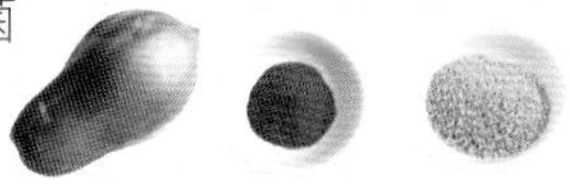	舒緩胃發炎、抑制胃食道逆流、修復胃壁、幫助消化、消除胃脹氣、中和胃酸過多、止瀉、預防便秘、維護腸道健康。
北蟲草(純素培養)、黑豆芽、機能10益菌、朝鮮薊萃取物、甘草、桑椹、鳳梨、糙米、植物性乳酸菌、酵母菌 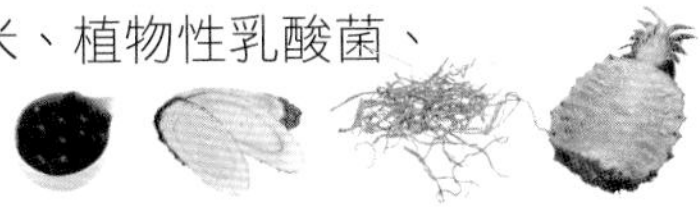	舒緩鼻病症狀、預防呼吸道發炎、預防蕁麻疹及皮膚過敏。
大豆異黃酮、山藥、青木瓜、桑椹、糙米、亞麻仁、當歸、多種維生素、植物性乳酸菌、酵母菌、諾麗果 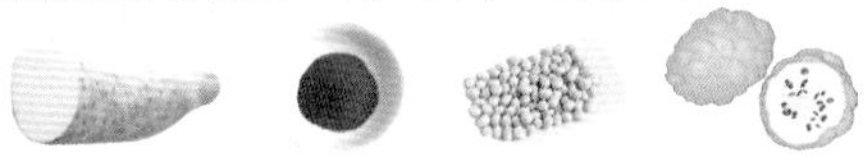	緩解更年期症狀、改善膚質、預防盜汗、心悸、耳鳴、幫助睡眠。
白腎豆、藤黃果、山楂、荷葉、牛蒡、梅子、辣椒、多種維生素、植物性乳酸菌、酵母菌 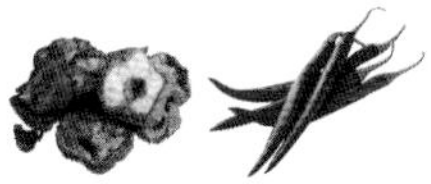	提高新陳代謝率、代謝脂肪、預防脂肪囤積、瘦身窈窕。
藍藻、綠藻、比菲德氏菌、花椰菜、菠菜、甘藍菜、大白菜、芹菜、荷蘭芹、蘆筍、西洋菜、甜菜葉、薑、仙人掌、桑葉、甘草、肉桂、茴香、薄荷、黃豆種皮粉、燕麥麩皮粉、小麥草、大麥草、牛樟芝、木瓜	排毒、清除宿便、改善膚質、瘦身減重、解除便秘。

釀製酵素的天然材料——八大類純植物原料

如上所述一個好的複方不需要太多種類原料，我所分類的天然植物八大類，可使同一類別的原料能夠功效加乘，這不是依照界門綱目的傳統原則，而是以外觀型態的差異去歸類，不同蔬果植物對人體有不同幫助，必須依據醫學期刊及中西醫學文獻做好分類，並依照對人體器官及不同疾病聚焦功能做研究，再搭配菌種生物奈米化使分子更小，發揮更大的功效，本來我只以蔬果為主，徵詢各專家學者且經過實務研究之後，陸續發現種子類與海藻類對人體的幫助也很大，所以才概分八大類：「**禾穀類、水果類、根莖類、花葉類、海藻類、藥草類、真菌類、植生型益生菌類**」，這裡挑選對人體最常用、有顯著效果的八大類天然植物酵素食材，各別詳述特點、營養素及功效如下：

酵素對不同年齡層的輔助作用

年齡層	輔助作用
小孩	調節免疫力、刺激發育、保護眼睛、腦力集中
孕婦	避免水腫、保護胎兒、分娩順利、維護身材
更年期婦女	改善睡眠、避免骨質疏鬆、穩定情緒、美化膚質
老年人	抗老化、抗癌、鞏固視力、增加骨質密度

禾穀類酵素原料

有機糙米

一般米依照加工程度，從未加工到精緻加工可以分為糙米、胚芽米和白米等三類，加工程序越多，營養素含量越少。以有機方式栽種的稻穀去殼後，即為「有機糙米」，具有再發芽的特性，發芽後營養價值更加提升，因此有機糙米的營養素最高、最健康。

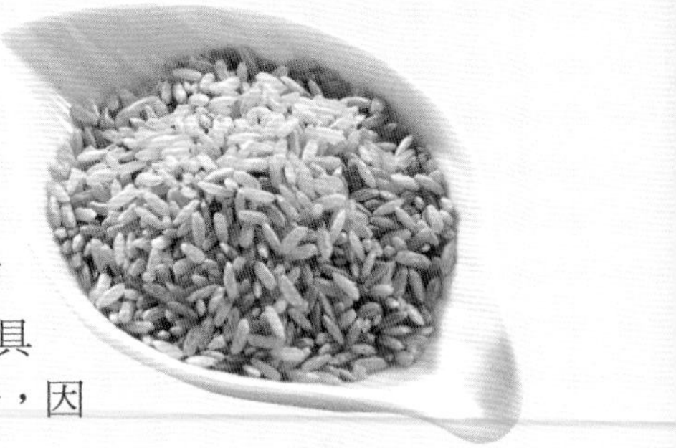

✽營養素

有機糙米富含植物性蛋白質、纖維、鈣、鐵、磷、維生素B_1、維生素B_2和E。

另外，有機糙米經過發芽後還產生一種特殊物質——GABA。只要將有機糙米浸泡在小分子能量水中發芽一個晚上，每一○○克的有機糙米就能夠產生二五○～三五○毫克GABA。

✽功效

GABA是一種非必需氨基酸，是人體的腦部及眼部的必要成分，作用於中樞神經系統抑制性神經傳導物質，具有鎮靜及抗恐慌的功能，另對於交感神經有調節作用，能調整末梢血管的收縮，維持血壓的穩定，對血壓和心血管功能的維持都有幫助。一般由麩氨酸及葡萄糖轉化而來，而有機糙米經過發芽後，其GABA的含量是白米的10倍。

此外，GABA還對皮膚有美白功能，能去除黑色素沉澱，具有有養顏美容的作用。

✽酵素類型

製造糙米酵素最重要的關鍵之一，是要採用發芽過的有機糙米，經過三階段發酵，產生高能量、高營養價值及高GABA，具有寧心舒壓作用，是改善睡眠品質的重要成分之一。

禾穀類酵素原料

大豆胜肽

大豆就是黃豆，大豆胜肽就是黃豆經過裂解產生的小分子蛋白，易於消化，能透過小腸黏膜直接吸收，並且被組織和細胞直接利用，可完整攝取大豆的優質營養。

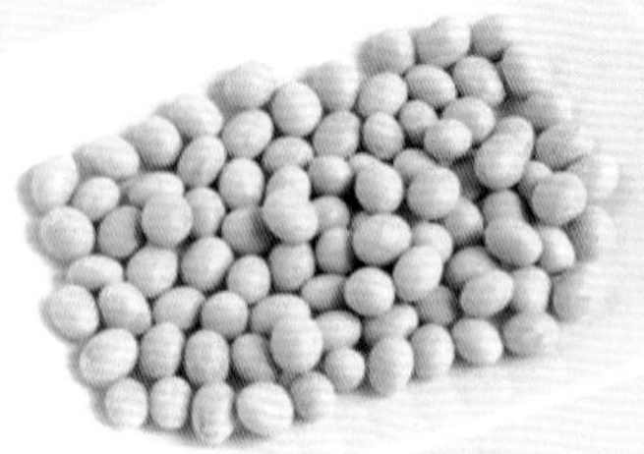

營養素

大豆含有豐富的賴氨酸，是相當理想的穀類蛋白質；另有不飽和脂肪酸，如：亞油酸、磷脂等天然抗氧化力較強的物質，以及鐵、鎂、鉬、錳、鋅、硒等微量元素。

此外，大豆還含有八種人體必需氨基酸，以及豐富的天門冬氨酸、穀氨酸和微量膽鹼。

功效

大豆胜肽能夠養顏美容，促進新陳代謝和抗肥胖，對肌肉損傷有明顯修復效果，還有助於腦部活動、減輕疲勞、加強腦細胞發育、增強記憶和促進兒童成長發育。

酵素類型

大豆胜肽能加強人的腦細胞發育、增強記憶貯存和促進兒童發育，也是養顏美容類酵素不可或缺的主要成分之一。

由於還能夠增強體力、改善疲勞，因此也是市面上能量代餐包中需要添加的重要元素。

禾穀類酵素原料

黑豆

黑豆自古以來就被視為極重要養生保健食品，《本草綱目》提到「黑豆屬水性寒，為腎之穀，入腎功多，故能治水…」，能夠抗過敏、治療腳氣水腫、頭暈目眩、活血、解毒、防止白髮，對改善視力也有很大的助益。

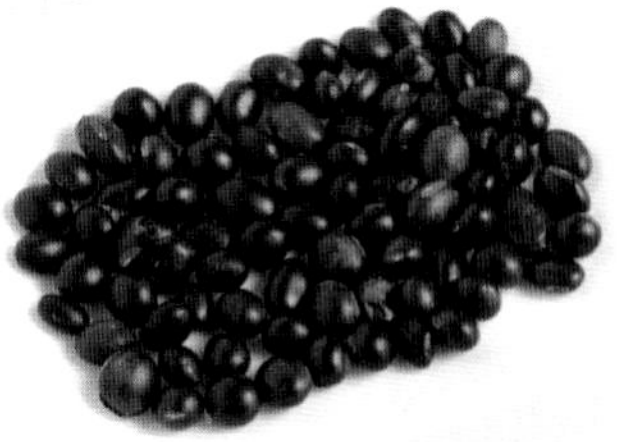

營養素

黑豆富含優質的植物性蛋白質、不飽和脂肪酸、卵磷脂、維生素E、八種必需氨基酸、粗纖維，以及豐富的鋅、銅、鎂、鉬、硒、氟等微量元素。

功效

根據現代營養學研究，黑豆所含的蛋白質是牛奶的12倍，又不含膽固醇，19%的油脂且是不飽和脂肪酸，有降低血中膽固醇的作用，所含卵磷脂可以健腦益智、防止大腦老化。

富含的維生素E能延續青春活力，其粗纖維素含量可促進腸蠕動而通便，且對於痔瘡、心血管疾病以及高血壓等重大慢性病，都有預防和改善的良好作用。

此外，患有異位性皮膚炎、蕁麻疹、感冒、氣喘、鼻子過敏的人，可以經常食用黑豆減緩這些過敏症狀。

酵素類型

黑豆有解毒功效，所以是抗過敏酵素的重要成分，另外因為含有優質卵磷脂，也是健腦酵素的重要成分。

禾穀類酵素原料

黑芝麻

黑芝麻是非常好的藥食同源食物，具有黑髮、保腎、抗老、延年益壽等諸多療效，而且能夠滑腸治療便秘，並有滋潤皮膚的作用，其補鈣效果優於牛奶，且勝過白芝麻數倍。

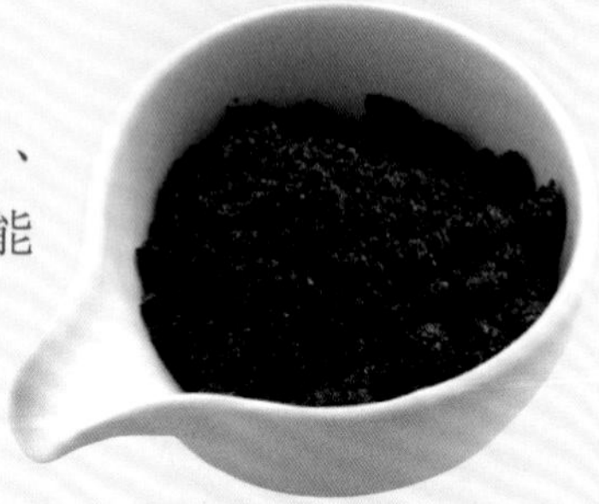

營養素

芝麻50%為脂肪，其他則為蛋白質、醣類、膳食纖維、維生素B和E群等，還含鎂、鉀、鋅、鈣、鐵等多種微量元素。

酵素類型

黑芝麻由於富含多元不飽和脂肪酸，所以是補腦酵素的重要成分。因為能夠預防白髮，所以也是黑髮酵素的重要成分。

功效

黑芝麻很適合婦女食用，可預防骨質疏鬆症又有補血的功效。多元不飽和脂肪酸（亞麻油酸）約佔45%，有利於血脂肪的調控。

亞麻油酸是一種人體不可缺少的必需脂肪酸，缺乏就會讓體內某些荷爾蒙無法正常地製造。

水果類酵素原料

鳳梨

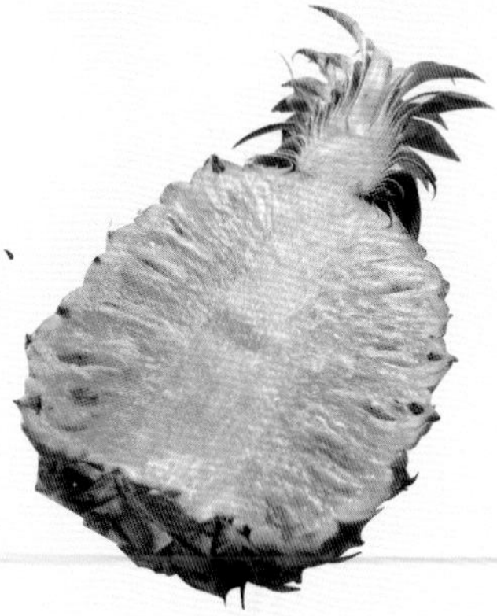

鳳梨是熱帶地區極為重要的水果，又稱為菠蘿、黃梨，中國閩南和臺灣稱鳳梨。多年生常綠草本，莖短。劍狀的葉子密生，呈螺旋狀排列。可用做啤酒防凍劑，以及生產水解蛋白，鳳梨外皮捶打後用布包好，可以用來做藥布治療外傷。

營養素

鳳梨含有蛋白質、脂肪、醣類，維生素B_1、B_2、C、胡蘿蔔素、菸鹼酸，礦物質（鈣、磷、鐵、鉀、鈉、鋅）及粗纖維，另含多種有機酸、生物及鳳梨酵素。

功效

・**抗發炎：**鳳梨酵素具有消炎作用，並加速組織的修復和痊癒；同時可降低吞噬細胞的活性，進而減少自由基的產生。新近研究發現鳳梨酵素被用來治療心臟疾病、燒傷、膿瘡和潰瘍等，都有顯著的效果。

・**調節免疫力：**鳳梨酵素能激活單核球胞誘發製造腫瘤壞死因子α。還能加速人體顆粒白血球及單核球的細胞吞噬作用，並具有促進自然殺手細胞和巨噬細胞的功能，及調節T細胞和B細胞的作用。

・**溶解血栓：**鳳梨酵素自一八九一年開始已被用在治療壞血症，具有抗血小板凝集的作用，可溶解纖維蛋白，促進血栓溶解，使血液的黏稠度變稀，血流順暢，因此，可降低乳腺炎發生的機會，或加速乳腺炎的復原等，都有顯著的效果。

酵素類型

鳳梨的莖和果實中所含的酵素，可分解蛋白質、脂肪等。其具消炎作用，適合開發抗發炎、抗癌酵素。

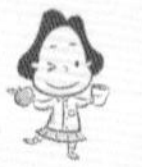

水果類酵素原料

青木瓜

木瓜是十字花目番木瓜科水果，果實長於樹上，果肉質厚、軟、甜。青木瓜含有大量的木瓜酵素，是目前發現唯一可催化分解脂肪的酵素，活性的木瓜酵素可在酸性、鹼性、中性的環境中充份發揮作用，進行催化分解蛋白質、醣類和脂肪。

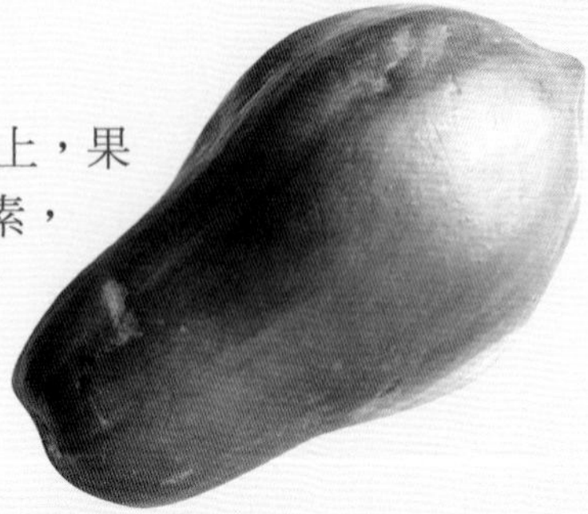

營養素

所含的植醇、生物鹼、多酚、維生素A、C、E、B群、氨基酸，木瓜蛋白、凝乳蛋白、胡蘿蔔素的營養素也很豐富。

功效

青木瓜可以刺激女性賀爾蒙生長，有多吃可幫助乳房發育的說法，對緩解便秘、運動傷害、手術後消腫、消炎也有幫助。發酵後的木瓜，含有多種營養素，包括木瓜酵素、有機酸，維生素A、B、B_1、B_2、C、蛋白質、鐵、鈣等。

木瓜中的酵素可以分解蛋白質，果實有健脾胃、助消化、通便、治療胃炎、十二指腸潰瘍及消化不良；又具清暑解渴、解酒毒、降血壓、消腫、通乳等作用，其所含有的胡蘿蔔素，是一種抗氧化劑，可預防癌症。

酵素類型

青木瓜中的木瓜囊絲含有凝乳酵素，適合用作開發美容豐胸酵素，亦可治療胃炎，也很適合用做開發改善腸胃機能的酵素。

水果類酵素原料

桑椹

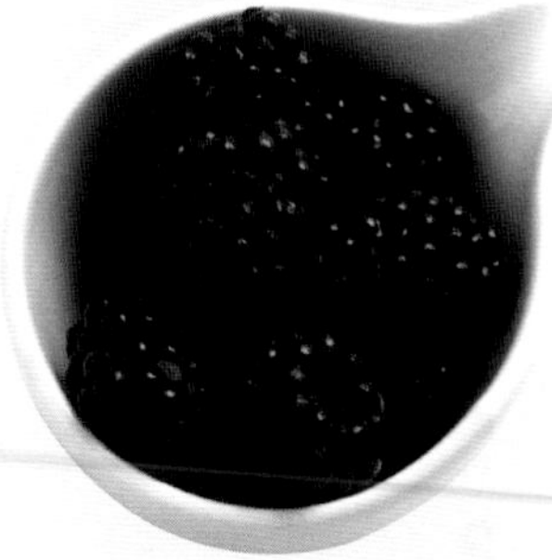

桑科多年生木本植物桑樹的果實，橢圓形，表面呈小顆粒狀，未成熟時為綠色，逐漸成長變為白色、紅色，成熟後為紫紅色或紫黑色，味酸甜。桑椹是補血、有益心臟疾病、調節女性生理機能、養顏美容的好水果。

營養素

含有十八種氨基酸，同時還含有多種維生素，如維生素B_1、B_2、C、A、D和胡蘿蔔素、葡萄糖、果糖、蘋果酸以及鈣質、鐵質、花青素、胡蘿蔔素、亞油酸等優良物質。

功效

桑椹具有高總多酚含量，如蘆丁、花青素、白藜蘆醇等，具有良好的抗氧化、抗發炎、防癌、抗衰老、抗潰瘍、抗病毒等作用。

桑椹中鐵和維生素C含量高，這兩種元素和造血有關，所以桑椹是補血佳品，而神經衰弱及失眠症患者，氣血往往比較虛弱，因此，食用桑椹也大有益處。

酵素類型

桑椹富含花青素，對皮膚益處很大，適合作為養顏美容酵素；又因為鐵和維生素含量高，適合用作為補氣血酵素，以及改善心血管機能酵素。

水果類酵素原料

諾麗果

諾麗果是茜草科的一種植物，諾麗果實含甲基香豆素可與血管收縮素接受器結合，除了能在腦部執行神經傳導功能之外，並能活化松果體，產生褪黑激素的先驅物，這對安定腦神經、改善更年期症狀及抗衰老有很大的助益。

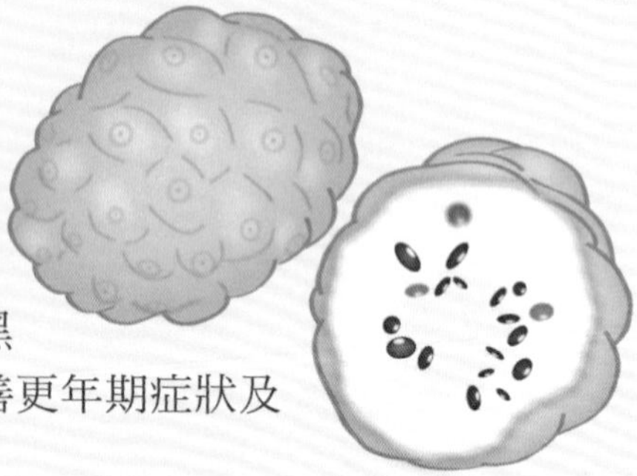

營養素

諾麗果主要活性成分中，包括多種維生素、礦物質、纖維素、蛋白質、醣類、酵素、生物鹼和植化素（抗氧化物）就超過一五〇種以上。

以目前已知三種最強有力的抗氧化劑：維生素C、純葡萄子粉和松樹皮萃取物相比，諾麗果的抗氧化作用最強，是維生素C的2.8倍，純葡萄子粉的1.2倍，松樹皮萃取物的1.4倍。

功效

諾麗果中含有賽洛寧，經腸壁吸收運送至身體各部細胞，進行體內各種生化反應，或直接儲存於肝臟，等需要時再滲出。

當人體受到傷害、病痛、精神壓力、工作疲勞、驚嚇、緊張時，賽洛寧可以發揮調節作用，產生很大的幫助。

酵素類型

諾麗果中的賽洛寧可以活化腦細胞、安定腦神經，適合做為改善睡眠酵素；能夠促進細胞活化再生及血液循環，適合做為改善心腦血管機能酵素；能夠改善體質，可以做為調節免疫力酵素；能夠活化松果體，調節賀爾蒙，可以作為改善更年期酵素。

水果類酵素原料

芒果

芒果鮮美多汁，漆樹科芒果屬，閩南語稱之為「檨仔」。為台灣「夏季水果王」。主要品種有土芒果與外來的芒果。研究發現芒果酮酸、異芒果醇酸和多酚類化合物，具有抗癌的作用。芒果果實的提取物所含藥理活性，可增強記憶、改善認知功能障礙。

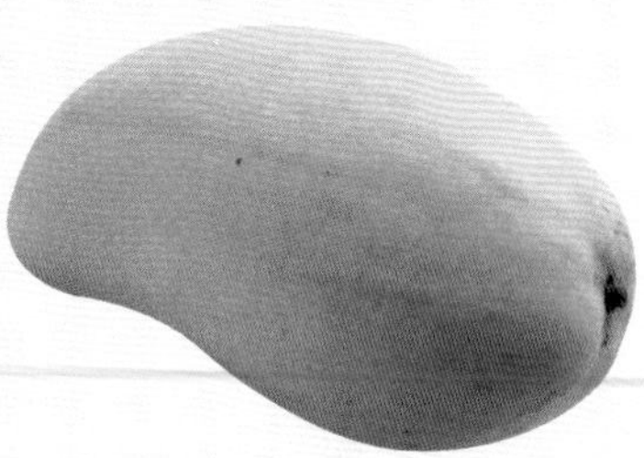

營養素

芒果果實除了含豐富的果糖、蛋白質、粗纖維、維生素C及植化素之外，其維生素A的前體胡蘿蔔素成分特別高，是所有水果中少見的，而所含的礦物質、蛋白質、脂肪、醣類等，也是其主要營養成分，而多酚類則有單寧酸、芒果苷。

功效

芒果肉與核仁都富含總多酚，能產生抗發炎與抗癌功效。據了解，芒果萃取物對血癌、肺癌、乳癌、攝護腺癌、大腸癌等細胞具有抑制生長的現象。

尤其是烘乾芒果核仁，經酒精萃取可得到較多的總多酚含量，能對大腸癌細胞產生抑制效應，啟動內外細胞凋零路徑造成大腸癌細胞凋零，可做為大腸癌的預防，甚至治療的植物用藥。

酵素類型

芒果由於富含總多酚，適合做為抗發炎及抗癌酵素。

水果類酵素原料

青梅

是龍腦香科青梅屬的一種植物，性味甘平、汁多、酸度高、含有人體所需的多種微量元素、多種氨基酸等，特別是富含各種果酸及維生素 C，具有生津解渴、刺激食慾、消除疲勞等作用，能促進乳酸分解為二氧化碳和水排出體外。

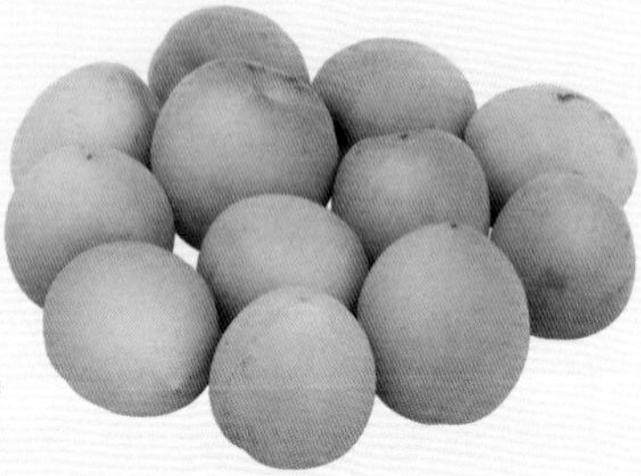

營養素

青梅營養豐富，含有大量的蛋白質、脂肪、碳水化合物和多種無機鹽、有機酸。青梅果實中有機酸含量遠遠高於一般水果。

主要是檸檬酸、蘋果酸、單寧酸、苦葉酸、琥珀酸、酒石酸等，尤其是檸檬酸含量在各種水果中含量最多。

功效

青梅對人體健康具有很多效益，主要是因為青梅含有大量的鹼性物質，具有合理的鈣磷比，可以提高鈣質的吸收率，能抗發炎、抗癌有效對抗及預防骨質疏鬆症，同時還能夠保持胃腸機能正常、幫助身體的消化吸收，且還具有調節血壓、減輕壓力的作用。

另外青梅萃取物總多酚含量高，如：黃酮、新綠原酸、綠原酸和隱綠原酸等，在舒緩痛風症狀方面，尤其能夠發揮效用。

酵素類型

青梅能夠促進消化吸收，適合做為改善腸胃機能酵素；能夠幫助鈣質吸收，適合做為固骨酵素；而總多酚含量高，適合開發抗癌、抗發炎酵素；其黃酮和綠原酸含量高，適合製作治療痛風酵素。

水果類酵素原料

山楂

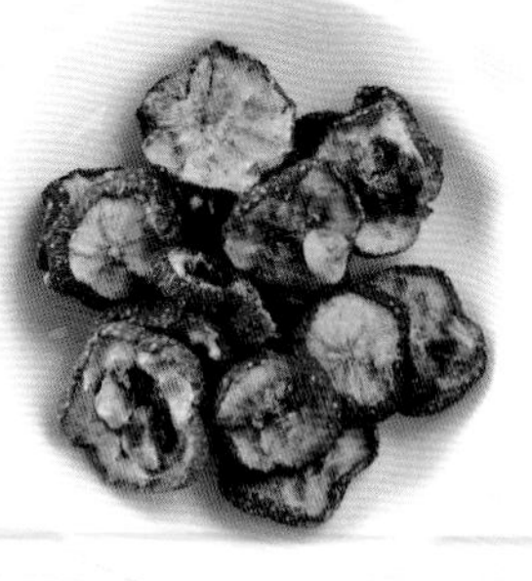

山楂的果膠含量居所有水果之首。果膠有降低膽固醇和血糖、預防膽結石的功效。最新研究發現，果膠有防輻射作用，可從體內帶走一半的放射性元素（如鍶、鈷、鈀等）。山楂含有大量的膳食纖維，可以促進腸道的蠕動和消化腺的分泌，有利於食物的消化和廢物排泄。

營養素

山楂含有山楂酸、酒石酸、黃酮類、醣類等二十多種氨基酸，多種有機酸及鈉、鉀、錳等礦物質。維生素C含量高，其B_2含量比蘋果高5倍，與香蕉相當，並列水果首位；而胡蘿蔔素的含量是蘋果的10倍；鈣質含量僅次於橄欖；它的維生素E是各種水果中含量最高的。

功效

山楂對補鈣有很大幫助，可以治療更年期引起的骨質疏鬆症，其豐富的有機酸、膳食纖維，可促進胃液分泌及幫助胃腸蠕動有益消化。

山楂所含的黃酮物質可以預防心臟病；而含有的槲皮素能保護心肌缺血、增加心肌收縮力、擴張冠狀動脈、降血壓及血脂、預防動脈粥狀硬化等作用。

酵素類型

山楂可以治療骨質疏鬆，適合做為固骨酵素；其高含量的黃酮與槲皮素對心血管有幫助，可以開發改善心腦血管機能酵素。

水果類酵素原料

藍莓

學名越橘，是杜鵑花科越橘屬植物，所含有的特定化合物能夠抑制腦功能退化，包括了阿茲海默症。藍莓具有改善視力的作用，含有豐富果膠可以舒緩腹瀉和便秘，挑選藍莓時，顏色較深的表示它越成熟，抗氧化能力也越好。

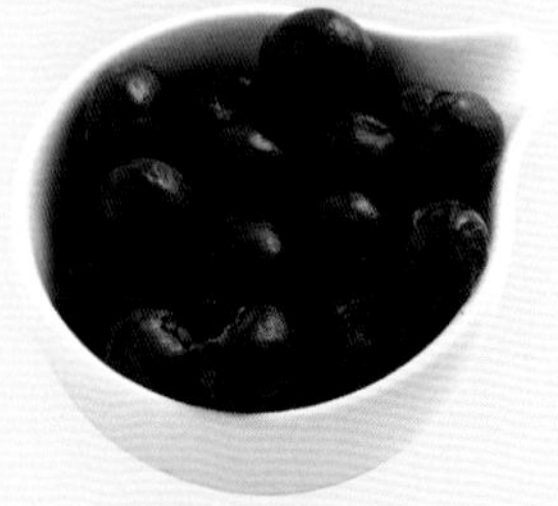

營養素

總多酚、膳食纖維、多種氨基酸、維生素C、花青素、葉黃素、維生素A、維生素E、胡蘿蔔素等。

功效

藍莓富含花青素，能夠對抗人體內自由基的損害、改善血管健康；所含的白藜蘆醇、黃酮類化合物等能抑制癌細胞生長，藍莓還具有改善視力及記憶力、減輕憂鬱症狀、穩定大腦功能等效益。

酵素類型

藍莓能夠開發為護眼酵素，以及抗癌、抗發炎酵素。

黑醋栗

茶藨子科植物，總多酚與維生素含量豐富，日本最近一項研究顯示，每日服用 50 毫克黑醋栗花青素的人，其黑暗中的視力遠佳於一般人，亦可降低長時間使用電腦後眼睛的不適感。

營養素

含有總多酚、花青素及多種維生素（B_1、B_2、B_6、B_{12}、A、C、D、E），菸鹼酸、葉酸、槲皮素等。

功效

果實內含總多酚強效抗氧化物質，對於預防慢性疾病及退化問題有顯著效果，包括心血管疾病。此外，黑醋栗還能夠促進末梢血液循環、消除黑眼圈、改善假性近視與預防眼睛微血管不受自由基攻擊。

酵素類型

黑醋栗適合作為護眼酵素，以及改善心腦血管機能酵素。

蔓越莓

蔓越莓是杜鵑花科植物，是一種稀有的紅色莓果，全球產區不到 4 萬英畝而且大都集中在北美，因此有「北美的紅寶石」之稱。富含抗氧化的多酚類物質，具有調節免疫系統、防止泌尿感染的作用，對於維護女性生理健康有很好的效果。

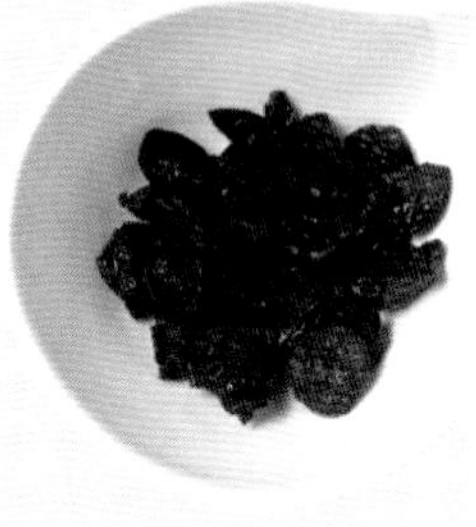

營養素

含有總多酚、維生素A、C、鐵、菸鹼素、鈣、磷、鐵，蔓越莓的總多酚含量高，是抗氧化最佳的水果之一。

功效

蔓越莓在人體內具有抗氧化作用，有助清除過量的自由基，預防癌症、膀胱炎和尿道感染、維護消化系統健康、心血管疾病以及預防口腔疾病。蔓越莓含有高量的單元不飽和脂肪酸，用來保健心血管。

酵素類型

蔓越莓適合製作改善心腦血管機能酵素、以及女性保健酵素。

蘋果

蘋果是薔薇科蘋果亞科植物，最熟悉也最常見的水果，不只營養素豐富，微酸中帶甜的風味更是令人垂涎。70％的疾病發生在酸性體質上，而且蘋果是鹼性食品，吃蘋果可以迅速中和體內過多的酸性物質，增強體力和抗病能力。

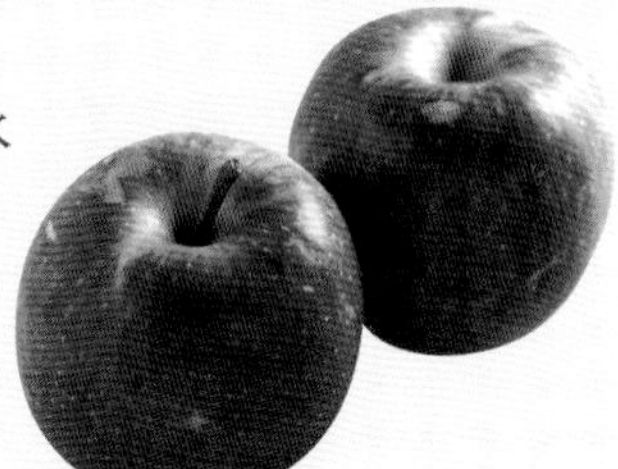

營養素

含有大量的蘋果多酚和果膠、膳食纖維、維生素A、C、B_1、B_2。

功效

果酸可以溶解膽固醇，幫助排出膽管結石；蘋果多酚是良好的抗氧化物質，能有效去除自由基和抗老化。果膠和鞣酸有收斂作用，可幫助排出腸道內積聚的毒素和廢物。蘋果富含櫟精和維生素C，是失智症和帕金森綜合症患者最好的食材。

酵素類型

蘋果適合做為改善腸胃機能酵素，以及改善心腦血管機能酵素。

根莖類酵素原料

牛蒡

牛蒡是菊科牛蒡屬的植物，別名東洋人蔘，營養價值極高的保健型蔬菜，台灣種植的牛蒡很受日本人的歡迎，每年都有大批輸日，是很好的健康粗食。本草綱目記載其能「通十二經脈，除五臟惡氣，久服輕身耐老」。

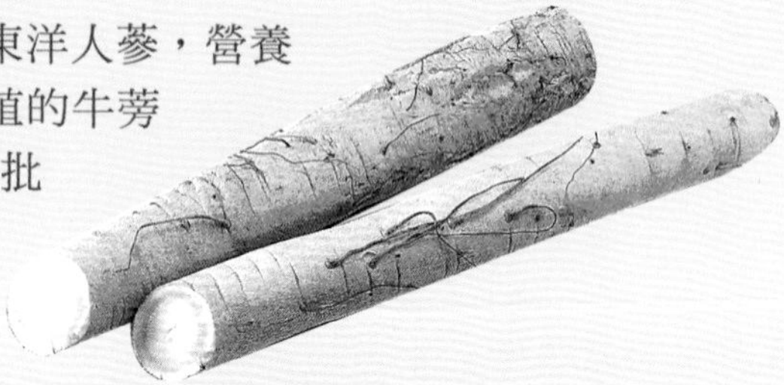

營養素

牛蒡富含綠原酸、菊糖、生物黃酮類、膳食纖維、蛋白質、氨基酸、維生素A、C、P、E及B群、胡蘿蔔素、礦物質鋅、鐵、銅、碘、鈣。

功效

經常食用牛蒡，能促進血液循環、防止過早衰老、防止中風和高血壓、降低膽固醇和血糖，並適合糖尿病患者長期食用。

牛蒡中含有很多纖維素，能促使腸道蠕動，有很強的調整腸道功能的效力，可使大便通暢，改善便秘，其富含的綠原酸，能修護修補腸黏膜，不受胃酸傷害，保護胃壁，改善發炎、出血、潰瘍、穿孔，而牛蒡富含黃酮類是荷爾蒙的前驅物，有促使荷爾蒙分泌的作用，此外牛蒡所含的精氨酸有強精、補腎效果。

酵素類型

牛蒡適合做為改善腸胃機能酵素、改善睡眠品質酵素、以及男女性保健酵素。

根莖類酵素原料

山藥

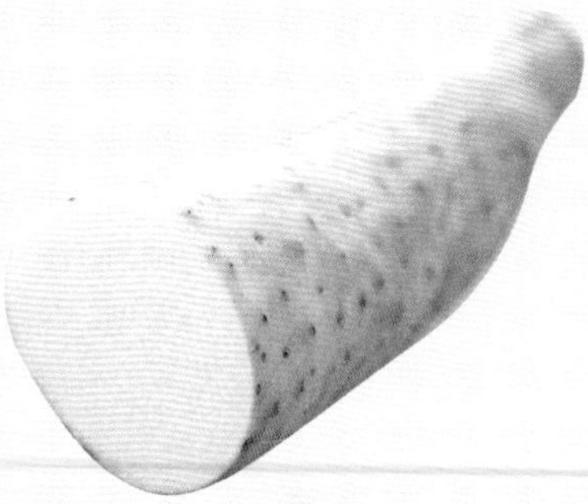

山藥是薯蕷科植物，最常用的藥食同源食材，別名薯藥、淮山。因其營養豐富，自古以來就被視為物美價廉的補虛佳品，具有補脾、益腎、養肺、止瀉、斂汗的功效。既是主食，又可當蔬菜使用，還可以製成各式小吃，非常受到大家的歡迎。

營養素

富含維生素B_1、維生素B_2、維生素C、膳食纖維、蛋白質、菸鹼酸、澱粉酶、皂甙（多酚）、膽鹼、植物荷爾蒙、鈉、鉀、鈣、鎂、磷、碘。

酵素類型

山藥適合做為改善心腦血管機能酵素、女性保健酵素、美容豐胸酵素、以及改善睡眠品質酵素。

功效

山藥的黏蛋白能防止脂肪沉積在心血管上，保持血管彈性，阻止動脈粥樣硬化發生；其所含的多巴胺，具有擴張血管、改善血液循環的功能。

山藥完全無毒，據近代研究顯示，中醫或藥膳治療對於發病初期的非胰島素依賴型糖尿病及高血壓患者有良好效果。

根莖類酵素原料

甜菜根

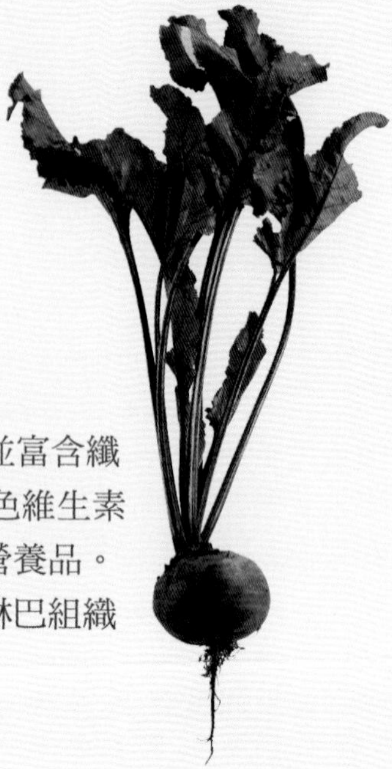

甜菜是藜科植物，甜菜根是天然的綜合維生素並富含纖維素，可促進腸胃蠕動。甜菜根中具有天然紅色維生素B12及鐵質，是婦女與素食者補血的最佳天然營養品。甜菜根對於成長中的青少年與成年人，可加強淋巴組織的防禦功能，以抵抗外來的傳染疾病。

營養素

甜菜鹼、維生素B_{12}、多種礦物質（鈣、磷、鉀、鎂、鐵、鋅、硒、錳）及多種維生素A、B、C、以及B_8生物素、鋅酶素。

功效

古代西方國家用甜菜治療便秘，更是一種天然的退燒良方，甜菜根所萃取的結晶物質中，含有豐富的甜菜鹼，具有抑制血中脂肪、協助肝臟細胞再生與解毒功能。

甜菜根汁中的無機硝酸鹽，可以促進血管擴張和減壓的作用。飲用它後血壓會在24小時內下降，對於降低血壓的效果顯著。

甜菜根亦是一種非常有效的消化劑，能明顯促進與加強體內腸胃的蠕動。另外，醫學期刊也證明含甜菜根的蔬果配方，具有抗癌的作用。

酵素類型

甜菜根適合製作改善腸胃機能酵素、以及補氣血酵素。

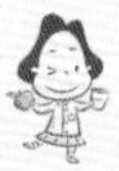

花葉類酵素原料

玫瑰花

玫瑰花是薔薇科植物，中醫認為，玫瑰花味甘微苦、性溫，最明顯的功效就是理氣解鬱、活血散淤和調經止痛、鎮靜、安撫、抗抑鬱。女性在月經前或月經期間常會有些情緒上的煩躁，喝點玫瑰花茶飲可以起到調節作用，常飲更可去除皮膚上的黑斑，讓肌膚呈現自然嫩白。

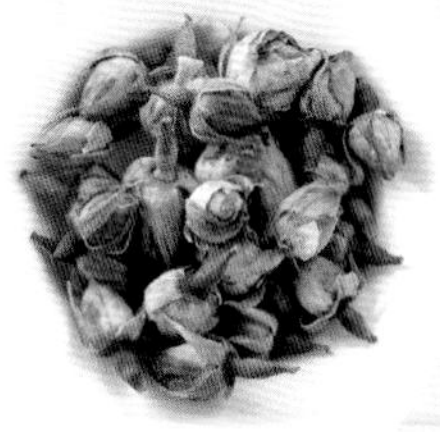

營養素

蛋白質、17種氨基酸、不飽和脂肪酸（亞麻油酸）、單寧酸、多種維生素：A、C、B、E、K；多種礦物質（磷、鐵、鉀、鈉、鈣、鎂）；酯類、苯乙醇、橙花醇、有機酸、紅色素、黃色素、蠟質、胡蘿蔔素。

鮮玫瑰花蕾約含有〇．〇三％的揮發精油，精油的主要成分為香茅醇、甲基異丁子香酚，其次為香葉醇、橙花醇、苯乙醇等四十多種成分。

功效

玫瑰花中含大量的維生素C與多酚，透過協同作用產生單氫抗壞血酸和脫氫抗壞血酸，再加上硒、鋅、銅、錳是超氧化物歧化酶中的重要元素，具有很好的抗氧化活性和自由基清除能力。

另外，玫瑰具有美顏的功能、適合所有皮膚，尤其是敏感、乾性、皺紋、紅腫和老化皮膚。玫瑰花既能活血散瘀，行經解鬱又能解毒、消腫，因此能消除因內分泌功能失調而引起的病症。

酵素類型

玫瑰花適合製作女性保健酵素、養顏美容酵素。

花葉類酵素原料

玳玳花

香科常綠灌木，每年春夏時令開放的白花，花瓣較為厚實，頭一年的果實留在樹上過冬，次年開花結新果，成熟果實皮色由黃回青，兩代果實同結一棵樹上，故稱之玳玳。其味略微苦，但香氣濃鬱，聞之令人忘倦。

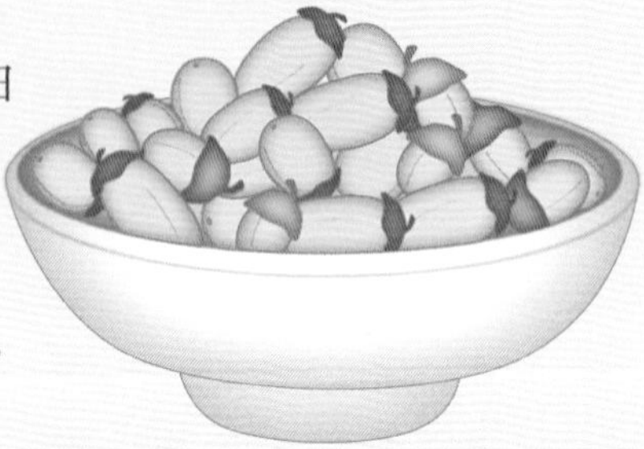

營養素

含揮發油，包括醛類（癸醛、壬醛、十二烷醛）、酯類（乙酸芳樟酯、乙酸橙花酯、乙酸香葉酯），醇類（芳樟醇、香茅醇、橙花醇），酚類（鞣質、黃酮類）、檸檬烯酸、果膠，維生素B，維生素C。

功效

理氣解鬱，破氣行痰，治咳化嗽，可鎮定心情，解除緊張不安，緩解胸悶腹脹，具有強心、利尿、鎮靜及減慢心率的功能，可降低神經系統的興奮性和脊髓反射機能亢進，用於調理慢性心功能不全有顯著效果。

另外可舒肝和胃，有助於緩解壓力所導致的腹瀉，能夠清血，促進血液循環，減脂瘦身，適合脾胃失調而肥胖的女性。

酵素類型

玳玳花適合製作女性保健酵素、養顏美容酵素、減重燃脂酵素、以及體內環保酵素。

花葉類酵素原料

荷花

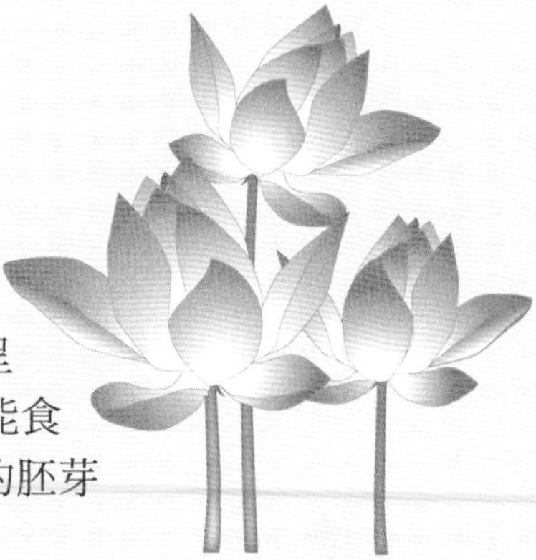

睡蓮科多年生水生草本花卉，又名蓮花。地下莖長而肥厚，有長節，葉盾圓形，花期 6 至 9 月，單生於花梗頂端，花瓣多數呈橢圓形或卵形。荷花全身皆寶，藕和蓮子能食用，蓮子、根莖、藕節、荷葉、花及種子的胚芽等都能入藥，可改善多種疾病。

營養素

含有蛋白質、脂肪、醣類、粗纖維、鹼類（蓮鹼、荷葉鹼、番荔枝鹼等），維生素（A、B_1、B_2、B_6、C、D、E 等）、礦物質（鉀、磷、鈣、鎂、錳、鋅、鍺等）、果酸（酒石酸、檸檬酸、蘋果酸、葡萄糖酸、草酸、琥珀酸等），天門冬素、胡蘿蔔素、槲皮素、木犀草素、山奈酚、鞣質等。

另外還有清暑解熱、健脾止瀉、清火安神、消淤止血、解酒醒腦、治療小便失禁和精漏、月經不調、崩漏等作用。

酵素類型

荷花適合製作男性及女性保健酵素、改善心血管機能酵素、減重燃脂酵素。

功效

荷葉中的生物鹼有降血脂作用，能擴張血管、降血壓，臨床上常用於肥胖症的治療，服用後會在人體腸壁上形成一層脂肪隔離膜，有效阻止脂肪的吸收，從根本上減重，有效控制脂肪囤積。

花葉類酵素原料

山茶花

山茶科植物常綠灌木屬，別名曼陀羅，性喜冷涼而半陰的環境，葉濃綠而光澤，花形艷麗繽紛，山茶花食用歷史悠久，近代醫學研究發現，山茶花可抑制組織腫瘤的生長。山茶花的氨基酸含量居所有常見花種之首，微量元素及菸酸含量也高於其他花種，是美容護膚的首要花種。

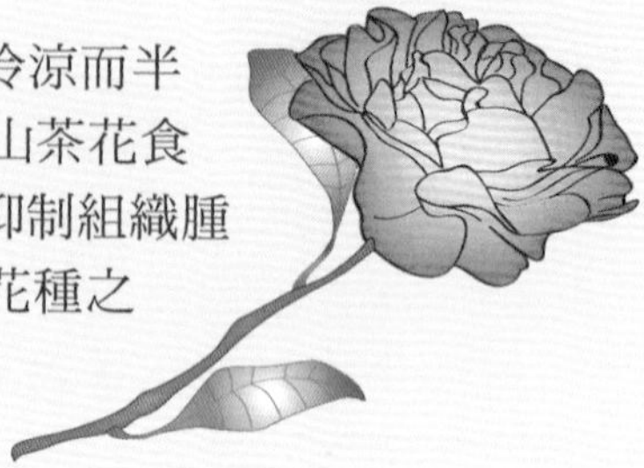

營養素

含蛋白質、維生素A、維生素E、苷類（皂苷、花色苷、花白苷、芸香苷、風信子苷等）、槲皮素、山奈酚、多酚類（黃酮、原兒茶酸、沒食子酸等）、三萜類、（山茶二酮醇、山茶酮二醇等）、鞣質。

功效

山茶花含有斂止血劑，能夠止血、散瘀、消腫，可以增強體內毛細血管壁強度，防止毛細血管通透性障礙，尤其能預防腦力勞動者的腦溢血、心血管硬化、高血壓、中風後遺症等老年性疾病。具有抗癌、抗菌、抗骨質疏鬆及抑制心腦血管疾病等作用。

另外可提高神經系統的正常興奮性、改善睡眠、增強智力、抗衰老，其富含的氨基酸、蛋白質、維生素以及微量元素硒是抗氧化劑，能防止脂質被自由基氧化成脂褐斑，去除各種色素斑點、老人斑及調節女性內分泌，維持卵巢正常功能。

酵素類型

山茶花適合製作女性保健酵素、改善心血管機能酵素、改善睡眠品質酵素、養顏美容酵素、減重、燃脂的酵素。

明日葉

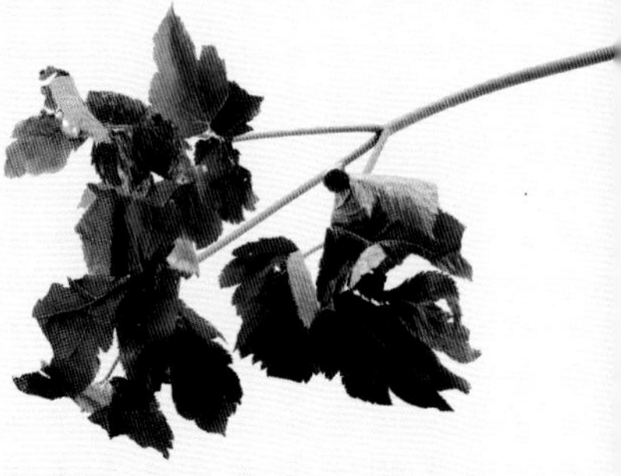

繖形科多年生草本植物，生命力特強，今天採摘明天就會發出新芽，故而名之明日葉，含有全面均衡營養素，如果切開莖葉，可看見黃色液汁流出，含有植物鍺跟維生素 B_{12}，對於淨化血液，造血，以及肝臟保健有明顯的作用。

營養素

含鍺、維生素B_{12}、葉酸、多種豐富維生素（C、B_1、B_2、B_6）；多種礦物質（鈣、鐵、銅、鋅、錳、磷、鎂、鉀、鈉、氯、矽、硫）。

功效

葉酸在身體合成蛋白質及造血功能上扮演重要角色，也可輔助降低血壓；鍺及維生素B_{12}具有優秀的供氧調節及調整血壓作用，能促進血管強化。對於克服癌症也有顯著的效用。

酵素類型

適合作為改善心腦血管機能酵素、保肝酵素、抗發炎及抗癌酵素。

高麗菜

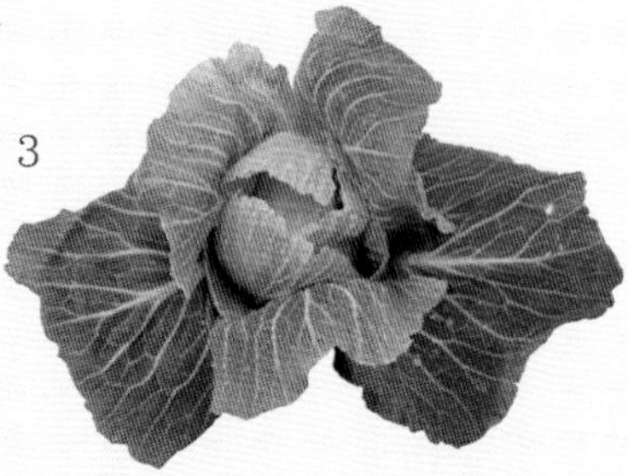

高麗菜是十字花科植物，性喜涼冷，生長期 2 ～ 3 個月，適合種植於高冷地區，性味甘平，有健胃益腎、主治胃潰瘍、十二指腸潰瘍、便秘，是天然胃藥。經常攝取可有助於降低癌症風險，對於胃癌跟乳癌的預防作用特別顯著。

營養素

纖維質、礦物質、葡萄糖、離氨酸、氨基酸、維生素C、K、U、鈣、鐵、磷、β胡蘿蔔素。

功效

有預防感冒、消除疲勞、治療潰瘍、緩解胃痛、凝固血液、促進胃黏膜修復的效果，有效改善便秘、也有解毒的功效，其富含的維生素K有助於骨骼的新陳代謝，所以對強固骨本也有幫助。

酵素類型

高麗菜適合製作改善腸胃機能酵素和固骨酵素。

花葉類酵素原料

蘆薈

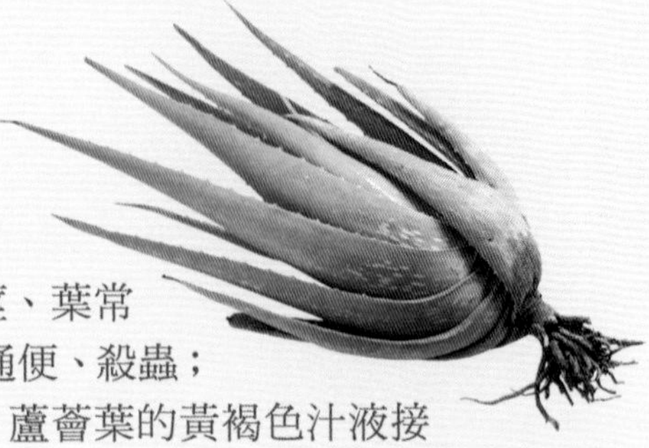

蘆薈是百合科多年生草本植物，短莖、葉常綠，肥厚多汁，味苦性寒，清肝熱、通便、殺蟲；此外還用於頭痛、消炎、腸胃不適；蘆薈葉的黃褐色汁液接觸空氣氧化成為黑色中藥材，內服可以幫助排便，達到清熱解毒效果；外用則可鎮定消炎，西醫常用來緩解輕度燒燙傷和皮膚發炎，許多民眾會在家裡種植蘆薈，以備不時之需。

營養素

蘆薈中的營養成分有一六〇多種，其中多醣和氨基酸就占七十多種、有機酸二十多種（蘋果酸、檸檬酸、有機酸、水楊酸等）、礦物質二十多種（硼、銅、錳、鉬、鋅、鎂、鈣、鈉、鋁、鐵、硒、鍺、磷、鋇、銀、鎳、鈦和鍶等）、烷烴類三十多種、生物酵素十多種。

此外還能促進腸胃蠕動、消除便秘、養顏美容。

酵素類型

蘆薈適合用作改善腸胃機能酵素、以及抗發炎、抗癌酵素。

功效

蘆薈多醣具有調節人體免疫力的功效，對防治癌症和愛滋病具有良好效果。蘆薈汁具有抗菌和消毒作用，能夠抗大腸桿菌、綠膿桿菌、鬚髮癬菌等，對治療潰瘍，特別是胃潰瘍有顯著的效益。

花葉類酵素原料

石蓮花

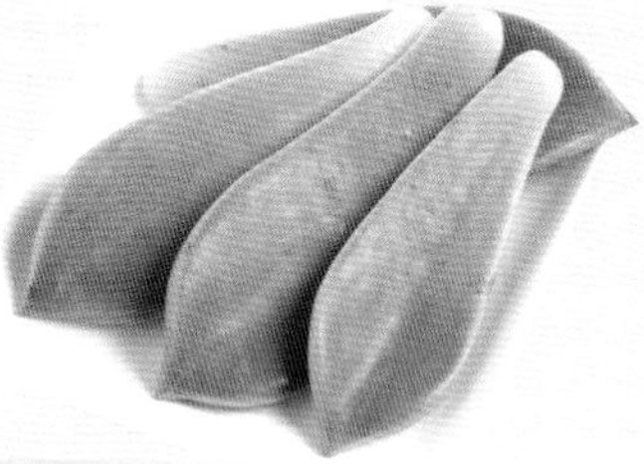

景天科多肉植物，性涼、味甘淡，口感輕脆，且有點微微的酸味，嚐起來很像蓮霧，全年皆可栽培，取完整的葉片置於潮濕陽光充足的地方即可長出新苗，營養成分相當高，具有清熱解毒、降血糖、排尿酸、除尿毒，促進新陳代謝、養顏美容的效用。

營養素

豐富B群（B_1、B_2、B_3、B_6、B_e）、維生素C、高鈣、高鉀、磷、鈉、鎂、鐵、β-胡蘿蔔、多肽、蛋白質、有機酸、氨基酸、膳食纖維、酚類、鞣質、多醣體、黃酮類。

功效

臨床證實石蓮花富含的黃酮類有助血管的通透性，減緩肝毒、肝硬化，預防肝癌和幫助肝機能新陳代謝。對於痛風、牙周病、皮膚病、高血壓、便秘、尿酸、尿毒、婦女赤白帶，黑斑等頗具效用。

而且由於含有多醣與多酚，也具有抗發炎與抗癌的效果，此外富含的有機酸還可養顏美容、防老抗皺。

酵素類型

石蓮花適合製作保肝酵素、抗癌、抗發炎酵素。

海藻類酵素原料

藍藻

藍藻因為營養素完整，被美國太空總署採用為太空人的食品，其諸多作用已經被醫界和科學界證實為有效。藍藻含有比肝臟高三倍的B12，能調節人體神經系統，抗疲勞、維持旺盛精力、提高工作效率，因為容易被人體吸收，能快速改善小孩厭食症，提高食欲促進發育。

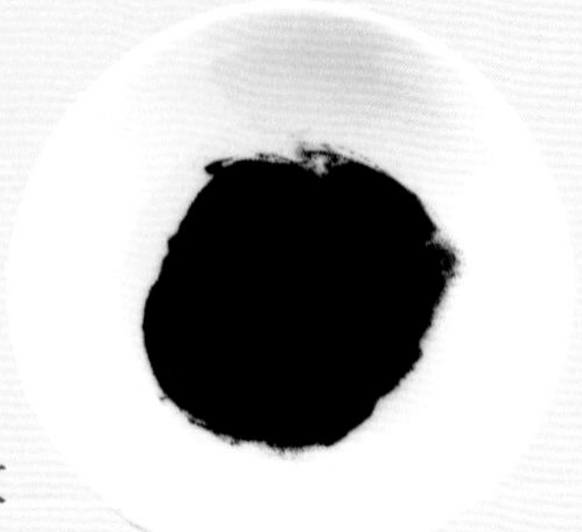

營養素

完整植物性蛋白質、亞麻油酸、核酸、葉酸、多種豐富維生素（維生素B_1、維生素B_2、維生素B_6、維生素B_{12}、維生素E、維生素K等）、多種礦物質微量元素（鋅、鐵、鉀、鈣、鎂、磷、硒、碘），胡蘿蔔素、葉綠素。

酵素類型

藍藻可作為養顏美容酵素、抗發炎、抗癌酵素、保肝酵素、護眼酵素、補氣血酵素、固骨酵素、調節免疫力酵素。

功效

增強骨質、牙齒的密度，平衡血液酸鹼質、體內電解質、激發造血素、調節骨髓幹細胞，對於治療貧血與護肝有顯著作用。此外還有調節免疫系統、保持皮膚生理彈性，消除色斑，幫助養顏美容及抗癌的效果。

海藻類酵素原料

紅藻

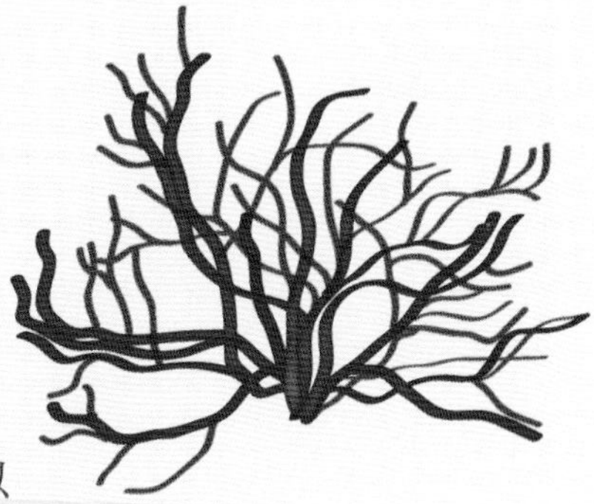

紅藻萃取的多醣類物質能有效增強免疫力、抑制流行性感冒病毒、降血脂及抗癌等作用。紅藻中的蝦紅素是一種胡蘿蔔素，具有良好的抗氧化能力，其抑制及清除活性氧的能力，是胡蘿蔔素的十倍以上，Q10 及黃體素的百倍以上、更是維生素 E 的五百倍以上。

營養素

藻多醣、藻膽蛋白、藻紅蛋白及藻膠，膳食纖維、多種豐富維生素（B_1、B_2、D、A、K等）、多種礦物質（鈣、鈉、鉀、鐵、銅、鋅、錳）、不飽和亞麻油酸、菸鹼酸、葉綠素、葉黃素及胡蘿蔔素。

酵素類型

紅藻主要用於養顏美容酵素、以及抗發炎、抗癌酵素。

功效

蝦紅素是強效的天然抗氧化劑，具有相當優異的抗老能力，可保護皮膚、防止紫外光輻射損害、改善年老斑點惡化情況、預防並改善皺紋產生，常用於美容、美妝、保養品上，同時可調節免疫系統，抑制腫瘤生長、預防癌症。

海藻類酵素原料

褐藻

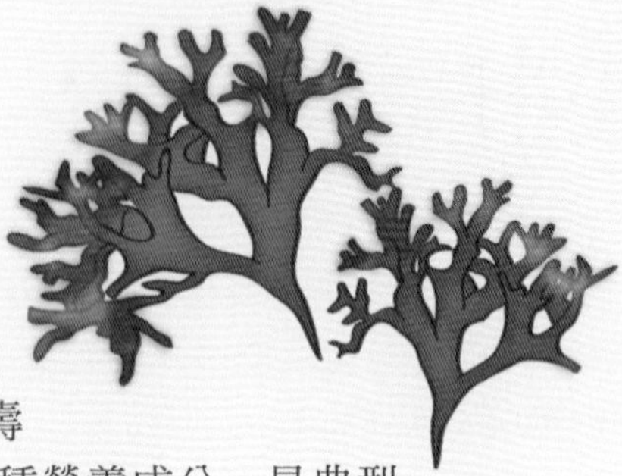

褐藻中含有多種益於人體健康的營養成分和藥用成分，有降低血糖、血脂和膽固醇，有效預防動脈硬化、老年失智症和抗衰老等作用。日本人稱褐藻為「長壽菜」，德國科學家研究，褐藻中含數十種營養成分，是典型的高碳水化合物、高纖維素、低脂肪的天然保健食材。

營養素

豐富的維生素（A、B、K、E等）、多種礦物質（鉀、鈉、鎂、磷、鈣、鐵、碘、銅、鈷、錳、鋅、硒等）、甘露醇、褐藻酸、褐藻澱粉、不飽和脂肪酸、碳水化合物、纖維素、胡蘿蔔素、蛋白質，氨基酸。

功效

富含多種人體必需的營養素，綜合作用下，可減少脂肪在心、腦、血管壁上的積存，降低血中膽固醇，在心血管防治上發揮很大作用。

甘露醇是一種利尿劑，有降壓、消腫作用，可以防止血液酸化，而豐富的纖維素能夠及時清除腸道內的廢物和毒素，有效預防胃癌和腸道癌的發生。

酵素類型

褐藻適合做為改善心腦血管機能酵素，以及改善腸胃機能酵素。

海藻類酵素原料

珊瑚草

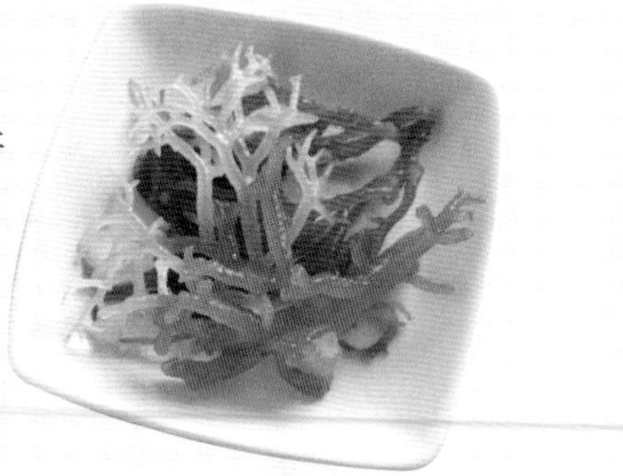

珊瑚草，又被稱為海底燕窩，生長純淨無汙染、高鹽度海域的潮間帶及深水岩壁縫中，能夠忍耐劇烈環境變化、生命力很強，生長雖緩慢，但植物性膠質、多醣、水溶性膳食纖維、海洋酵素與礦物質含量特別豐富，營養價值是燕窩、魚翅的數倍以上。

營養素

褐藻多醣、多種豐富維生素（A、B_1、B_2、B_{12}、C）、多種礦物質（鈣、鐵、磷、鎂、鉀、硒、錳等）、菸鹼酸、纖維素、天然植物膠原。

酵素類型

珊瑚草適合製作固骨酵素、改善腸胃機能酵素、改善心血管機能酵素、養顏美容酵素。

功效

對人體造血及骨骼發育均有良好的功效，可強化筋骨及韌帶、改善關節疼痛及腰酸背痛等毛病，對於腸道健康也很有幫助，可以潤滑腸道，促進排便順暢，有效清除體內囤積的廢物，維持消化道機能。

對美容很有助益，可改善皺紋、黑斑，排毒效果明顯，並可增加肌膚的保水性及緊縮和彈性。

藥草類酵素原料

十全大補

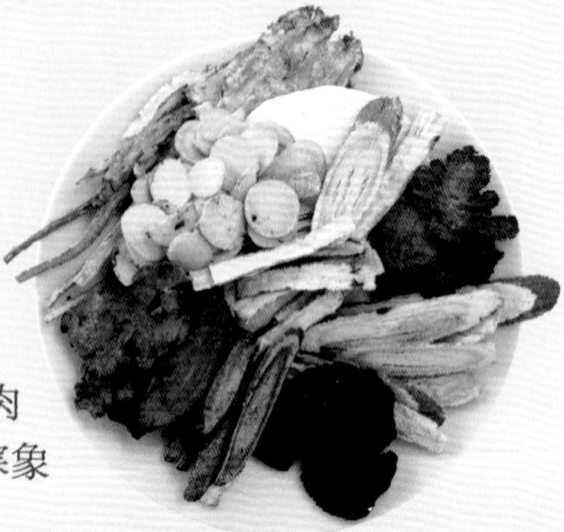

十全大補劑方是綜合八珍湯、四君子湯、以及四物湯的八味中藥（黨參、白朮、茯苓、炙甘草、川芎、白芍、當歸、熟地黃。）再加上補氣之黃耆、補陽之肉桂合併而成。多適用於氣血兩虛、陽虛寒象的患者，是補益氣血的良方。

營養素

多醣（糖醛酸）、苷類、生物鹼、多種維生素（A、B_1、B_2、B_{12}、E等）內脂素、葉酸、有機酸（阿魏酸、三萜酸、甘草酸等）、多種礦物質（鈣、鋅、鐵、硒、磷、鉀等）

功效

可調節免疫力、改善微循環、增加毛血管開放量、解除微動脈痙攣，使供血含氧量增加，對於因為過於勞累而導致的種種疑難疾患有良好的效益。

更可以抗發炎、抗腫瘤、抗氧化，對於諸虛不足、久病虛損、腳膝無力、婦女經期不順患者，皆可達到氣血雙補的功效。

酵素類型

十全大補帖可做為補氣血酵素、女性保健酵素。

藥草類酵素原料

枸杞

茄目茄科枸杞屬植物，主產寧夏、甘肅等地。夏、秋二季果實呈橙紅色時採收，日曬至皮皺後，再曝曬至外皮乾硬、果肉柔軟，是一種具有強韌生命力及精力的植物，非常適合用來消除疲勞與明目、護肝。

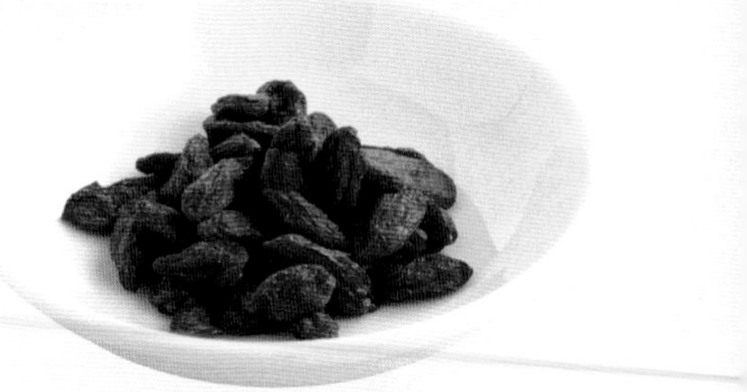

營養素

胡蘿蔔素，多種維生素（A、B_1、B_2、C等），多種微量元素（鈣、磷、鐵、鋅等），甜菜鹼、多醣體、粗脂肪、粗蛋白、硫胺素、核黃素、氨基酸、亞麻油酸、抗壞血酸、尼克酸。

功效

能夠促進血液循環，有效降低血糖，以及預防肝臟內脂肪的囤積與動脈硬化。

由於富含多種維生素、必須氨基酸及亞麻油酸，可以促進體內新陳代謝、調節免疫力，達到強身健體與延緩衰老的效果。

又因為枸杞富含胡蘿蔔素，對眼目昏花、視力減退患者尤其有益。

酵素類型

枸杞可製作護眼酵素、黑髮酵素、以及改善腎功能酵素。

真菌類酵素原料

牛樟芝

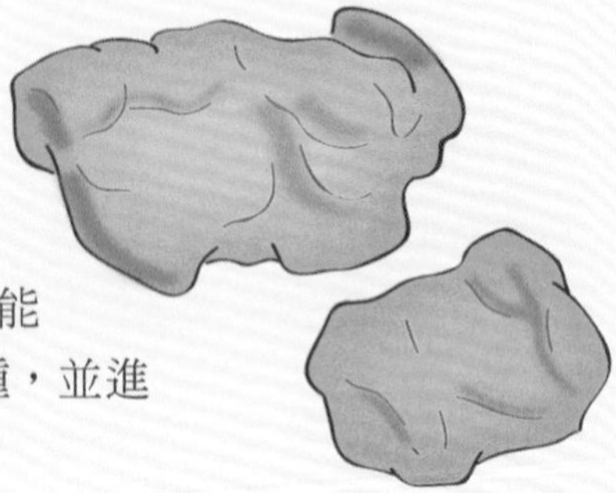

牛樟芝是台灣特有的真菌類，有台灣紅寶石之稱，具有樟樹特殊芳香、味苦。牛樟芝被台灣人視為吉祥珍貴的滋補品，現代生物科技應用篩選菌種及功能測試分析，找出功效最佳的牛樟芝菌種，並進行培養量產。

營養素

三萜類、多醣體、核酸、氨基酸、腺甘、葡聚醣、免疫蛋白、微量元素（鈣、磷、鐵、硒、鍺）、維生素B、麥角固醇、木質素。

功效

可滋補強身、減少疲勞感、解酒、改善肝疾病，台灣各種慢性病臨床研究皆證實，牛樟芝在治癌方面效果非常顯著，能活化細胞、改善體質、增進人體內的免疫調節，除了能預防病毒感染外，更能夠抑制癌細胞轉移、增殖，進而痊癒，並能預防血栓的形成。

牛樟芝中的三萜類成分可以降低肝功能指數（GOT、GPT）、有效治療肝硬化，延長壽命，對於鎮痛、消炎也有效益，尤其是牙痛時可快速止痛，亦可外敷傷口迅速止血加速癒合。

酵素類型

牛樟芝可製作抗發炎、抗癌酵素、保肝酵素、調節免疫力酵素。

桑黃

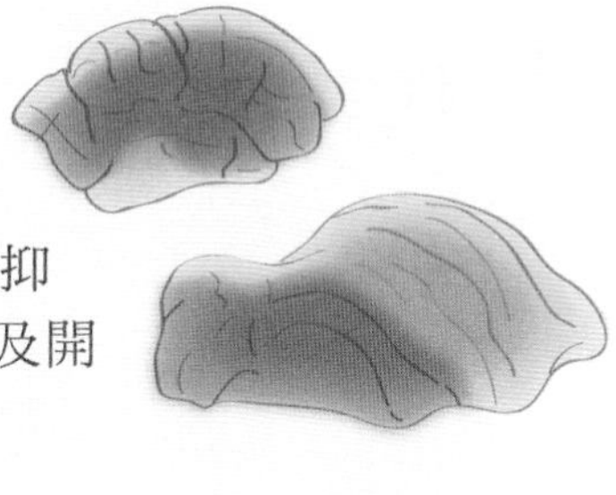

桑黃是生長在桑樹上的真菌，日本學者驗證桑黃的抗癌功效，將癌細胞移植到老鼠身上，再將桑黃的萃取液注射到老鼠體內，結果腫瘤抑制率高達 96.7％。韓國於全力支持桑黃研究及開發，並且核可桑黃菌絲體為抗癌藥品。

營養素

三萜類、多醣體、雜多糖（果膠、半纖維素等膳食纖維）、藜蘆酸、核酸、氨基酸、脂肪酸、微量元素（鈣、錳、鋅、磷、鐵、鍺），維生素（B_1、E、C）。

功效

增強新陳代謝、調節免疫力、防癌、抑制癌細胞增殖、轉移，與抗癌藥物產生協同作用，降低化療引起的不良反應，還具有抗發炎、抗菌、抗氧化的作用。

酵素類型

桑黃可製作抗發炎、抗癌酵素及調節免疫力酵素。

靈芝茸

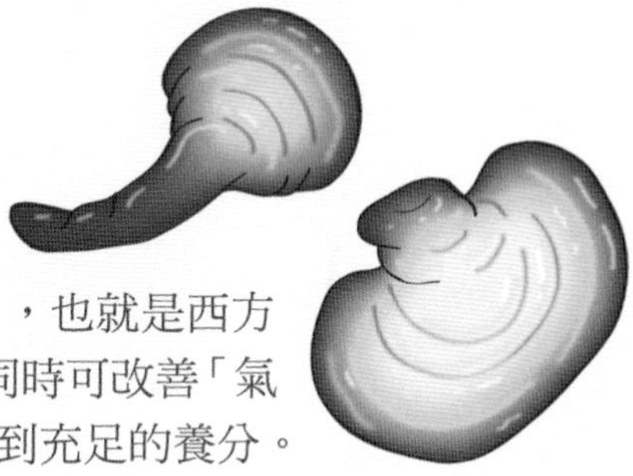

靈芝茸是截取靈芝上頭多醣體含量最高的扇形部位，在療效研究中，靈芝多醣的抗腫瘤活性被探討得最多。中醫所謂的「氣」，也就是西方所講的免疫力，靈芝多醣能促進血液循環，同時可改善「氣血不和」內分泌紊亂的疾病，使人體細胞得到充足的養分。

營養素

多醣、多肽、三萜類、氨基酸、蛋白質、生物鹼等、微量元素（鉀、鍺、銅、鎂、鐵、鋅、錳、鈣、磷）、維生素（B_1、B_2、D_2）

功效

調節免疫力、提高人體自癒力，迅速消除自由基、防止細胞突變，抑制腫瘤細胞的生長、加速毒素和重金屬的排泄、解酒健胃、消除疲勞、保肝解毒，另外還能有效幫助糖尿病。

酵素類型

靈芝茸適合製作調節免疫力酵素、抗發炎、抗癌酵素、保肝酵素。

真菌類酵素原料

北蟲草

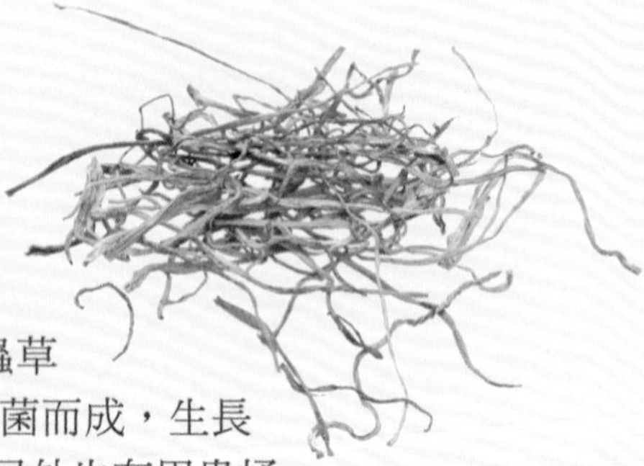

北蟲草是北冬蟲草的簡稱，俗名不老草，是蟲菌結合的藥用真菌，主要生長在中國北方地區，目前常見的蟲草多用人工培養，以穀類、麥子發酵生菌而成，生長速度快、安全性高，素食者可食用。另外也有用蟲蛹生菌而成的蟲草，但飼養難度高、存活率低。

營養素

不僅含有豐富的蛋白質和氨基酸，還含有三十多種人體所需的微量元素。蟲草素、蟲草多糖、蛋白質、腺苷、麥角固醇、SOD、胡蘿蔔素、硒、鋅、18種氨基酸、17種微量元素、多種維生素（A、B_1、B_2、B_6、B_{12}、C、D、E等）。

功效

能夠降血脂及預防動脈硬化，對造血功能有全面的促進作用，同時可以提高細胞能量抗疲勞、雙向調節免疫系統。

蟲草素對腫瘤細胞增殖有很強的抑制作用，臨床上使用蟲草素輔助治療惡性腫瘤，主要用於治療鼻癌、咽癌、肺癌、白血病、腦癌、腸癌、胃癌。

除此之外，北蟲草還有滋肺補腎、止血化痰、擴張氣管、鎮靜、抗各類細菌，以及調節心臟機能、肝臟機能、腎臟機能等功效。國內外研究均認為，北蟲草食用和藥用價值可與傳統的冬蟲夏草媲美，人工培養的北蟲草蟲草素含量高於傳統冬蟲夏草數倍以上。

酵素類型

抗過敏酵素、調節免疫力酵素、改善腎功能酵素、改善些腦血管機能酵素。

真菌類酵素原料

黑木耳

黑木耳蛋白質含量與肉相近，而且更易吸收，含有人體所必需的氨基酸和多種維生素，黑木耳的含鐵量為各類食品之冠，比豬肝高出七倍，比肉類高出百倍，能降低血液黏稠度，預防或溶解血栓，深具養生防病的價值。

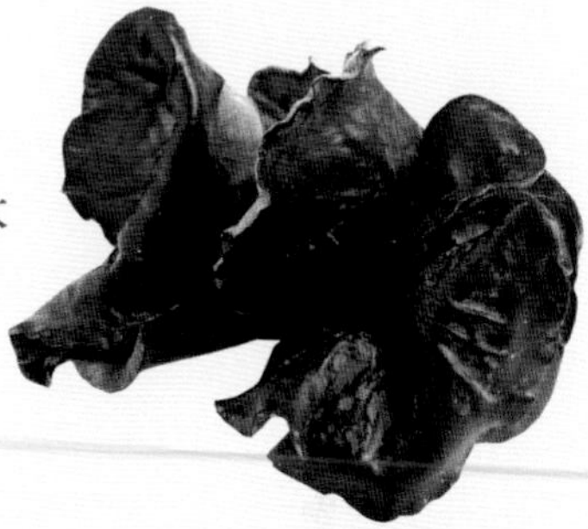

營養素

多醣體、膠質、氨基酸、核酸、菸鹼酸、脂肪、纖維質、卵膦脂、鈣、磷、鐵、胡蘿蔔素、硫胺素、維生素B_1、B_2、C。

酵素類型

改善心血管機能酵素、固骨酵素、調節免疫力酵素。

功效

降血糖、降血脂、抗血栓形成，對心臟有保護作用，能明顯延長凝血時間及抑制血小板聚集的濃度，有效改善血管壁的彈性，防止動脈粥樣硬化，其富含的膠質可以補充骨骼膠原，減緩並修復軟骨磨損。

此外還具有抑制胃潰瘍形成，以及促進消化道與泌尿道各種腺體分泌，有利於結石排出，對痔瘡、便秘患者有益。

真菌類酵素原料

猴頭菇

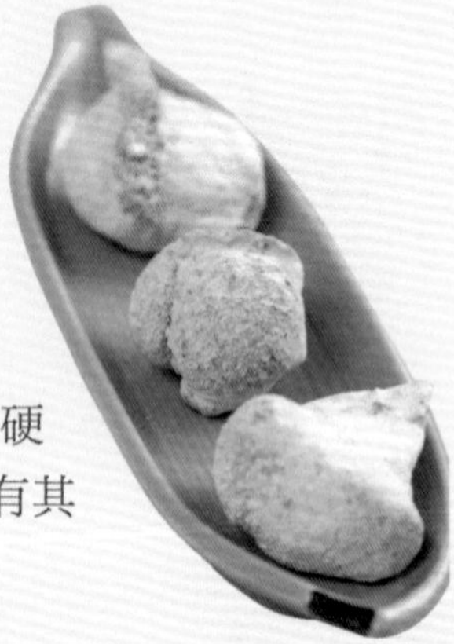

長得像猴頭的菌菇植物，味甘、性平、能利五臟，營養價值非常高，味道鮮美，含大量的膳食纖維，經常食用能降低血液中的膽固醇，防止動脈粥樣硬化，對防治腦溢血、心臟病、肥胖症和糖尿病都有其功效，對腸胃方面疾病也很有助益。

營養素

氨基酸、多醣體、菸鹼酸、核黃素、硫胺素、纖維素、多種維生素（B_1、B_2、C、E）、多種礦物質（鐵、硒、銅、鋅、錳、磷、鈣、鎂）。

功效

可調節免疫力、抑制癌細胞中遺傳物質的合成，並能預防和治療消化道癌症和其他惡性腫瘤。

此外，還可幫助消化，增進食欲，增強胃黏膜機能，對神經衰退與十二指腸潰瘍及胃潰瘍均有良好的改善作用。

酵素類型

猴頭菇可製作改善腸胃機能酵素、抗癌酵素、改善心腦血管機能酵素。

植生型益生菌類酵素原料

植物性乳酸菌

「乳酸菌」是指能夠將醣類代謝成乳酸的微生物，其中又以乳酸桿菌屬最被廣為使用。乳酸菌來源若經由植物發酵食品中分離，則稱之為植生型乳酸菌，一般再度培養擴大時會採用黃豆作為營養來源取代牛奶。

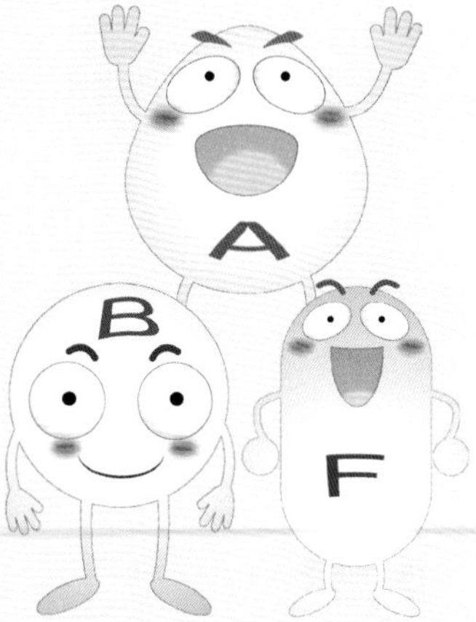

營養素

乳酸菌的營養效能在參與醱酵之後，可以提高游離氨基酸量，並產生葉酸、菸鹼酸、硫胺素及維生素B_1、B_2、B_6和K，並促進鈣、鐵、鉀及其它營養的消化吸收。

功效

由於植生型乳酸菌能長期生長於含有高濃度植物殺菌物質如單寧酸、生物鹼等植物環境中，食用植生型乳酸菌能提高單核球細胞產生干擾素和調節免疫系統，而且對環境的耐受性相對較高，例如：藉由酸菜中分離獲得之乳酸菌，可生長於低營養且高鹽的環境中。

乳酸菌除了能夠增加體內好菌、調節免疫力之外，還有抗過敏、降低膽固醇、降血壓、抗腫瘤等功效。

它能抑制有害菌生長、維持腸道菌群平衡，防止有害菌黏附於腸道細胞，減少大腸癌的發生機率，並可抵抗環境或藥物的傷害。此外，對於鼻病過敏，或是過敏體質都有其功效。

酵素類型

酵母菌可製作抗過敏酵素、改善腸胃機能酵素、調節免疫力酵素。

植生型益生菌類酵素原料

酵母菌

酵母菌是單細胞真菌，它能以極快的速度繁殖，在二小時後菌數增加一倍，在缺乏氧氣時，發酵型的酵母通過將糖類轉化成二氧化碳和乙醇來獲取能量。最常提到的酵母是釀酒酵母，啤酒酵母就是酵母菌利用啤酒花發酵成的。

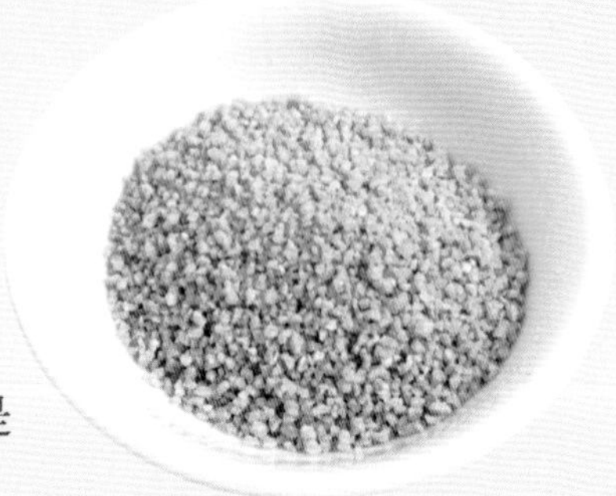

營養素

蛋白質、維生素B群、礦物質（鐵、鉀、磷、鉻）、葉酸等。

酵素類型

改善腸胃機能酵素、保肝酵素、調節免疫力酵素。

功效

可提振精神、有益神經系統，可治療因不正常飲食引起的消化不良症，有益改善體質衰弱，提升代謝機能、防止細胞衰老、調節免疫系統、有助於醣類代謝，且對溼疹、心臟疾病、痛風、神經緊張、消除疲勞、改善肝功能等療效頗佳。

酵母在癌症的放射治療及化學療法期間，也是一個重要的補充品。

植生型益生菌類酵素原料

醋酸菌

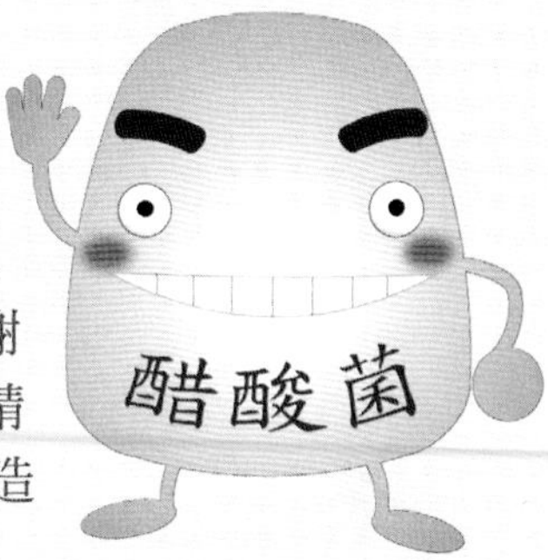

醋酸菌是能夠將酒精氧化為乙酸的微生物總稱，細胞呈短桿狀，不形成芽孢，是一種好氣性細菌，最適生長溫度為 25 ～ 30 度，而其代謝產物主要為醋酸。它能吸收酵母分解出來的酒精和空氣中的氧氣，使之氧化成醋酸和水，在釀造醋的過程中扮演重要角色。

營養素

氨基酸、核酸、礦物質、維生素B群等。

功效

它能吸收酵母分解出來的酒精和空氣中的氧氣，使之氧化成醋酸和水，同時放出熱量使得人體內的營養得到充分利用，促進新陳代謝、小腸蠕動。

醋酸菌的發酵代謝物能柔軟血管壁、降低膽固醇、預防心血管疾病及中風，還可改變腸道中的菌叢生態、抑制壞菌繁殖、調節免疫力，而規律飲用，可改善消化系統與排泄功能，將囤積的毒素排出體外。

醋酸菌可以用來處理化學殘留物，運用在環境保護。應用產品如穀類醋及水果醋。

酵素類型

改善心血管機能酵素、改善腸胃機能酵素、調節免疫力酵素。

三、現代科學化的「生技功能酵素」製作技術

酵素生產製作演變進化的過程

早期由日本引進傳統酵素製作技術，最初以二、三十種植物原料混合製作發酵液，後來發展至五、六十種，甚至成長到七、八十種植物混合，而近年來演變為百種以上原料混合，全部都是以養生作為主要訴求的酵素，多半主攻提升活力與排便順暢，飲用者需較長時間才有感受體質的改變。

數年前開始，坊間出現單一昂貴素材加上數十種食材的酵素，例如：牛樟芝綜合酵素、靈芝綜合酵素等。加強了單一效果，發展至今的功能酵素講究君臣佐使的原則，針對特定功能找到最佳配方，因此短期可達到保健的效益。

近年來，我已經採用原料科學化發酵，聚焦功能進行八大類別分析研究，並獲得「經濟部技術處小型企業創新研發」（SBIR）計畫，這如同以開發植物新藥的精神，投入高額研發費用，不斷進行各種獨立效果測試，與配方複合加乘效果測試，並運用能量醫學相關技術整合一體的生技功能酵素，對各種生理功能改善都有立即顯著效果，例如：可以養顏美容的酵素、改善睡眠的酵素、照顧骨質的酵素、改善肝功能的酵素、改善腸胃道消化機能的酵素、保護眼睛的酵素等。

1. 菌種分離篩選，創造和諧共生的菌種環境

生產酵素的關鍵之一在於菌種，我們的研發團隊在研究酵素時發現，製作酵素與其說是如何控制菌種，還不如說是如何讓菌種和諧共生。

一般酵素工廠常見應用在**酵素的菌種**，**概分三大群：酵母菌群、醋酸菌群以及乳酸菌群**。菌種本身是單細胞生物，可以裂解植物蔬果，產生細胞可直接吸收的各種小分子營養素，我們稱之為「生物奈米化」。所以必須分離篩選出好的菌種，尤其不同的乳酸菌有不同的功能，例如有改善心腦血管機能的乳酸菌，也有改善消化腸胃道機能的乳酸菌、也有抗過敏的乳酸菌等等。再根據不同種類原料的特性，搭配對應的菌種發酵。

而不同的原料發酵時間不盡相同，不同的季節氣候溫度，也會影響發酵時間，大體來說，酵母菌群發酵的時間大約是30天到45天，醋酸菌群發酵的時間大約是3個月到6個月，乳酸菌群發酵後轉成靜置熟成的時間需要1年3個月到5年。

酵素菌種的發酵時間

釀製酵素的原料	發酵的時間
酵素含量較高的鳳梨與諾麗果 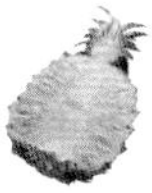	需要1年3個月
莓果類的桑椹與藍莓 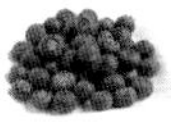	需要1年6個月～2年
根莖類的牛蒡與山藥（纖維素含量高） 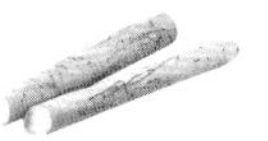	需要1年10個月～3年

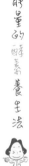

2. 科學化發酵的標準製程與品質控管

傳統養生酵素以數十種原料混合發酵，功能性酵素則是科學化原料發酵，具備三個重要特點。

第一：置入優勢菌種，搭配不同階段製程，檢驗控管品質，才能穩定產出最高品質酵素。

第二：主要原料依據分類，標準化生產，才能使原料中對人體有益的成分，增強發揮到極限。

第三：依據科學化實驗，聚焦功能，才能組合出各種最佳複方的功能性酵素。

十多年鑽研開發酵素，讓我深刻明白製程的標準化，也是開發好酵素、確保酵素最佳品質的重要環節。二〇〇八年我獲得「台南縣地方型SBIR創新研發推動計畫」之「建立傳統酵素發酵工業化製程與功能性評估技術」，在這個計畫為的就是建立起功能性酵素的發酵流程，有效利用微生物發酵製作出對健康有益的產品，因此建立起下列兩項重要技術：

技術 1

建立純菌種培養之發酵標準操作流程。

技術 2

建立產品功能性評估分析技術。

功能酵素生產流程圖

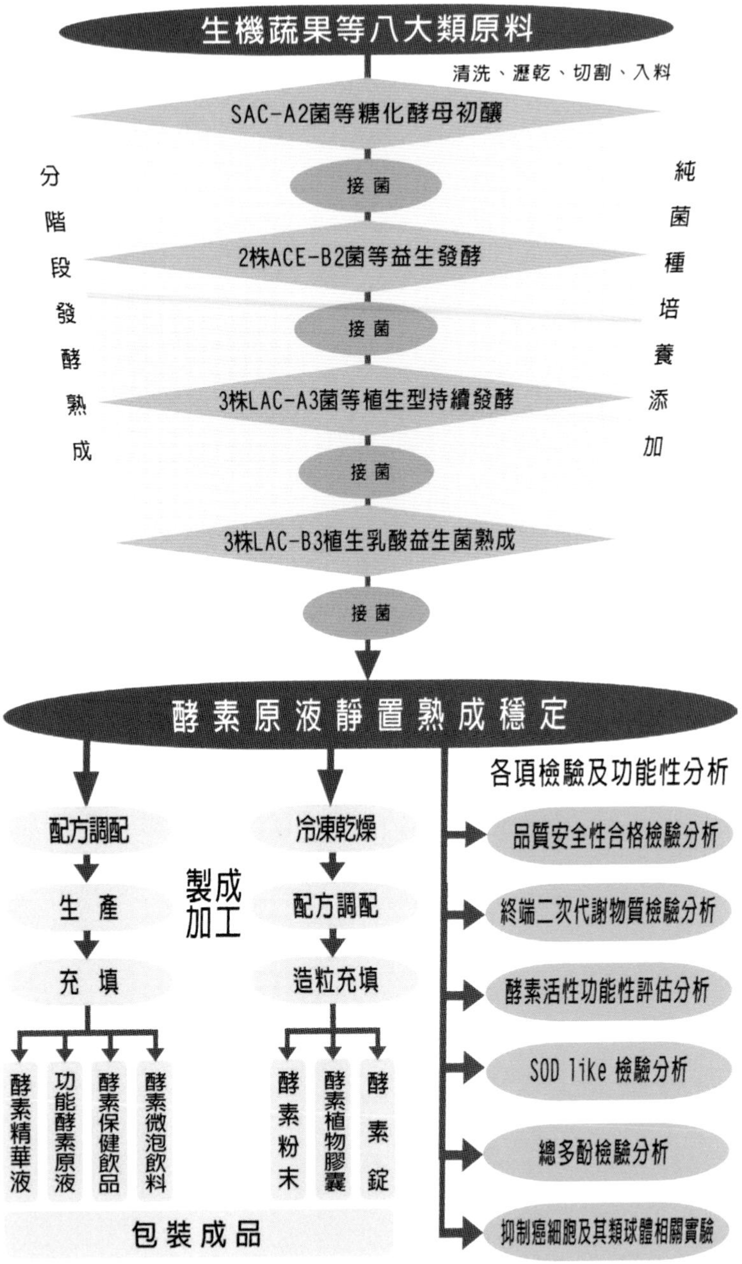
生機蔬果等八大類原料
清洗、瀝乾、切割、入料
SAC-A2菌等糖化酵母初釀
接菌
2株ACE-B2菌等益生發酵
接菌
3株LAC-A3菌等植生型持續發酵
接菌
3株LAC-B3植生乳酸益生菌熟成
接菌
分階段發酵熟成
純菌種培養添加
酵素原液靜置熟成穩定
配方調配
生產
充填
酵素精華液
功能酵素原液
酵素保健飲品
酵素微泡飲料
製成加工
冷凍乾燥
配方調配
造粒充填
酵素粉末
酵素植物膠囊
酵素錠
包裝成品
各項檢驗及功能性分析
品質安全性合格檢驗分析
終端二次代謝物質檢驗分析
酵素活性功能性評估分析
SOD like 檢驗分析
總多酚檢驗分析
抑制癌細胞及其類球體相關實驗

3.生產過程心懷「愛心與真誠」與「菌種」產生正向共鳴

雖然每一次製作酵素的釀造流程都一樣，卻會因為每一次釀造的環境、人們給予的愛心、菌種與食材的發酵互動、菌種培養的階段、釀造時間的不同，而產生差別與變化，儘管如此，只要釀造者的愛心和誠意足夠，就能與酵素菌種產生正向共鳴，製作出最頂尖的高品質酵素。

4.製作功能酵素的新曙光——光子密碼的運用

多年來我深受有機療法、自然療法的影響，並實踐與大自然和諧共生的生活，多年奉行有機蔬食，進而我所提倡的酵素食材以有機蔬果最好，它在發酵過程中所激發出來的能量是最高的，當然並不所有食材都能隨心所欲地找到有機的，可以的話也至少儘量使用無農藥或安全的材料。也因此，我也提倡在酵素製作過程中，要將菌種的發酵採取和諧共生的方式去管理，複製大自然相互依存的和諧之道，創造生機蓬勃的好酵素。

為此，多年來，從接觸有機食療到認識各種自然療法系統，在開發功能酵素的研究探索中，我也趨向引進這些觀念在製作的過程，因為自然療法已經教過我生命孕育過程並非只是物質化的領域。

在人類漫長的醫學科技歷史長河，這些非主流的醫藥療程，又稱「自然療法」或「自然醫學」。因為現代西醫系統藥物的治療是屬於生物化學的運用，研究其化學的機轉，用於急救上會產生快速的效果，自然療法中的有機食療則是食物進入體內透過消化系統的生化變化，產生人體可以吸收的營養素，來改善身體健康的一種方法，這種天然的方法效果較慢，但身體可代謝，無副作用，延伸來說，現代的功能酵素透過菌種裂解，生物奈米化之後，進而開發成植物藥，可研究人體內的生化機轉作用，又像有機食療一樣副作用很少，效果很好，長久來看是人類生化醫療領域上的新希望。

另方面近世紀，人類更投入許多研究來了解物理治療的可能性，晚近發現物理的波動頻率能促進身體健康，這是能量醫學理論的另一個主要精髓，而且近世紀的自然醫學領域隨同量子力學的進展，科技已不遑多讓地日新月異。

十多年前，我從接觸自然療法，經學習十九世紀德國哈尼曼醫師的順勢療法，它是應用各種不同的的植物、礦物製成天然藥物，透過載體（**一種能量小白球**），來刺激與誘導病人與生俱來的免疫系統以治療疾病，首開將頻率運用於治療過程，與現代免疫學相呼應。

一九一六年美國史丹佛大學藥學系系主任爾本教授就曾說：人生病的時候可以不用吃藥，吃藥的頻率就可以了。因為每一種疾病都有一個特定的頻率，只要把這個不正常的頻率借用藥物的頻率平衡過來，病就會好了！爾本教授說疾病的頻率為速率（Rate），平衡速率的為「密碼」（code）任何物質和非物質都有一個特定的波動與密碼，因之，透過上述醫學儀器的進步，已探測出每個健康器官的總和頻率，並可調節此頻率改善器官功能。前兩年，澳洲著名醫學院通過人體臨床實驗，證實運用頻率技術可以治療心臟病。

在探測人體頻率的儀器開發上，也有許多進展，根據能量醫學發展的記載，一九五五年德國醫師傅爾（Dr. Reinhold Voll）發現人體的每個細胞內外之間有電能的存在，而且電能變化的路線圖與與中醫的「經絡圖」一致，於是他開發出來一種電針，並以電頻來保持自己體內「電能」的平衡，此舉在西方引領了能量醫學的風潮；另外，一九六〇年代俄羅斯科學家為隨時了解太空人的身體狀態，開發出穴位反射診斷儀（ARDK）；接著，一九七〇年代美國尼爾森博士（Dr. Nelson）開始帶領團隊，至一九九〇年代研發出人體超速掃瞄系統，可迅速檢測人體八千多項功能，開啟「量子醫學」的發展。

因為個人對自然醫學的追求，幾年前，當我發展功能性酵素的同時，也開始接觸一些投入量子醫學研究的學者，並認識這些探測人體頻率的量子醫學儀器。和這些學者探討的過程中，了解幾世紀以來，物理學家嘗試在解釋宇宙的現象，隨著時代的演進，從古典的牛頓物質各種定律，到愛因斯坦突破的「質能互換」至「能量因子」，接著波耳發現「量子波動」將「能量因子」與「意識光子」相互轉換，如「物質與量子物理波動」，我們見到科學的進步讓人類窺見宇宙的真理。

量子醫學認為人體的結構類似一個小宇宙，那麼要讓身體健康，所有治療更要順應萬物運作的核心。人體是一個小宇宙，人類從外顯的物質軀殼到裡面無形而微細的「超意識波動」，我們可以發現若可以從裡面改變，「提升意識波動層次」才能徹底讓身體健康起來。

「提升意識波動層次」，是許多靈性導師指導人們經由打坐禪定可以獲得的，這也說明了為何人們可以透過禪定而重獲健康的原因，而我認識的是量子醫學的領域，在有限的物質世界裡，我嘗試在製作酵素的過程中，依循「從改變酵素的波動」開始，在進入意識光子的時代，透過以光波量子為基礎的量子醫學技術，我已經導入酵素製作，讓食用的人從裡面改變頻率波動重獲健康。

就是因為人體最小的基本單位是細胞，而細胞又由原子和電子構成，在量子力學中，波

物質與量子物理波動圖

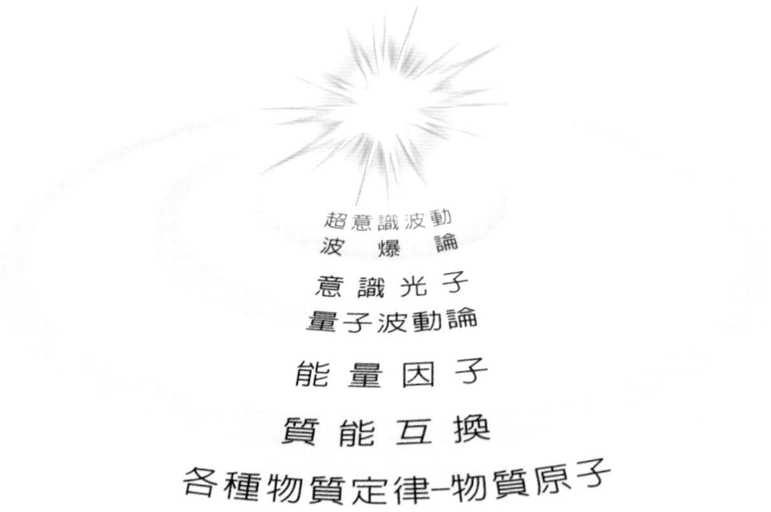

動的振動頻率會影響電子的作用，所以波動頻率當然會影響到人體細胞，我們在生產酵素的過程中，透過量子醫學的儀器，在適當的環節運用在酵素製程，創造大幅提升生技功能酵素的效果。藉此達到食用酵素的瞬間中和疾病頻率的效果，發展出所謂的「生技光碼功能酵素」。由食療延伸經過菌種裂解、生物奈米化後的功能酵素，是生化醫療領域上的新里程，加上光碼能量的新技術，我相信生化醫療與物理治療兩兩相互運用，正是製作功能酵素的新曙光。

5.認識坊間酵素產品的型態與包裝

當光子密碼輸入功能酵素的製程中，快速提升它的波動頻率，使人們食用酵素的頻率，進入人體後改善身體內不正常的頻率，進而改善健康。這種輸入光碼的功能酵素，要保存它的頻率，最常採用玻璃瓶裝，也有粉末狀的酵素；就其功能分類上，也有廠商陸續推出酵素保健飲品，也有酵素微泡飲料屬於健康飲料，還有高活能酵素分裝成15～25西西的玻璃瓶或PE瓶。市面上這些商品的特性和如何選擇，可以在第四章（詳見第一三〇、一三三、一三五頁）進一步得知詳細的內容分析。

四、評估「功能酵素」的重要指標

1. 檢測SOD like總量

SOD是對抗人體超氧自由基的主要酵素，因為，SOD主要的作用能及時地中和侵蝕性較大的超氧化物，並轉化為侵蝕性較小的過氧化氫，再經過其他的酵素作用，如：穀胱甘肽過氧化物酶，將SOD產生的過氧化氫作用轉化成無害的氧及水。

SOD主要結構為四個多胜肽的組合，是一個有活性的蛋白質，也是人體的重要酵素。SOD需要與金屬離子結合，當作電子的傳遞者，才能發揮有效的作用。

主要可概分為三大類別，分別為銅鋅SOD、錳SOD、鐵SOD；近年來又發現有硒SOD、鎳SOD、鋅鐵SOD等。目前世界上通用的SOD實驗檢測方法，是採用SOD like的化學實驗法，主要以中和消除超氧自

SOD與金屬元素結合為三大類

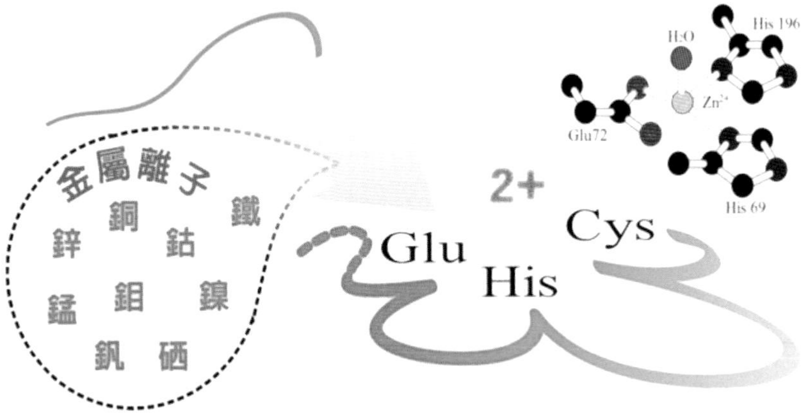

哪些胺基酸可與金屬離子結合？

部分蛋白質結構要再加上某些金屬離子

由基的總能力來測定，測得的數據可概說是類比SOD總量，例如：SGS國際公證檢驗公司的SOD檢測。也可採用酵素免疫分析儀（ELISA）檢測SOD like。

2.檢測總多酚含量

多酚類是植物體內所含有的數種羥基的總稱。多酚類能夠使蛋白質及重金屬沉澱，至今多酚類一直是被廣泛研究的植物化學性質之一，有越來越多的研究指出多酚類對人體健康具有正面效益。多酚類化合物為植物的二次代謝產物，廣泛存在於植物體中，多與植物的味道、型態表現、發芽、酵素性褐變先質等相關，同時可保護植物防止病菌或動物的傷害，並調節植物生理反應，對蔬果的風味、澀味及非酵素性褐變也扮演極重要的角色。多酚類在植物體內的功能是防禦紫外線、抑制植物體過氧化作用。其中主要的種類有類黃銅、β－胡蘿蔔素、類胡蘿蔔素、花青素、生育醇等等，被發現無論是體內或體外實驗皆具有抗發炎及可做為細胞訊息傳遞路徑的調節因子等功效，總多酚含量檢測是以酵素免疫分析儀（ELISA）應用分光鏡色差法，得到其總多酚含量。

根據我們團隊在二〇一一年「經濟部技術處小型企業創新研發計畫（SBIR）」之「具抗發炎功能酵素水解液產品先期研究」，發現依照之前我所

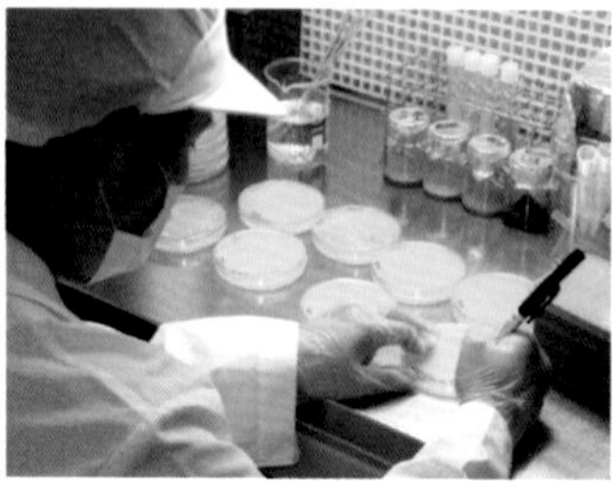

▲多酚類能夠使蛋白質及重金屬沉澱，有越來越多的研究指出多酚類對人體健康具有正面效益。

說的運用漢方食療中「君臣佐使」、「主從輕重」搭配的原理，成功地讓總多酚含量增加，比原料混雜的發酵，增加很多，而且已經可以構成申請發明專利的條件。可見酵素裡的總多酚，其量的多寡在酵素的評比扮演多麼重要的角色！

3.檢測抗氧化DPPH

細胞吸收氧氣供給身體能量的同時會產生氧化，而氧化的過程中會產生自由基，**DPPH**是一種穩定的自由基，酵素在清除**DPPH**時會提供氫給**DPPH**自由基，進而達到抑制氧化鏈鎖反應之進行。

DPPH是抗自由基的檢測方法，使用酵素免疫分析儀（ELISA）檢驗吸光值，**DPPH**之甲醇溶液在五517nm下有較強的吸光值，以此來做為檢測標準，吸光值越低，表示酵素的抗氧化能力越強。

五、酵素產品未來可積極發展的方向

根據醫學期刊文獻，已知芒果多酚具有抗氧化、清除自由基與

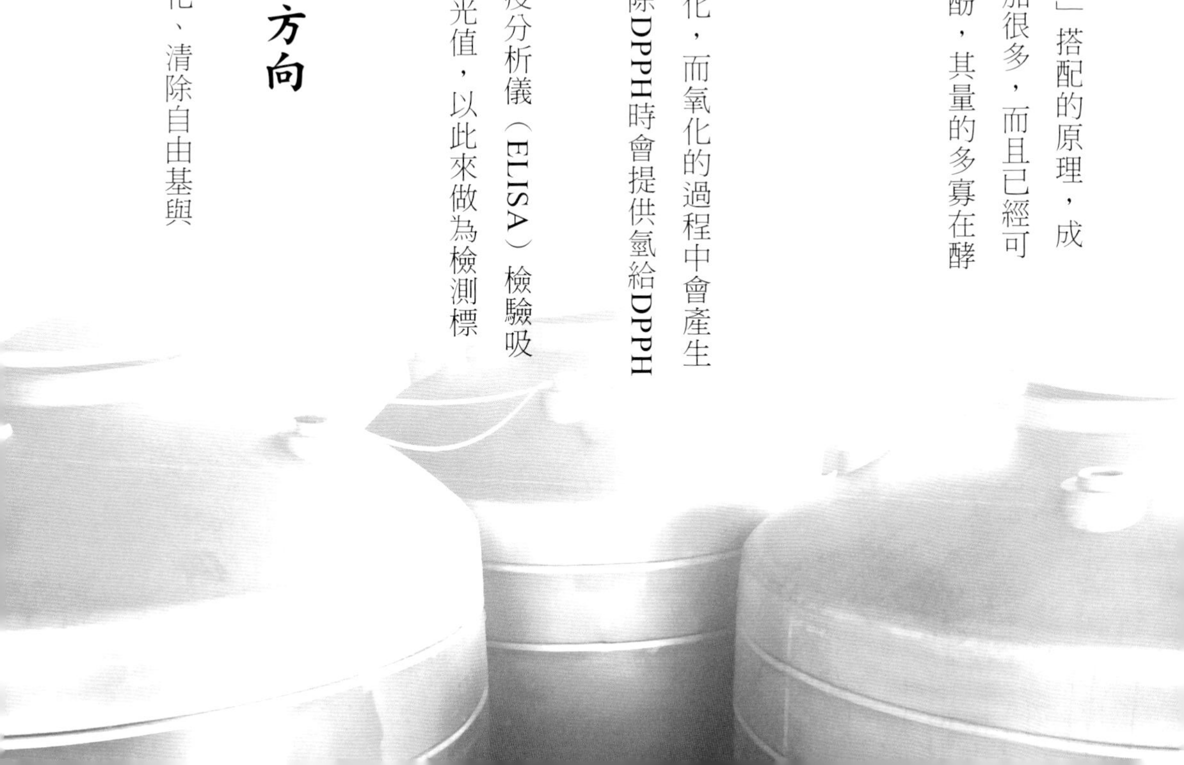

抑制大腸癌細胞生長的功能，我們的團隊進一步發現在功能酵素的獨特製程中，已發現可以增加芒果多酚的含量，助其抗氧化與抗發炎的功能。

我們在二〇一三年八月開始了「台南市地方產業創新研發推動計畫（SBIR）」之「開發芒果多酚發酵水解液之保健功能先期計畫」，已要將功能性酵素邁向抗癌功能的相關實驗，運用台南當地新鮮芒果開始先進行芒果果肉與核仁酵素水解液的製作，比較未水解前水萃取物和酵素水解後的總多酚、總黃酮和縮合單寧的含量比較，HPLC分析多酚物質成分的變化。第二階段進行水解液對DPPH螯合能力與抑制發炎反應的試驗，第三階段進行水解液抑制大腸癌細胞和體外腫瘤能力，並偵測細胞凋零和相關蛋白質變化。確認其抑制體外大腸腫瘤的功效，與其細胞分子機制，作為未來開發成保健食品與抗癌原料藥的基礎。其中我們也希望把農業廢棄物「芒果核仁」進行萃取研究，並做功能性評估及分析，將芒果從果肉到核仁都能物盡其用增加農民收益。

另外酵素應用在慢性病上如糖尿病代謝問題，以食療的觀點看，需要治療與保養多管齊下，將來趨向發展成套組的功能性產品。還有，人體最大的器官是皮膚，無論是烈日曝曬或皮膚吸收進來的東西，影響人體健康甚鉅，酵素的產品發展將開始在這個領域上持續發光，生產既可供人體食用又可應用在皮膚的保養品（面膜泥、精華液）、化妝品和清潔用品上。酵素所引動的從裡到外都天然的趨勢，將為你我健康獲得全面的照護。

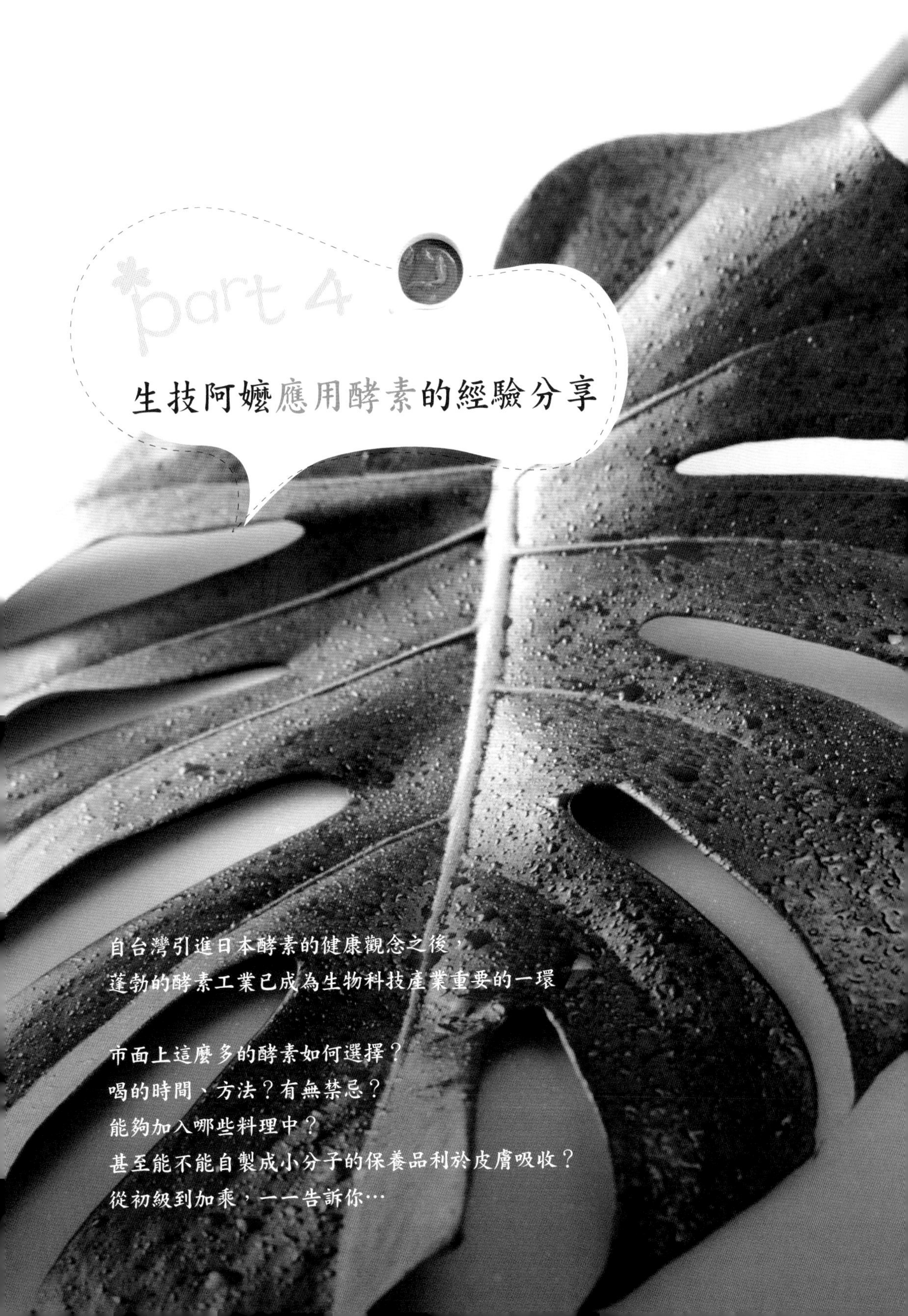

part 4

生技阿嬤應用酵素的經驗分享

自台灣引進日本酵素的健康觀念之後，
蓬勃的酵素工業已成為生物科技產業重要的一環

市面上這麼多的酵素如何選擇？
喝的時間、方法？有無禁忌？
能夠加入哪些料理中？
甚至能不能自製成小分子的保養品利於皮膚吸收？
從初級到加乘，一一告訴你…

酵素初級選用Q&A

以下問答由淺而深，由入門到應用，分成初級選用，進階使用，到加乘應用，以利讀者按照自己需要查閱，快速找到解答。

新手入門——酵素應用的方法及適用對象

Q1 酵素為什麼是人類的健康之鑰？

A 人體健康與各器官機能需要酵素進行催化才能夠維持運作，而體內的酵素含量隨著年紀增長而減少，蔬果發酵酵素經過單細胞菌種不同菌群的裂解，生物奈米化後，細胞可直接吸收，轉化成人體酵素或促進人體酵素的運作，並且將蔬果中對人體的有效成分轉換成更小分子，大幅度提升吸收率，可迅速改善人體健康，並達到抗老化的效果。

Q2 酵素是小分子蛋白質，服用後會被胃酸破壞分解嗎？

A 生技功能酵素最後階段的發酵製程是乳酸菌發酵，其代謝產物在PH值2到4的環境中釀生，而人體胃酸的PH值也是2到4，所以生技功能酵素完全可以通過胃酸的消化而不被破壞。若是人體內的酵素，獨立通過胃酸，則很有可能會被破壞。

Q

沒什麼病痛或身體良好的人，需要補充酵素嗎？

A

酵素適合所有人，身體良好只說明目前的自體情形是好的，但人體每天運作吸收氧氣產生超氧自由基，使身體逐漸氧化而老化，當超過一定臨界線，就會從人體最虛弱的器官產生病變。因此，適時補充抗老化的酵素是成年人必須的。

Q

如何觀察自己是否缺乏酵素？

A

你可以依自己的身體狀況自行做測試，只要超過左邊表格兩項，就表示您的身體已缺乏酵素，建議要趕快補充，否則不適的症狀有可能會越來越嚴重。

1. 消化不良、胃常有不適感、經常放屁。
2. 食物過敏、異位性皮膚炎、氣喘。
3. 生理痛、經期不順。
4. 便秘、痔瘡。
5. 氣虛體弱、手腳易冰冷、易頭暈目眩。
6. 腹脹、腹部痙攣、腹瀉。
7. 肌膚乾燥龜裂、皺紋、斑點。
8. 肩膀痠痛、胸痛、頭痛、頭暈、失眠。
9. 平日下午嗜睡、容易疲倦、常打哈欠、精神難以集中。
10. 免疫力差、容易感冒、久病難癒。

酵素是日本人首倡的，與台灣在地生產的產品有何差異？

A　日本人食用發酵食品歷史悠久，酵素雖然是近代產物，在日本食用也有六十年以上，日本工廠製造的酵素多以綜合性酵素為主，台灣因為政府提倡生物科技，在產官學界的合作努力下，創新開發出生技功能性酵素，技術已大幅度提升，與發源地日本不遑多讓，行銷全球，甚至回銷日本。

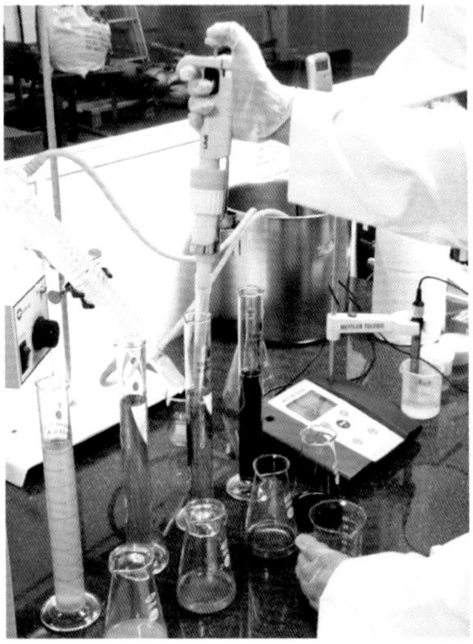

▲ 台灣製造酵素的技術成果，目前已暢銷至全球各地。

酵素精華液有什麼特色？適合哪種人飲用？

A　目前市面上的酵素總類繁多，從早期由日本引進的綜合性酵素發展至今，已經有生技「功能酵素」的產品出來，但這些酵素仍舊無法提供給糖尿病患者食用，近期再經由生物科技界的不斷研發，透過專業生技製程已經將「功能酵素」升級成「酵素精華液」，其中提升了酵素SOD-like活性、總多酚指標含量，強化活菌高效能，可以迅速好吸收。

據瞭解，市面上兼具功能的酵素精華液，如：養顏配方、護肝配方、安神配方、補氣配方、活力配方、壯固配方等。

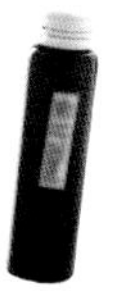

▲ 酵素精華液主要特點是可以讓細胞迅速好吸收。

Q 即飲功能保健酵素飲品，對人體保健有那些作用？

A 市售的保健飲品，例如：靈芝人蔘、玫瑰四物等，均是採用萃取製程居多，採用發酵製程，主打SOD-like、總多酚、多醣體、GABA等指標成分的功能保健酵素飲品，口感好風味佳，經過生物奈米化後，讓人體吸收率大幅提高，且攜帶方便，引領保健飲品市場新風潮。

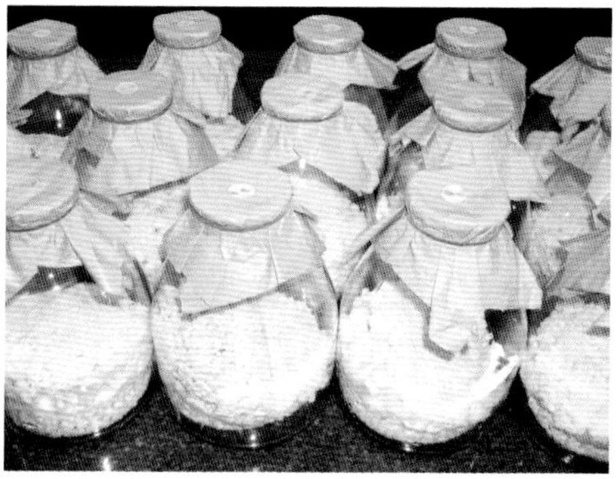

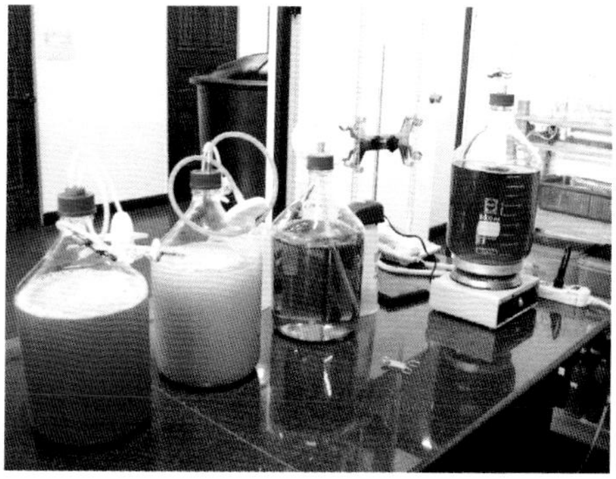

▲ 酵素被視為「元氣」或「生命力」，是維持身體正常功能所必需的能量。

Q8 目前坊間販售的酵素微泡飲料有多少種類？

A 酵素微泡飲料是一種將發酵熟成的生技「功能酵素」加以放大稀釋並創造微泡，以健康概念創造流行性，挑動味蕾、強化舒暢口感，冰涼更好喝，取代市售飲料與還原果汁飲品，口感清爽好滋味，孩童接受度高。

舉例而言，現在市面上推出如：強調多醣體，提升精力、增加活力、調節免疫系統；強調發芽糙米GABA，可舒解壓力、放鬆情緒、幫助睡眠；或是訴求養顏美容、排毒瘦身、雕塑身材。

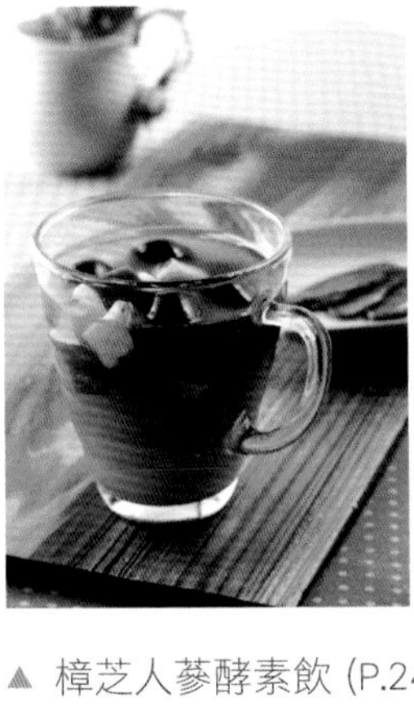

▲ 樟芝人蔘酵素飲 (P.240)

一看就懂──各種酵素種類的差異性

Q1 粉末酵素與膠囊型酵素有何差異？

A 生物科技製程中，我們常見的粉末乾燥製程是用噴霧乾燥，但我比較推薦冷凍乾燥製程，儘管冷凍乾燥成本高，耗損多，一百公斤的原料只能回收五到十公斤，這也顯示冷凍乾燥製程濃縮倍數非常高，效果好。根據實驗，透過冷凍乾燥製成最好的功能性粉末酵素，甚至能夠在三十分鐘內立即讓人感受到保健功能，而且粉末的安定性比液體高，不容易受到溫度影響，保存期限可以拉得更長，所以消費者在選購粉末酵素的時候，可以詢問製程中乾燥的方法。

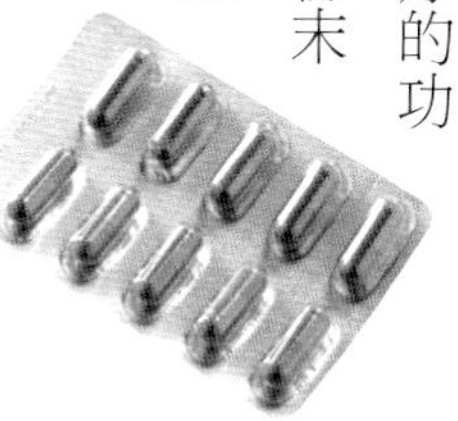

▲ 膠囊酵素安定性比液體高，保存期限較久。

Q 酵素與酵母粉、益生菌有何差異？

A

酵素是經過不同菌的生物奈米化而產生的二次代謝物，具備蔬果本來對人體有益的功能特性，以及菌種本身對人體有好處的特性，並經由生物奈米化後，小分子化吸收力更高。

酵母粉是採用單一材料單一菌種發酵乾燥而成，一般而言是生產啤酒的副產物，富含B群，對體力補充較有幫助。

益生菌是可以增加腸胃道菌群，對消化系統有直接幫助，另外某些特殊菌種具有功能性，例如抗過敏，但只憑藉菌種本身的效果，功能有限，不像酵素還具備各種蔬果特性與各種菌群的特點，交叉運用可無限發展。

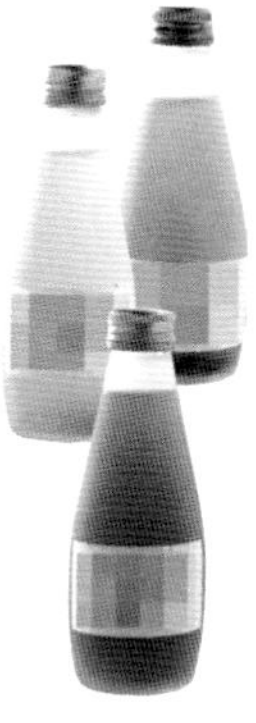

▲ 強調功能保健酵素飲品

Q3

坊間個人自製酵素與生技功能酵素有何差異？

A

個人自製的酵素若以水果加糖發酵，皆為初階酵母菌作用，小心酒精含量高，缺乏專業檢驗掌握菌種狀態，菌容易變種導致不好的影響。最必須要特別注意的是，發酵過程中避免遭受其他有害菌的汙染，以免造成食用後身體不適或者食物中毒。

生技功能酵素由通過國際認證ISO22000及HACPP之專業工廠生產，以優勢獨立菌種發酵，分階段由專業人員檢驗控管，同時可聚焦功能，製作過程是參考相關醫學文獻並應用科學檢測做功能驗證，是比較可靠值得信賴的。

Q4

液體酵素不同的濃度有何特色？

A

一般而言，液體狀是酵素原始狀態，酵素活性高，吸收率良好。然而液體酵素的發酵時間很重要，依據食材與配方的不同，最少需要一年三個月到三年不等的發酵時間，才能達到生物奈米化的最佳狀態。

液體酵素又可透過「降低濃度」或「稀釋」的差異，可製作成「即飲功能保健酵素」飲品以及酵素微泡飲料。

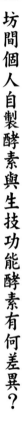

發酵熟成的原液經聚焦功能調配後是生技「功能酵素」，而將生技功能酵素調低濃度，並保持原有保健功能，開發成符合時尚上班族攜帶方便，以大眾化為訴求的是「功能保健酵素飲品」。至於將功能酵素加以放大稀釋創造微泡，以健康概念創造流行性，挑動味蕾、強化舒暢口感的則是「酵素微泡」飲料。購買液體酵素後要特別注意保存方式，開封後的液體酵素要存放在陰涼乾燥處，避免陽光曝曬，更要遠離火源，若是能擺在冰箱冷藏保存最好，才能安心又長久。

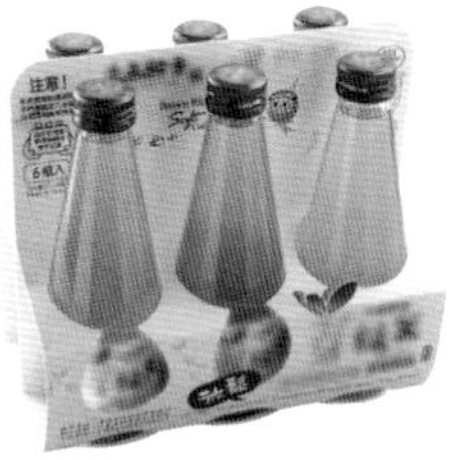

▲ 酵素微泡飲料

聰明買對—正確判斷適合自己的酵素種類

Q 怎麼選購酵素？單方和複方酵素有區別嗎？

A 大致有以下幾個選購要點，能注意的話，就能買到令人心安的酵素：

・**製程認證**：要由合法且經過ISO22000認證的工廠生產製造比較有保障。

・**成分標準**：選用複方酵素為佳，注意有經過科學驗證結合成複方，才是最好的選擇，若能找到依據君臣佐使的原理，針對個人體質改善症狀，那就更理想了。

・**發酵期限**：選擇發酵一年三個月至五年的酵素，依不同的功能與不同的需求判斷所需發酵年分，才能讓蔬果及有益菌產生最大效益。

・**聚焦功能**：建議選擇功能性複方酵素，因為人體生理反應複雜，單方酵素效果較為有限，無法完全供應人體所需，而功能性複方酵素聚焦單一功能，依據不同的配方素材互相加乘，就能針對單一器官各種生理作用做出相對應的效果，促進單一或多種作用的效率，達到良好改善或保健的功能，幫助維護身體的健康，甚至同時達到抗老化、調節免疫力、預防慢性病等目的。

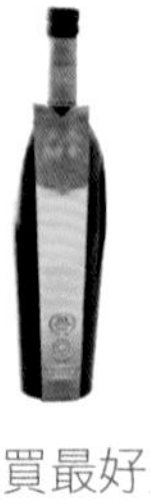

▲ 酵素採買最好是選擇商品經過ISO22000認證的工廠生產製造較有保障。

Q2 直接食用含有酵素的蔬果與服用酵素液有何差異？

A 食用蔬果需要經過消化系統的分解，但每個人消化力跟吸收力視個人的身體機能狀態而有所不同；而服用蔬果經過發酵的酵素，因為透過單細胞菌種經過一年以上的生物奈米化裂解，分子小，達到細胞可直接吸收的狀態，進入人體後可迅速被吸收，轉化成人體需要的酵素，或者促進人體酵素的運作，大幅提升人體各種機能。

如何因應個人症狀，選擇最佳功能酵素？

A

・**欲美膚活化細胞者：**毒素透過血液使肌膚暗沉、老化、產生斑點，適時補充功能性酵素，如養顏美容酵素、抗氧化抗老化酵素，可以加速新陳代謝、改善膚質，讓皮膚自然光澤有彈性。

・**容易失眠與多夢者：**年紀增長與工作生活壓力，還有中年之後的更年期階段，都容易產生失眠現象，引發許多相關問題，影響精神狀態與生理健康，適時補充功能性酵素，如改善睡眠功能酵素，能夠減少安眠藥服用，逐漸恢復正常睡眠。

・**近視、弱視與老花眼以及白內障等其他眼疾患者：**青少年長時間讀書影響視力，老年人視力衰退，視神經老化之後產生青光眼、白內障，造成生活諸多不便，適時補充功能性酵素，如固眼酵素，能夠滋潤眼球、恢復視力、增加明亮度。

・**經常感到疲累、體力不濟者：**疲累、缺乏體力是體內能量不足，酵素能增強排毒系統的運作，適時補充功能性酵素，如保肝酵素，使血液乾淨攜氧量充足，頭腦不昏沉！

・**骨質疏鬆與關節疼痛者：**女性更年期容易引發骨質疏鬆及膝蓋痠痛，無法久站及爬樓梯會產生不適，適時補充功能性酵素，如固骨酵素，可修復軟骨組織、消除發炎、抑制疼痛。

・**腸胃不適者：**現代人生活過度緊張，飲食習慣不正常，容易造成胃酸分泌過多、胃脹氣、腹瀉，而病毒性感冒也會造成上吐下瀉，適時補充功能性酵素，如健胃酵素，可改善腸胃機能、促進消化、穩定胃酸分泌，愉快用餐也無後顧之憂。

．**苦於過敏症狀者**：生活環境中充斥各種化學毒素，空氣散佈懸浮粒子與微生物，敏感體質的人終生都被過敏困擾，起床打噴嚏，不時流鼻水，忍不住咳嗽，適時補充功能性酵素，如改善過敏體質酵素，可調整免疫機能，強化適應能力，保持生理健康。

．**產前產後婦女**：懷孕期間生命的生成需要許多酵素參與觸媒，產後消耗過多的體力，需要補充酵素，而做月子經常補充營養品，更需要酵素來催化吸收！適合食用補氣血功能酵素。

．**老年人保健**：人體的酵素存量隨著年齡消耗，老年人體內的酵素相對較少、新陳代謝緩慢、消化分解力減弱，食物在腸道內囤積，易產生宿便與毒素，此毒素被血液吸收，輸送到全身，會引發各種疾病，此時必須仰賴功能性酵素清除血液中的毒素，並且恢復各器官的正常運作。適合飲用調節免疫力酵素。

．**病後休養之營養補給**：生病時，我們的酵素參與白血球的運輸工作，使免疫系統發揮功能，因而體內酵素大量流失。病後，適時補充酵素可以加速新陳代謝，是快速恢復元氣的好方法。適合飲用補氣血及調節免疫力酵素。

．**熬夜生活不正常者**：熬夜會讓肝臟過度工作影響排毒，補充酵素可以減輕肝功能的負荷！適合飲用保肝功能酵素。

・**癌症化療者快速營養補充：**化療時體內酵素大幅度消耗，身體相對虛弱，適時補充功能性酵素，一方面補充營養給細胞吸收，另方面對抗疾病。適合飲用調節免疫力功能酵素，及抗癌、抗氧化功能酵素。

・**高血壓患者：**高血壓是因為酸性物質堆積管壁，使血管變窄，為了要輸送更多血液，血壓自然升高，適時補充功能性酵素，如改善心血管機能酵素，可幫助血管分解毒素與血脂，通暢血液循環恢復正常血壓。

・**糖尿病患者：**糖尿病患經過檢驗，血液、腸道的酵素含量明顯相對較少，胰液的蛋白酶和脂肪酶也缺乏，而影響消化功能，又由於糖無法轉化成葡萄糖，長期缺乏有可能會併發肝臟、腎臟和心臟疾病，適時補充無糖的酵素精華液，可降低血糖，維持身體正常循環代謝。

如何應用酵素配合飲食達到瘦身的作用？

A 以搭配有機蔬果為主，早餐可喝一杯酵素精力湯，以五種蔬果加上少量堅果及能量粉（代餐）加入幫助排宿便的酵素；午餐跟晚餐可以製作酵素能量沙拉餐，用海苔包裹五種有機蔬果及能量粉（代餐），淋上酵素淋醬（詳見第一八〇頁）代替沙拉醬。持續食用七到十四天，將可以達到健康瘦身的效果。

早餐

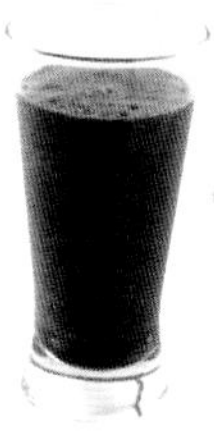

▲ 精力湯

午餐or晚餐

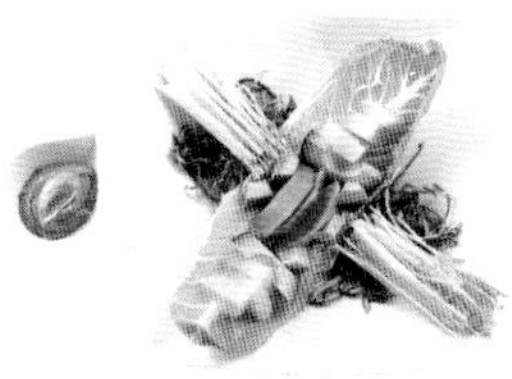

▲ 酵素能量沙拉

吃對加分──酵素的食用時間與正確食用法

Q1 酵素該怎麼喝？多久喝一次？應該稀釋嗎？

A 酵素是保健食品，理論上依據個人體質與健康狀態決定飲用多寡，只要酵素生產的條件符合科學標準化，食用上最重要的條件是持續與定量，若是針對症狀使用功能性酵素，建議初期提高使用量，待症狀明顯改善之後再減量。一般而言，生技功能酵素的一次飲用量以三十西西到五十西西稀釋一百五十西西到二百五十西西的水為適宜，一天喝兩次為原則，最多三次。

Q2 酵素在一天當中那個時段飲用比較恰當？

A 生技功能酵素建議早晚飯前20分鐘到30分鐘使用較為恰當，可提高酵素的吸收率，若是腸胃不好的使用者，則建議飯後30分鐘食用較妥當，而如果是幫助睡眠的酵素，則以睡前半小時飲用五十西西較為適宜。

Q 在不同的季節飲用酵素有何注意事項？

A 不同的季節，人體需要補充不同的營養，尤其是冬季身體較虛弱時，必須補充補氣血功能性素；春天跟秋天氣候變換較不規律，容易傷風感冒，需要補充調節免疫力功能酵素維持身體健康；夏天可減少食量，適合排毒，食用瘦身功能酵素讓好身材秀出來。

Q 據說酵素具有預防宿醉及解酒的作用？

A 保肝功能性酵素可以促進肝功能運作，一般酒精是透過肝機能代謝，所以飲酒前後服用優良的保肝酵素，可以達到解酒以及預防宿醉的作用。

Q 動手術後的患者應如何服用較佳？

A 先飲用補氣血酵素搭配酵素能量粉恢復體力，再飲用調節免疫機能酵素改善免疫力，也可以適度交叉應用增強效果，接著依據症狀需要，選擇對應功能性酵素加強調理，迅速復原身體健康。

搭配有方——酵素與保健品搭配與禁忌

Q 蔬果中的酵素受高溫烹調後，會破壞活性嗎？

A 蔬果中的酵素經過攝氏50度以上的加熱就會被破壞，這樣一來，要從熟食中攝取足夠酵素就已經不太可能了，因此，從蔬果中攝取酵素最好的方式就是以生食為主。但是過多生食又會造成體質偏於寒性，只能適量為之。

Q 酵素與保健食品應分開服用嗎？

A 同類功效的保健食品，如都是保肝、都是改善心腦血管功效的保健產品，可以考慮一併食用，非同類功效的保健食品，則建議至少間隔半小時以上分開食用，效率比較高。而通用型的全方位營養補充品，如酵素能量粉，則可直接搭配酵素原液使用，互相增加效果。

Q 生病吃藥時，也可以照常服用酵素嗎？會不會有副作用？

A 基本上酵素與西藥以分開食用，至少間隔一小時為原則，雖然酵素是保健食品而非藥品，不至於互相干擾，但西藥多是化學合成物質，無法與酵素產生加乘效用，所以還是分開使用較佳。而中藥方面，成分大多是自然物質，仍然建議間隔半小時為原則。

酵素除了內服之外，是否也能外用呢？

A

可以。例如養顏美容功能酵素可以內服，由於含有果酸也可以拿來敷臉保養皮膚，但必須稀釋三倍，加入薏仁粉，而且要注意自己是否有敏感性肌膚，並且避開眼睛周圍，最好先抹少許在手背上測試一天，沒有特殊反應，才應用在護膚上。

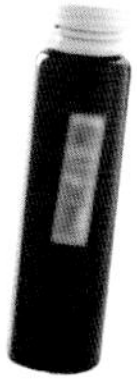
酵素精華液

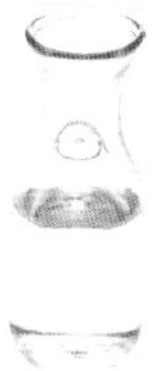
稀釋水三倍

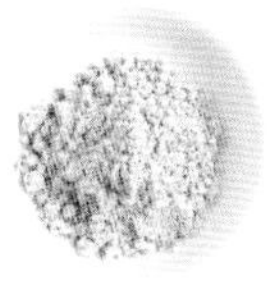
加入薏仁粉拌勻

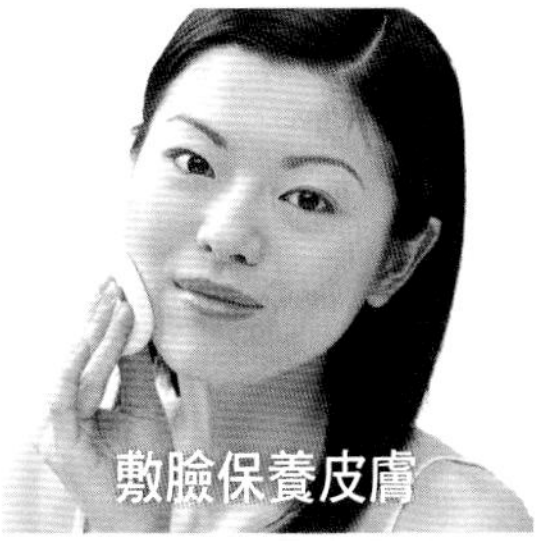
敷臉保養皮膚

創意升級—酵素的進階應用與變化料理

酵素能添加於料理中，有助提升食療功效嗎？

A

★酵素適合搭配蔬果，製作成低卡健康沙拉醬

口感較好的酵素，例如養顏美容功能酵素，可直接取代

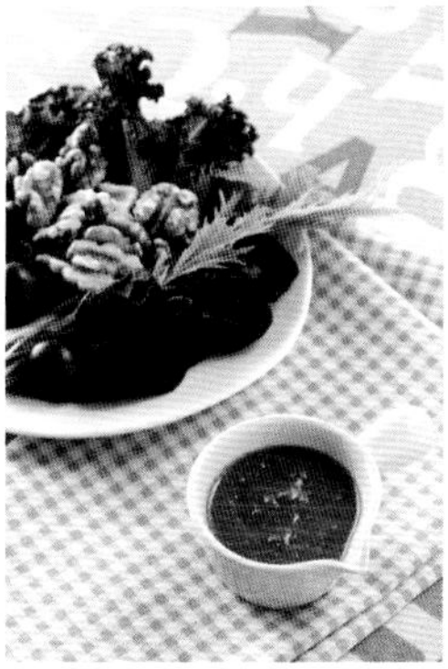

▲ 椰棗酵素淋醬 (P.190)

沙拉醬，淋在五種不同顏色的蔬果食物上，做成酵素蔬果沙拉。也可以將特定酵素，搭配堅果類以及健康油品混合，放進調理機，製作成有特色的低卡健康沙拉淋醬，甚至可以添加蔬果開發成五種不同顏色與口感的低卡健康沙拉淋醬。

★酵素適合搭配輕食，製作成無負擔的抹醬

可以選擇特定酵素加上特定堅果與其他保健營養品，如大豆卵磷脂粉、小麥草粉、啤酒酵母粉等，及健康油品，如亞麻仁籽油、南瓜籽油，小麥胚芽油等，製作成酵素抹醬，塗抹在全麥吐司或者全麥雜糧麵包上，再夾一些有機生菜食用，風味獨特，口感極佳。

★酵素適合搭配小菜，製作成無防腐劑開胃菜

選擇口感較佳的酵素，與天然調味料，如天然蔬果味素、有機醬油、竹鹽、果寡糖，以及白芝麻油等，放進調理機做充分混和調味製作成酵素醃醬，再選取適合製做小菜的蔬菜，例如南瓜、蘿蔔、牛蒡等，切絲與酵素醃醬充分攪拌，靜置冰箱冷藏適當時間，即可成為最健康的開胃小菜。

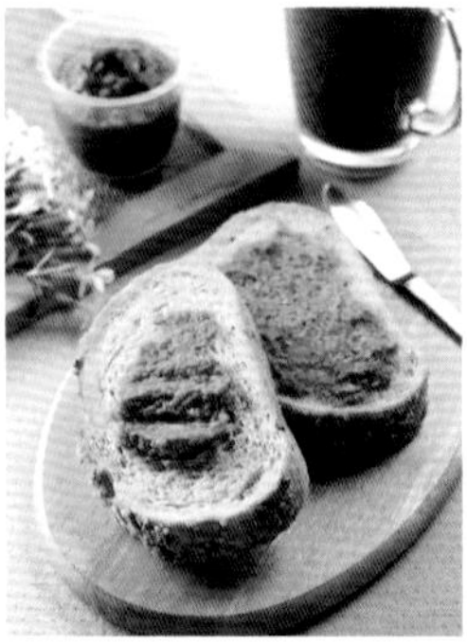

▲ 韓國泡菜酵素抹醬 (P.160)

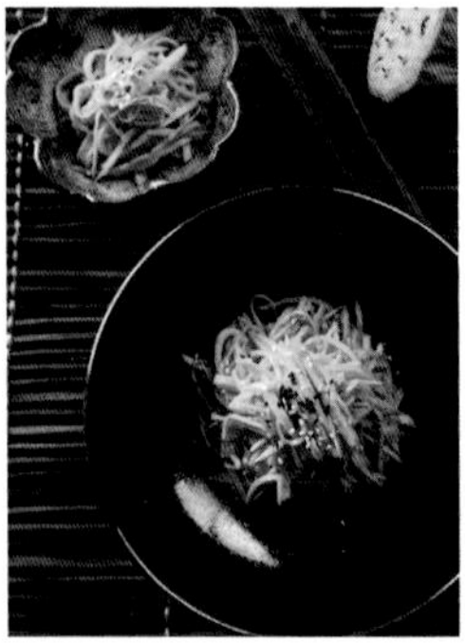

▲ 酵素養命南瓜絲 (P.210)

酵素調製成精力湯或飲料對健康有哪些幫助？

A

★酵素適合搭配—高能量精力湯

依自己的身體需要，選擇功能性酵素，在早上採用五種不同顏色蔬果與能量粉、堅果類加水，用調理機打成一杯高能量酵素精力湯，不僅可以改善身體機能，還能讓一整天營養充足，精神百倍。

★酵素適合搭配—飽足感蔬果汁

依照自己的身體需要，選擇功能性酵素，搭配功能對應有機果汁，例如加強眼睛要選擇有機藍莓、改善心血管機能要選擇有機櫻桃汁，若沒有特別對應果汁，則一概使用有機蘋果汁，加上能量粉，就是一杯具有飽足感的酵素果汁早餐。

★酵素適合搭配—無酒精雞尾酒

使用酵素飲料，例如多醣體酵素飲料、芽糙米酵素飲料，搭配不同的切塊水果丁，例如：鳳梨、蘋果、木瓜、奇異果、芭樂等不同顏色的水果，加上能量水與冰塊，就是一杯好喝又好吃的無酒精雞尾酒。

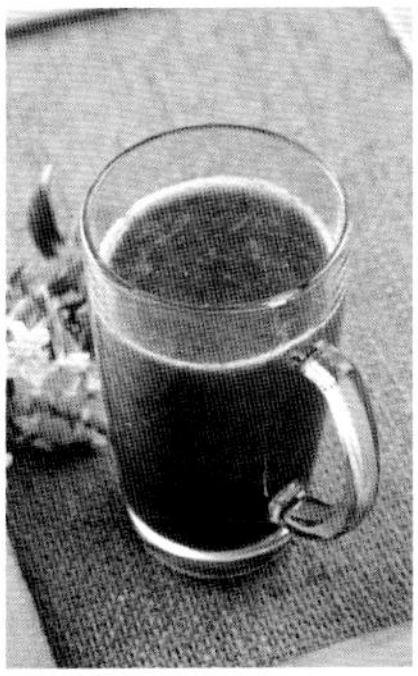
▲ 博視明目酵素精力湯 (P.176)

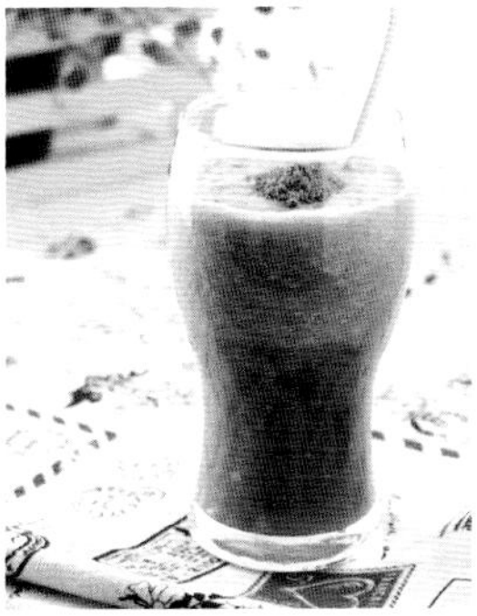
▲ 活筋壯骨酵素精力湯 (P.178)

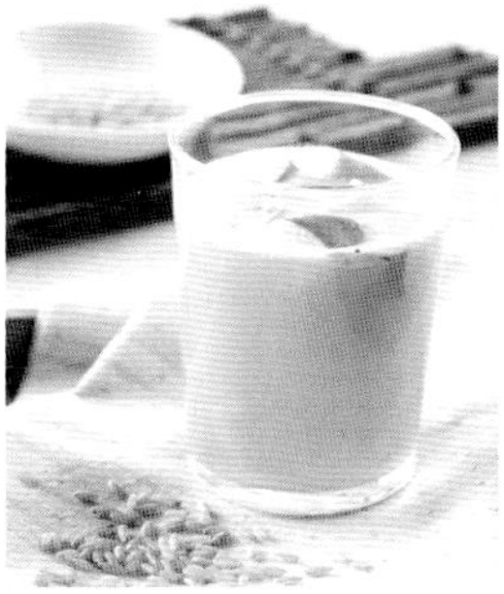
▲ GABA美白酵素飲 (P.242)

Q 酵素能加工製作成美容護膚保養品嗎？

A

★酵素可應用於──護膚面膜

酵素是用蔬果與乳酸菌發酵，含有許多果酸及有機酸，適合去油脂、去斑及溫和煥膚，尤其可以採用已經具有美容效果的酵素配方，將可提供面膜最佳效果的配方組合。

★酵素可應用於──美容保養品

酵素乃是蔬果經過生物奈米化裂解，含有許多有效的小分子營養元素，容易直接被肌膚所吸收，很適合製作美容保養品，大幅提升肌膚吸收度，迅速展現出有益於肌膚，如祛斑、保濕、緊緻、彈力、美白等愛美人士夢寐以求的功效。

★酵素可應用於──精油泡澡液

酵素具有迅速分解的能力，如果製成泡澡液，放進浴缸中伴隨入浴，不僅可達到清潔肌膚的功能，還可幫助分解角質、汙垢、汗水與毛細孔代謝物，又由於PH值較低，可達到殺菌效果。洗淨後接續使用天然精油，肌膚的吸收度更佳，展現出迷人的滑溜、滋潤與亮白的肌膚。

part 5

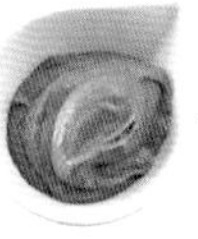

要有好的身體就從酵素健康餐開始

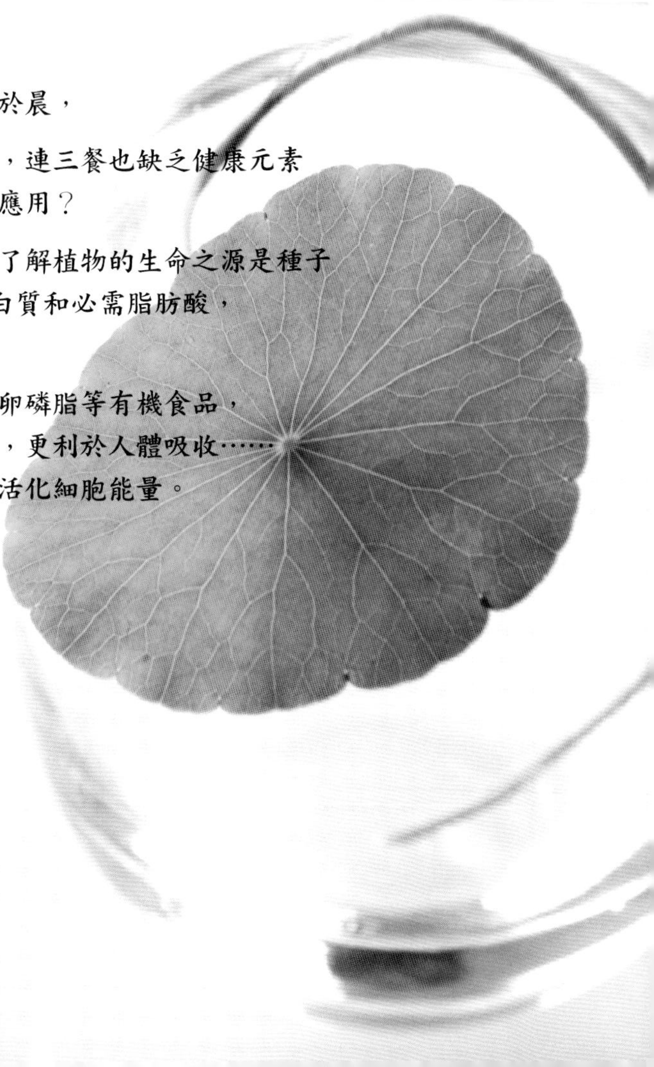

一年之始在於春，一日之計在於晨，

但人們常常忽略早餐的重要性，連三餐也缺乏健康元素
但琳瑯滿目的有機商品要如何應用？

累積多年的有機食品研究，我了解植物的生命之源是種子
(堅果)，它富含人體所需的蛋白質和必需脂肪酸，
應當加入每日飲食，

再調和藍藻、啤酒酵母、大豆卵磷脂等有機食品，
結合酵素，將營養轉成小分子，更利於人體吸收……
進而開啟人體抗老化、長壽、活化細胞能量。

一、盡早善待細胞，儲存好的健康能量

回首自己在步入中年前為事業打拼階段，就像拼命三郎不顧一切勇往直前的衝，等到痛失兩個臟器數年間在病痛中度過，才驚覺自己的健康嚴重亮起紅燈，所幸因緣際會及時接觸到生機飲食，而在親身體驗酵素飲食療法僅一個月，就感覺到體內細胞能量不一樣，不但食慾和味覺變得特別好，呼吸變得順暢有力，整個人也充滿了活力。

接著過了半年，我發現五臟六腑機能似乎重新調節，膽囊切除後引起長年的腹脹、腹瀉都明顯減少！更值得一提的是，酵素搭配體內環保食療課程效果出奇的好，不但消化脂肪及代謝能力大幅改善，腹部的游泳圈終於消失了，而且皮膚竟變白、變柔細呢！看到自己現在的身材，我不論走到那個地方，總愛拿起以前和王金平院長合拍的那張得獎照片，跟自己比較，我也不敢相信那是我本人！非常有趣吧！

人生唯有歷經病痛的過程之後，才會真正學會了珍惜，學會了寬容，也學會了豁達，更覺悟到健康的重要性，因此我期望在後半段的人生中，一定要將所得的幸福回饋社會，做有意義的事情。在這個單元中，我要分享自己多年來的保養秘密，相信大家按部就班照著做，對自己和家人都有許多好處。

現在大多數人的食物攝取以動物性食品（肉、魚、蛋、乳製品等）為主食，高蛋白物質會氧化產生氮殘留物，造成腸內腐敗；而高脂、高糖、醃漬及加工食品等不含纖維會影響代謝，若是食物製造過程經過加熱程序，也會促使酵素消失。這些耗氧的食物雖然美味，但進入腸道消化不佳，則會成為宿便積存引起腐敗產生毒素，此外如果又過量攝取菸、酒類、油炸類，造成胃分泌與神經反應混亂，將會導致消化排泄功能異常，出現不適的症狀，甚至會產生各種慢性疾病或癌症。

現代人的飲食較偏向於熟食習慣，因此容易缺乏酵素，而壓力大、飲食不正常、常熬夜或在日常生活中攝取過量有害身體的食物，也會導致免疫系統較為虛弱，而容易引起各種疾病。

年齡增長是不可避免的老化現象，同時身體的免疫力功能也在下降，40歲時僅剩二分之一，到了70歲時期有可能只有十分之一，因此我們應趁年輕時，盡早善待細胞，適時儲存好的能量來增強免疫力。

超過二百篇的國際研究文獻顯示，多攝取蔬果對於防癌確實有幫助，至少能降低50%以上的罹癌機會，因此我們應多食用含有膳食纖維高的蔬果，並且留意日常的飲食習慣，少吃加工食品，避免攝取化學添加劑，多喝水及維持規律的運動，最重要的是必須長期補充酵素來提升身體的免疫力，自然能遠離疾病。

二、酵素阿嬤養生、瘦身與抗老化的秘訣

喝有益細胞的小分子水

人體70％～80％是水，所以掌握了健康的水，就掌握了人體的健康。水對人體健康具有兩大功能，一個是協助體內代謝物、廢物及毒素等排出。另一個功能是協助營養素的吸收，並輸送到需要的器官與細胞，尤其是腎臟依靠水通道回收體內水分，小分子活水可以減輕腎臟的負擔。基本上，小分子能量水至少應該具備10個條件：小分子、活氧、負離子、弱鹼性、不含菌、豐富礦物質、無異味、無化學物質、無重金屬、有能量等，才真正算是有益細胞的健康活水。

近年來，能量水機從四管濾心逐步發展成四管、五管、到七管濾心，以增加濾心的方式，獲得良好的過濾品質。濾材方面也日新月新、不斷進步，水機功能不斷提升。由於多管太複雜，更換濾管不方便，最新型的能量水機，又由七管再濃縮成三管，將需要更換的濾管分成四層合成一管，水機體積變小，但功能不變。

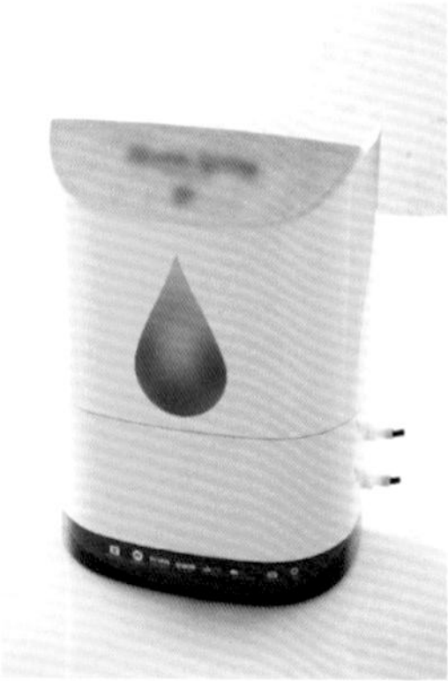

▲ 人體70%～80%是水，補充健康的好水＝擁有健康的身體。

烹飪與用油的健康要訣

烹飪的食材以有機、無毒農產品為優先選擇，而每天必須要直接生食的好油，則是多元不飽合的「有機冷壓亞麻仁油」，含有必須脂肪酸Omega3。這種油遇熱即被破壞，要生食，通常和蔬果打成汁喝，堅果裡面含Omega3，尤以亞麻子含量最高。而炒菜最好用單元不飽和的橄欖油或多元不飽和的葡萄籽油、葵花油。中國人傳統的飲食習慣較喜歡加油熱鍋、爆炒，很少吃生鮮蔬菜，是產生宿便的重要因素，因此我們為了保障身體的健康，應該改變傳統的料理方式，即使爆香蔥、蒜、薑時也應避免大火熱炒，改用冷壓油以小火低溫烹煮，並依照每種食物適時熟度的屬性烹調，不用油炸、燒烤烹調食物，遵守少鹽、少糖的健康原則。

健康炒菜其實很簡單好學，操作的程序和一般炒菜方法恰恰相反，基本的原則就是讓油溫維持在不起油煙的程度下，利用鍋子的熱度把菜煮熟，而不是讓熱的油經過爆炒把菜煮熟，因為爆炒的結果就是營養素流失，導致熱油發生質變，產生反式脂肪酸等不利健康致癌物質。

因此炒菜的順序我會建議先**冷鍋入菜、加水、加油，再加蓋，大火1～3分鐘冒煙即可熄火**，這樣的料理過程稱之為**「健康炒」**，這種烹調方式的最大特色是能保留食材最多的營養成分，炒出來的菜色翠綠、香味四溢，對人體最具有食用的價值。此外，「工欲善其事，必先利其器」，選擇炒鍋的兩大原則：注意材質和便利性。鍋子的好壞最重要是取決於材質，例如鐵鍋不只比鋁鍋或其他鍋還要重，密封性也比較好，而醫療級鋼材的鍋具，則更加經久耐用；其

酵素健康生活的五大要訣

1. 採買優質炒鍋	選用把手防燙性佳、鍋面無塗任何的漆料、鍋蓋可密封的鍋子。
2. 食用油選擇	炒菜最好用單元不飽和的橄欖油或多元不飽和的葡萄籽油、冷壓葵花油。 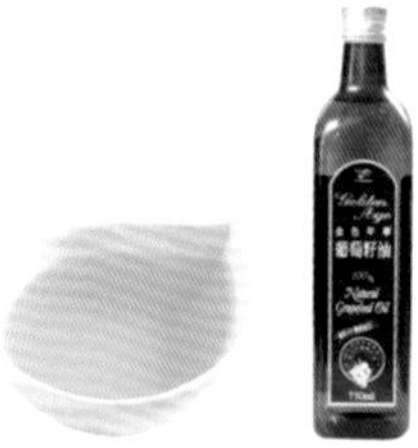
3. 炒菜原則	運用鍋子的水蒸氣把菜煮熟，保留食材自然的原味及養分，而不是用熱油爆炒煮熟。
4. 禁食或少食	少吃精緻的白米（改以五穀米或雜糧米）、白麵粉製成的各種食物（改以全麥麵粉替代的食物）、白糖（改以蜂蜜、黑糖等自然食物取代）等食品。 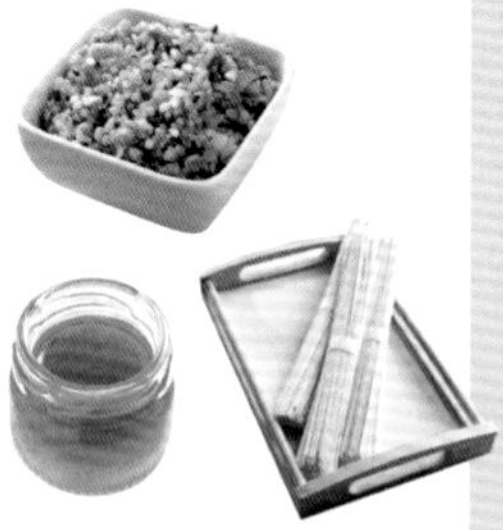
5. 水果的選擇量	以當季盛產的五色水果為首選，每天至少吃約一碗的份量。 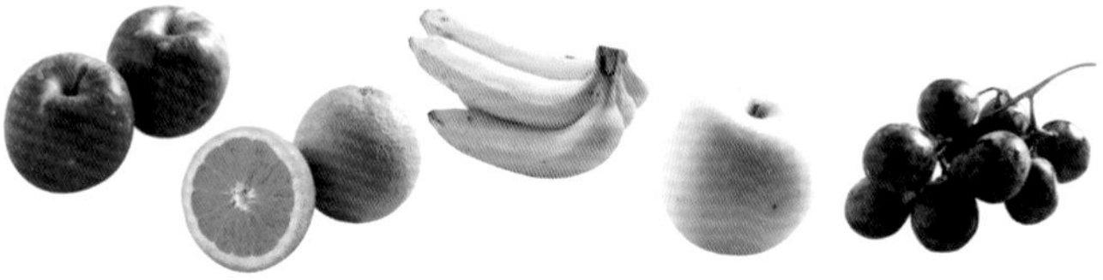

次再進階考量炒鍋結構上的安全方便性設計：

一、把手的設計是否能讓鍋蓋輕鬆蓋上，且非常牢固。

二、遠離火源是否防燙性佳，而不用擔心端起鍋時，會被燙到。

三、鍋面不能塗有任何的漆料，而鍋蓋要可以完全密封，可加速熱氣對流。縮短烹飪時間。

有些優質的炒鍋在鍋蓋上面，還設計循環水珠功能，讓食材本身的水分倒流回鍋內，即使不添加水，食物也不會煮焦，且保持食物的原汁原味，味道和健康元素也會更加分。

「健康炒」的原則

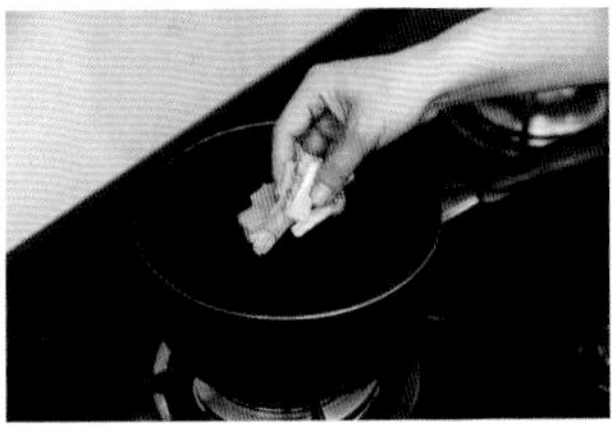

先冷鍋入菜

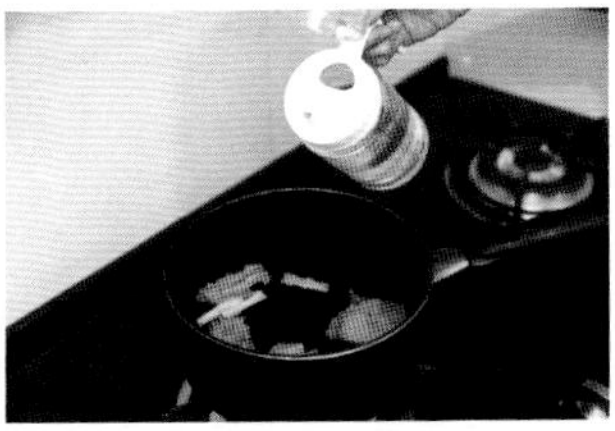

加水、加油

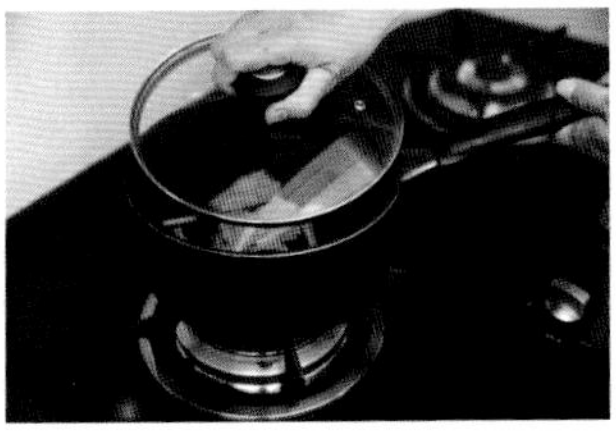

再加蓋

大火1～3分鐘冒煙
即可熄火

三、五行功能酵素的健康能量

古人有云：人體的臟腑功能活動、氣血運行與季節的變化息息相關，遵循五行養生法才能長命百歲，違背五行養生法則，則半百而衰。人類壽命的長短，不在於時代的差異，而在於平日是否養生有道。用現代胚胎細胞分裂代數與週期計算，人類平均自然壽命應該是一一〇～一二〇歲，而絕大多數人活不到一二〇歲的主因是在於忽略五行酵素養生，若現代人都能實踐五行酵素養生的規則，那麼百歲樂活健康的社會則指日可待。

利用酵素調理又應用五行的原理，將能夠完美結合現代細胞分子學與古代中醫陰陽五行學說，展現出更加卓越的效果。酵素是人體細胞必需的營養素，利用酵素調理各式各樣的食材，至少會帶來以下好處：

酵素生物奈米化作用，提升食材的營養價值

酵素在發酵過程中，可以切斷其它食材的分子結構，產生二次代謝物豐富抗氧化歧化酶（SOD），加入一些相應的食物或藥材，溫補兩全其美。在至少一年以上酵素奇妙的催化作用下，看來平凡不起眼的一般食材，就自然躍升為小分子健康細胞級食物。

酵素催化作用，提升人體的營養吸收率

酵素進入人體後，能分解食材中難以消化的蛋白質、油脂，提高人體營養吸收率，尤其是虛弱體質的人運用活菌酵素精華液，效果特別明顯，因為具有活菌且低糖或無糖的特性，糖尿病患者可以使用，是目前酵素製品中最高等級的酵素製品，添加在食物中，能夠發揮誘導性的關鍵作用。

酵素中活性作用，延長食物的保存期限

酵素中特殊的活性成分，可幫助食物延長保存期限，可以放得比較久，尤其是在一些沒有冷藏設備的地方。

接下來的最後單元，我要介紹自己花了數十年所研發的五行酵素蔬食套餐食譜，讓大家體驗功能酵素生機蔬食的美味與龐大的威力。此套餐食譜共有八大系列，從早餐、抹醬餐包、五行酵素精力湯、淋醬、生機沙拉、開胃前菜、養生主食、蒟蒻甜點到雞尾酒飲料，每道餐點皆有5種健康菜色設計，應有盡有，而且具備五行食療功能，自用養生或分享宴客兩相宜，甚至可作為開設創意蔬食餐廳的主軸菜色，更能展現這套酵素實用食譜的高評鑑價值。

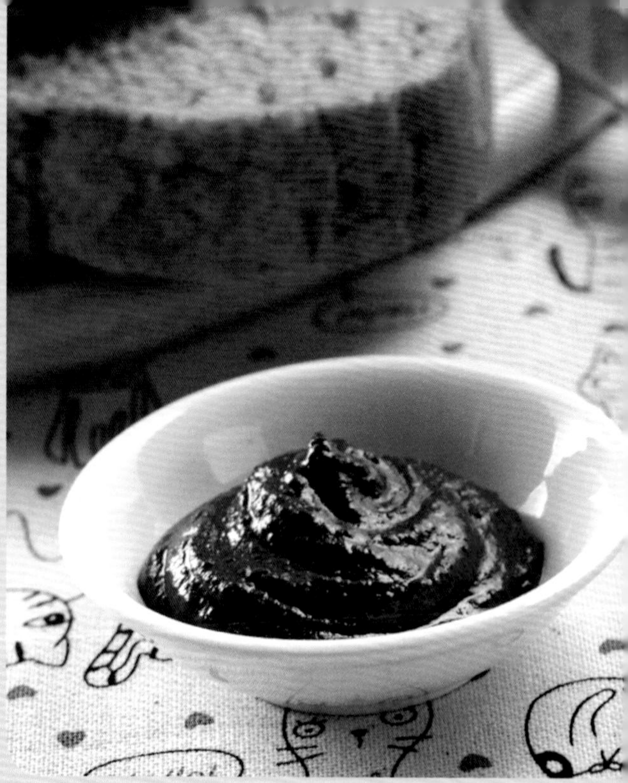

酵素五色能量抹醬

工商社會外食人口增加，但一日之計在於晨，多食用對人體健康有能量影響的食品，利用假日自己動手做酵素抹醬，使用天然的食材，可避免食用到防腐劑及有害添加物，對個人及家庭健康會有直接的幫助。

「酵素五色能量抹醬」可對應人體五臟，所謂五色是指「**綠**、**紅**、**黃**、**白**、**黑**」，直接對應人體的**肝**、**心**、**脾**、**肺**、**腎**五大器官和經絡。「春夏養陽，秋冬養陰。」常吃五色食物，可促進人體的精、氣、神展現出最好的狀態。

「酵素五色能量抹醬」口感濃郁，最適合重視口感的健康族群們，可隨意運用在各式烘培料理上，變化在吐司、麵包、口袋餅等，滿足美味又健康，食用簡便。

酵素抹醬不變質的保存方式：

【保存方法一】：用熱水汆燙過乾淨的寬口玻璃瓶、保鮮盒裝起來。

【保存方法二】：每次一定要拿乾淨的湯匙（不要沾到水分，以免變質）挖取需要量。

【保存方法三】：存放在冰箱中 5℃冷藏，在 1～2 週內吃完即可！
保存時間依照酵素放入多寡，愈多可放愈久。

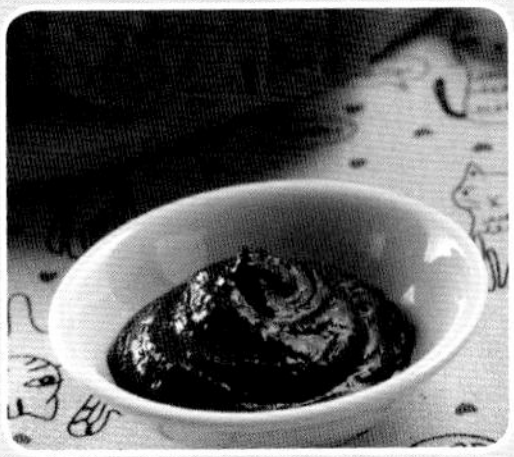

藍藻酵素抹醬（綠）

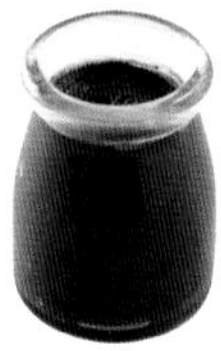

藍藻粉淡鮮微苦、小麥草清甜草味，將海洋與大地的營養素融合在一起，常吃能淨化血液、抗疲勞、充沛精神！

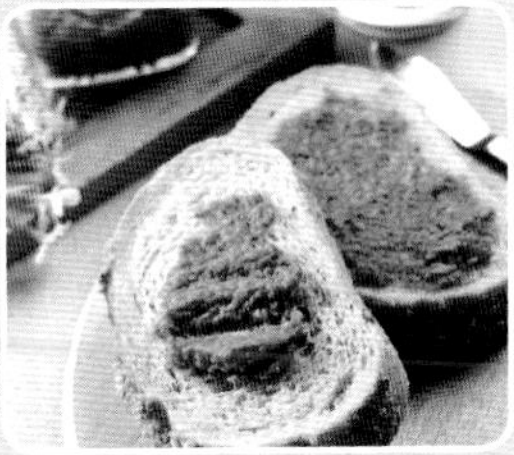

韓國泡菜酵素抹醬（紅）

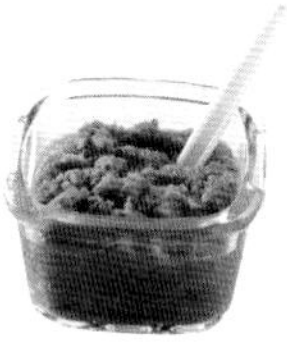

韓國泡菜辛辣香酸，酵素原液酸中帶甜，二者混搭是重口味開胃的首選，香辣爽口，食慾大開，讓您好吃又不怕胖！

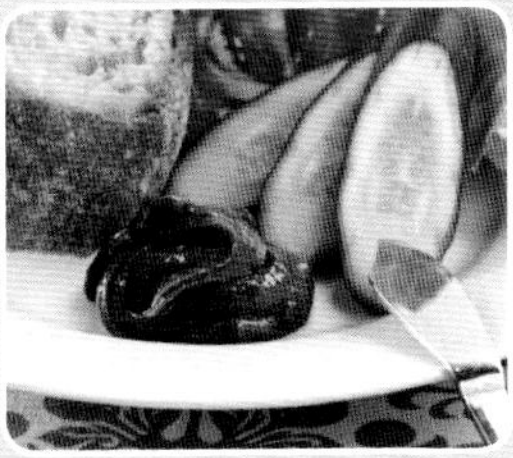

啤酒酵母酵素抹醬（黃）

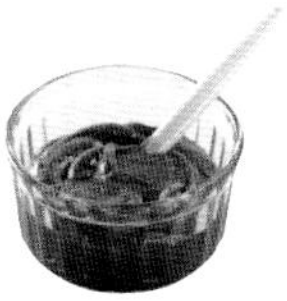

酪梨果香濃郁、啤酒酵母粉微酸略苦、卵磷脂清鹹淡香，三者相加滋味非常協調。常吃可強胃健脾，健腦益智、延緩衰老！

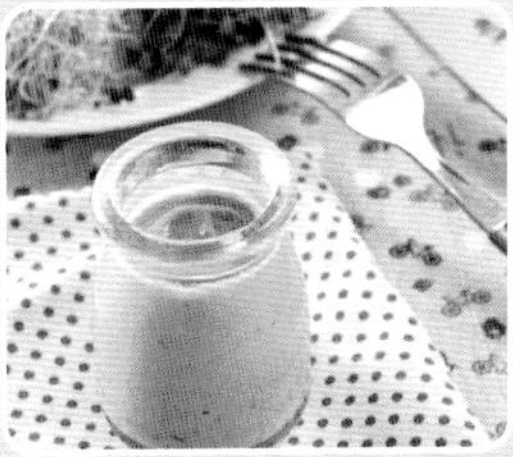

腰果酵素抹醬（白）

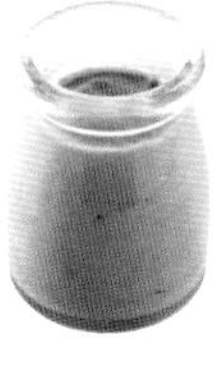

腰果清脆酥爽，香蕉香甜滑嫩，酵素精華液的醇香，加上香橙汁可凸顯核果風味，常吃可潤肺、調整免疫系統，有利呼吸道哦！

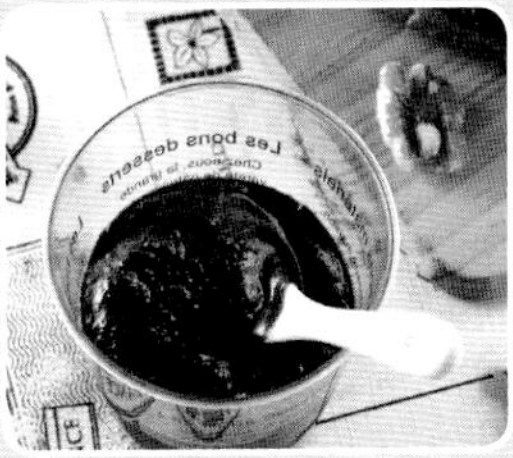

黑芝麻酵素抹醬（黑）

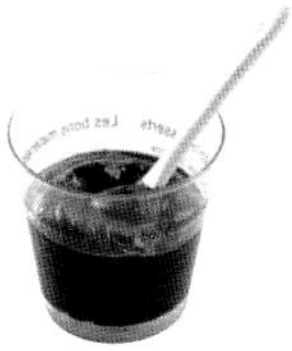

黑芝麻飄香、黑木耳Q彈、鳳梨、蘋果香甜，加入酵素原液的醇香，平衡了黑芝麻的燥性，常吃能滋陰補腎，提升免疫力，改善虛寒體質！

酵素抹醬的吃法有：

【吃法一】：抹吐司、法國麵包、潛艇堡，夾漢堡等，味道都非常可口。

【吃法二】：或直接沾蔬菜棒（西芹、紅蘿蔔、白蘿蔔切條）、烤麵包棒沾食，十分方便。

藍藻酵素抹醬（2~3人份）

綠色是木行能量，始於春天，是「生發」的象貌。青綠色食材，可有利肝的養生。「木曰曲直」，代表了生長、升發、條達、舒暢等性質。藍藻粉淡鮮微苦、小麥草清甜草味，將海洋與大地的營養素融合在一起，抹土司、夾生菜一起吃，或當沙拉醬滋味更特別，健康又美味，常吃能淨化血液、消除疲勞、充沛精神！

♥ **口感**：滑順綿密、清冽活力
♥ **味道**：鮮中帶甜、舌尖舒暢

● **材料：**

藍藻粉、小麥草粉 .... 各 5g
南瓜子 100g
鳳梨 .... 100c.c.
亞麻仁油 .... 15c.c.
能量水 .... 適量
酵素精華液 .... 15c.c.

● **調味料：**

純果寡糖 .... 5 大匙

● **作法：**

1. 藍藻粉、南瓜子、鳳梨、能量水一起，先放入萬能調理機打 1.5 分鐘。
2. 再慢慢加入小麥草粉、亞麻仁油、純果寡糖續打 0.5 分鐘，即呈濃稠狀。
3. 最後加入酵素精華液拌勻，即成。

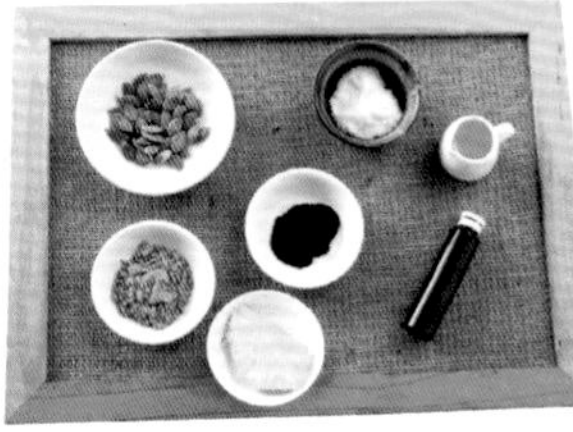

酵素阿嬤的健康看板

● **藍藻粉**含有完整植物性蛋白質、亞麻油酸、維生素 B 群等礦物質及微量元素、β 胡蘿蔔素、葉綠素，還有比肝臟高 3 倍的 B_{12}，能提供人體全方位營養，被美國太空總署採用為太空人的健康食品。

● **酵素精華液**透過專業生技製程，將酵素原液升級成精華液，提升酵素 SOD like 活性、總多酚指標含量，強化活菌高效能。酵素精華液主要特點是糖尿病患也可使用，添加在食物中能夠啟動健康能量的關鍵作用。

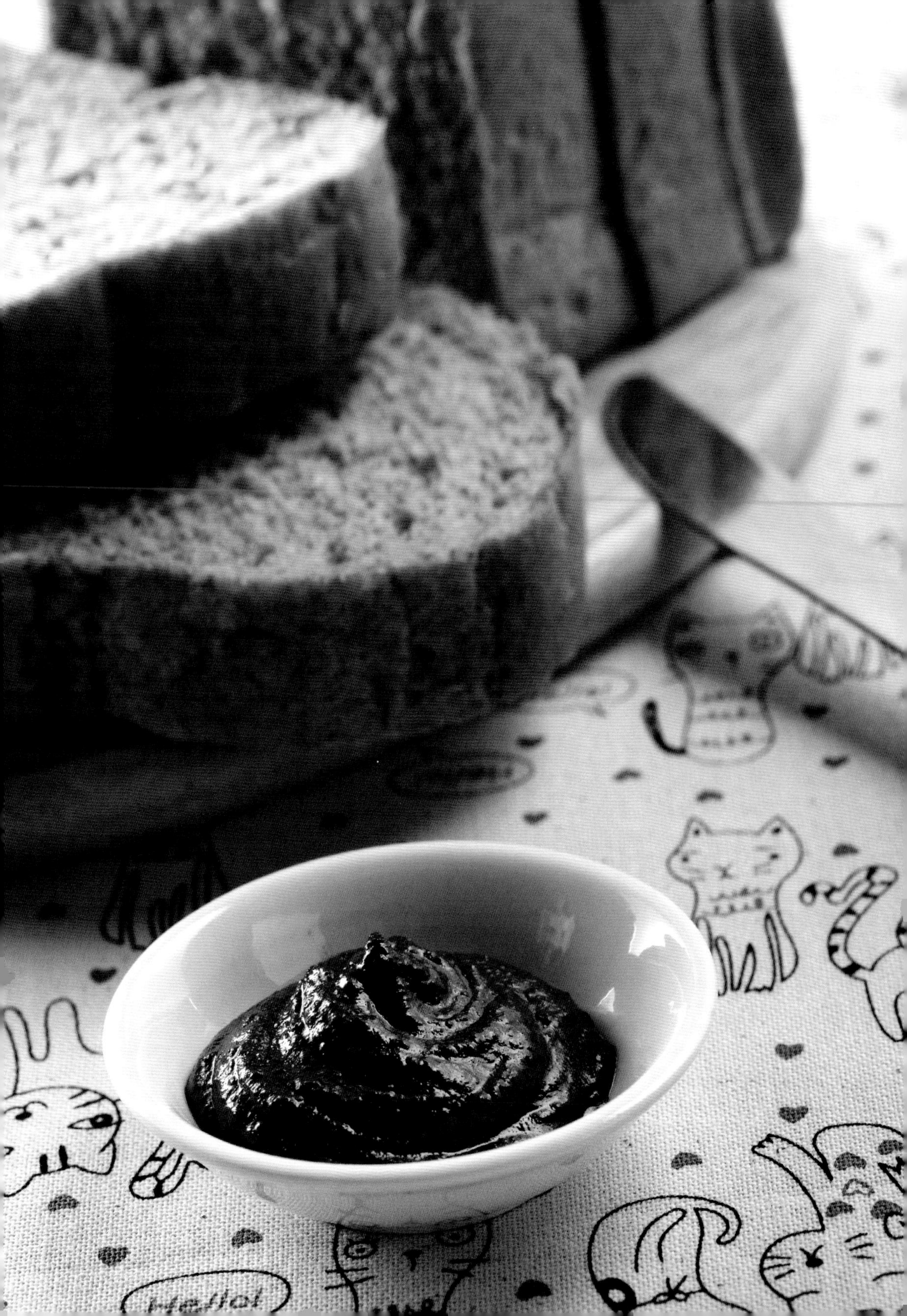

韓國泡菜酵素抹醬（2～3人份）

紅色是火行能量，始於夏天，是「活化」的象。紅色食材，可有利心血的養生。「火曰炎上」，代表了溫熱、向上、升騰等性質。韓國泡菜辛辣香酸，酵素原液酸中帶甜，二者混搭是重口味開胃的首選，塗抹在烤熱的法國麵包上，夾小黃瓜、蘿蔔嬰、苜蓿芽一起吃，香辣爽口，食慾大開，讓您好吃又不怕胖！

♥ **口感**：緊實密碎、勁爆開胃
♥ **味道**：辛辣香酸、爽口多汁

● **材料**：

韓國泡菜..200g
枸杞子（或紅棗5粒）............................20g
白芝麻...50g
酵素原液（含植物胜肽＋海藻膠原等成分）50c.c.

● **調味料**：

純果寡糖..適量

● **作法**：

1. 韓國泡菜、枸杞子、白芝麻，先放入萬能調理機打1.5分鐘。
2. 再加入純果寡糖續打0.5分鐘，即呈濃稠狀。
3. 最後加入酵素原液拌勻，即成。

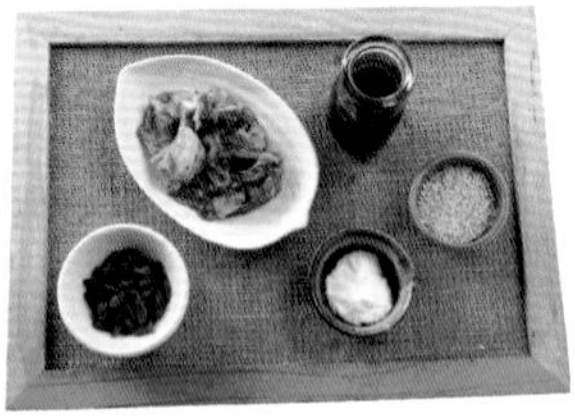

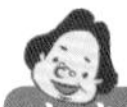

酵素阿嬤的健康看板

● **韓國泡菜**富含維生素A、B、C等營養素，所含的乳酸菌及大量纖維素可幫助消化，其辣椒素可幫助人體熱量燃燒，被美國健康雜誌遴選為「世界五大健康食品」之一。

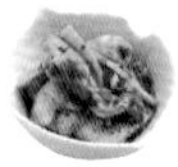

● **酵素原液**（含海藻膠原成分）是採取數十種純天然植物原料配方，搭配頂級海藻膠原成分保留最高酵素活性生物能量，對於皮膚的美白、光滑以及彈性有很大幫助，更可以提升肌膚保水度，充滿好氣色。

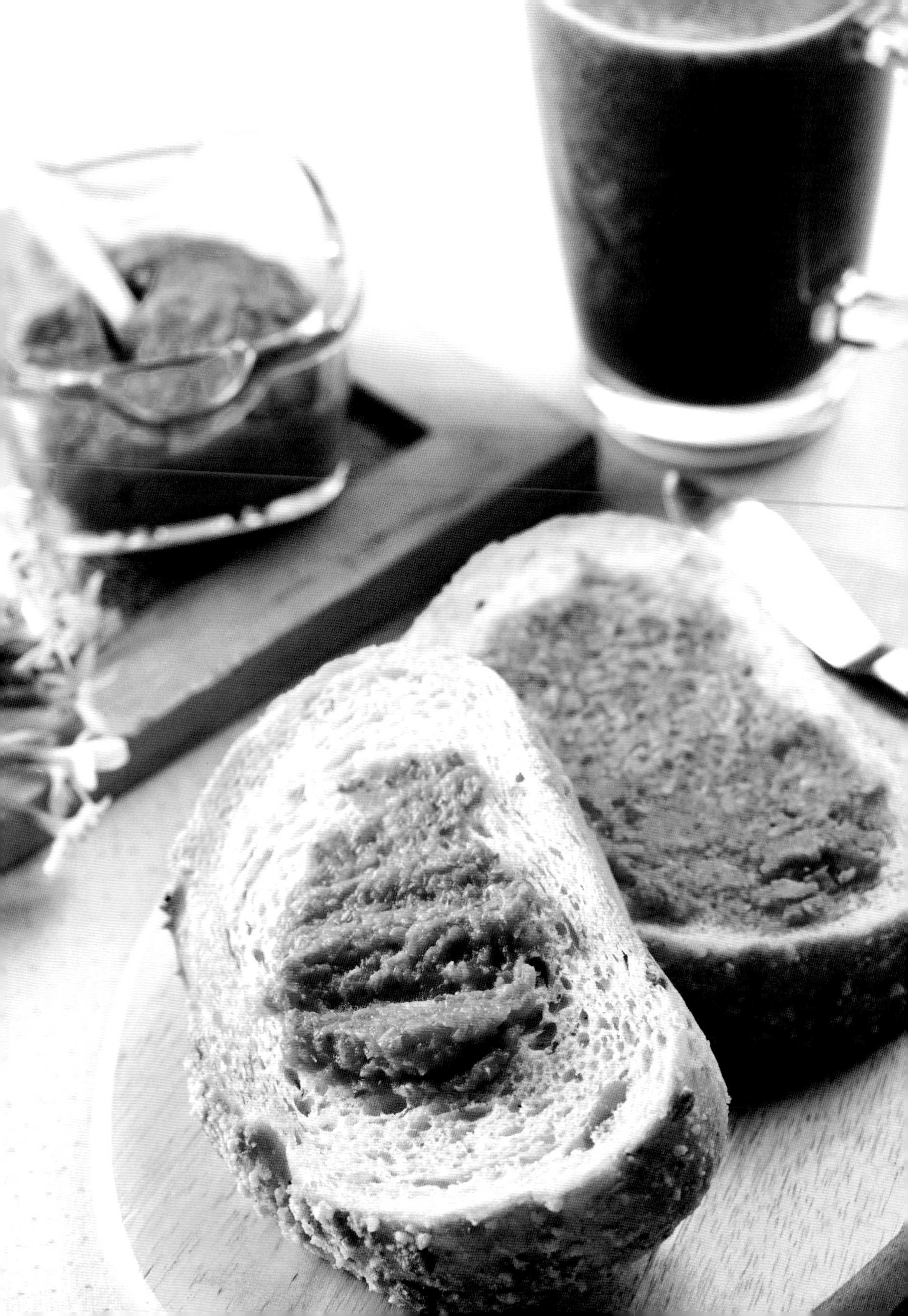

啤酒酵母酵素抹醬（2～3人份）

黃色是土行能量，藏於四季末，是「運化」的象。黃色食材，可有利脾胃的養生。「土曰稼穡」，代表了生化、承載、受納等性質。酪梨果香濃郁、啤酒酵母粉微酸略苦、卵磷脂清鹹淡香，三者相加滋味非常協調。塗抹吐司、法國麵包，再夾生菜，常吃可強胃健脾，健腦益智、延緩衰老，不論大人小孩都愛吃！

♥ **口感**：滋稠微粒、躍動生津
♥ **味道**：鹹香撲鼻、軟糯似飴

● **材料：**

酪梨果肉 50g
大豆卵磷脂 50g
啤酒酵母粉 150g
能量水.. 少許
辣椒粉.. 1/4 大匙
酵素精華液.................................. 15c.c.

● **調味料：**

原味醬油 .... 50c.c.
紅麴醬油 .... 50c.c.

● **作法：**

1. 酪梨果肉、大豆卵磷脂、能量水一起，先放入萬能調理機打 1.5 分鐘。
2. 再慢慢加入啤酒酵母粉、辣椒粉、全部調味料續打 0.5 分鐘，即呈濃稠狀。
3. 最後加入酵素精華液拌勻，即成。

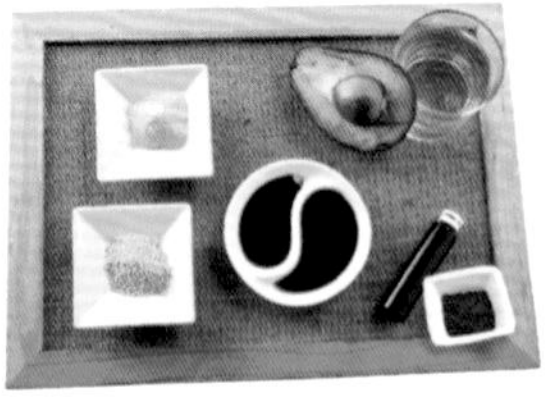

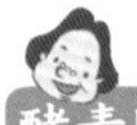

酵素阿嬤的健康看板

● **啤酒酵母**是釀造啤酒的副產品，擁有豐富的維生素 B 群寶庫為人體生長重要物質，對人體健康及防止老化很重要。

● **大豆卵磷脂**中含有卵磷脂、腦磷脂、心磷脂、磷脂酸、磷脂酰甘油、縮醛磷脂、溶血磷脂，是人體細胞重要的成分，存在於腦、神經、血液、免疫系統及肝、心、腎等重要器官中。

● **酵素精華液**能讓身體迅速好吸收、食用後會有精神充沛的感受，是目前酵素中最高等級的精華液，添加在食物中能夠發揮誘導性的關鍵作用。

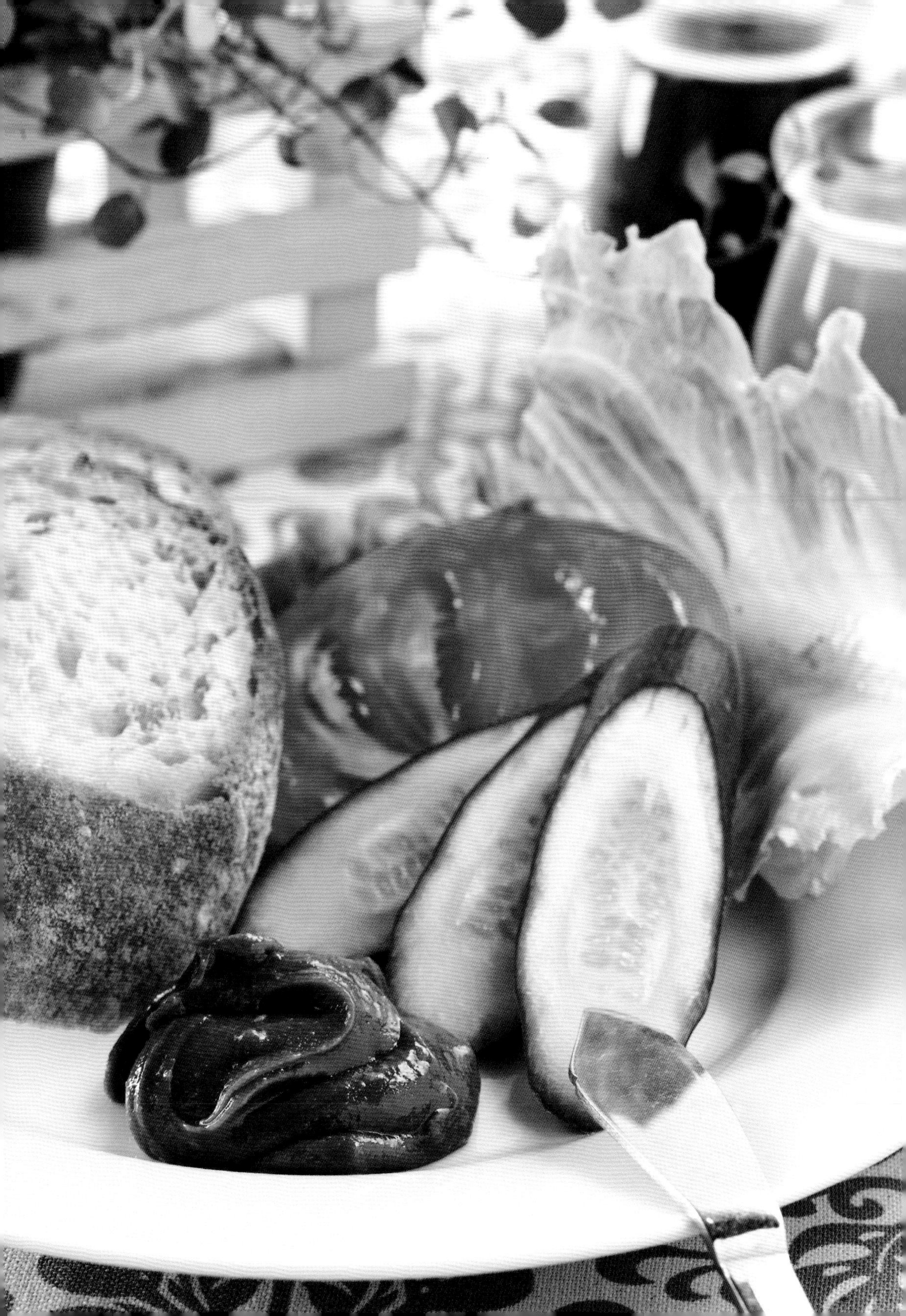

腰果酵素抹醬（2~3人份）

白色是金行能量，始於秋天，是「收斂」的象貌。白色食材，可有利肺的養生。「金曰從革」，代表了沉降、肅殺、收斂等性質。腰果清脆酥爽，香蕉香甜滑嫩，酵素精華液的醇香，加上香橙汁可凸顯核果風味，滋味十分奇妙！塗上麵包及芽菜一起吃，食料的味道會呈現非常美味的層次感，常吃可潤肺、調整免疫系統，有利呼吸道哦！

♥ **口感**：乾脆密實、滑潤輕快
♥ **味道**：酸甜芳香、富麗淳厚

● **材料：**

腰果 150g
香蕉 50g
柳橙汁（或金桔汁）............ 50g
亞麻仁油 .... 5c.c.
能量水 .... 適量
酵素精華液（詳見P.158）............ 15c.c.

● **作法：**

1. 腰果、香蕉、能量水放入萬能調理機打1.5分鐘。
2. 再加入柳橙汁、亞麻仁油續打0.5分鐘，即呈濃稠狀。
3. 最後加入酵素精華液拌勻，即成。

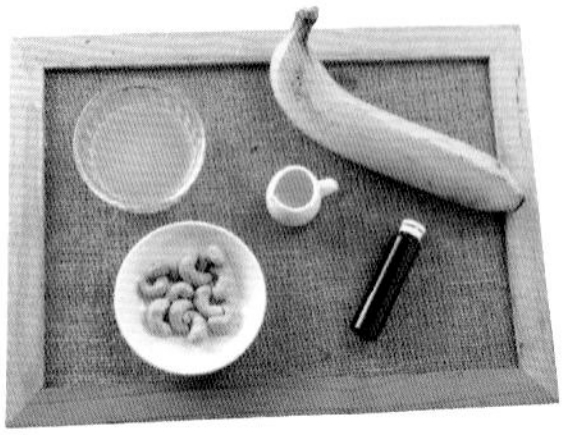

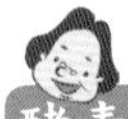

酵素阿嬤的健康看板

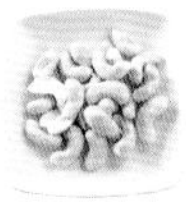

● **腰果**47%為不飽和脂肪酸，其中油酸占67%、亞油酸占10%、蛋白質21%、碳水化合物22%，含維生素A、B_1、B_2和礦物質，錳、鉻、鎂、硒微量元素，是有益高血脂、冠心病患者的食療堅果，為世界著名的四大乾果之一。

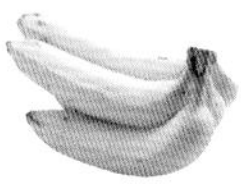

● **香蕉**含有胺基酸，會轉化成血清促進素，令人鬆馳、提升愉悅情緒，且鐵質含量高，能刺激血液內的血色素。美國食品及藥物管理局允許香蕉業者可公開宣傳：香蕉能降低血壓及和中風的機率。

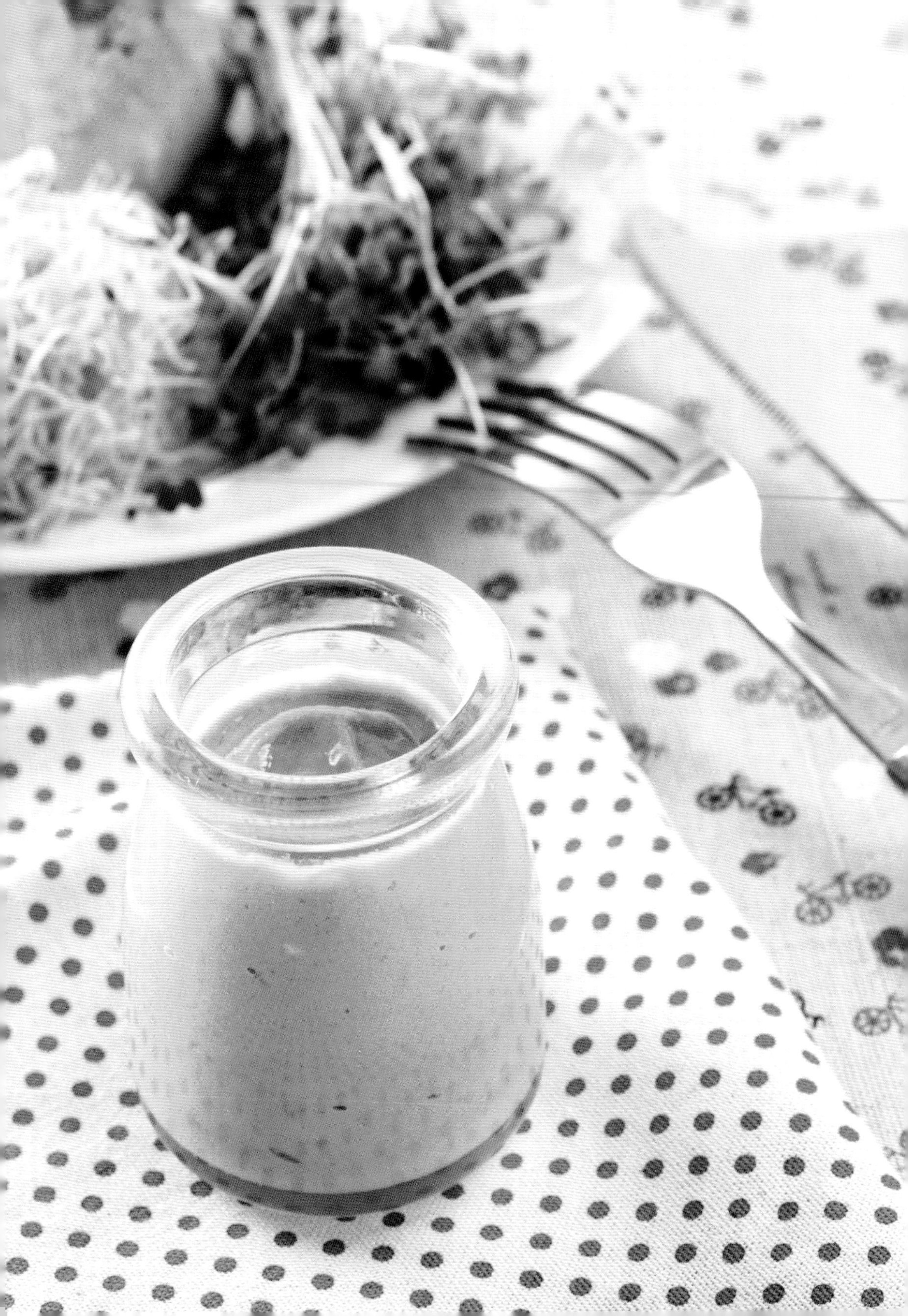

黑芝麻酵素抹醬（2～3人份）

黑色是水行能量，始於冬天，是「收藏」的象貌。「水曰潤下」，代表了滋潤、下行、寒涼、閉藏等性質。黑芝麻飄香、黑木耳Q彈、鳳梨、蘋果香甜，加入酵素原液的醇香，平衡了黑芝麻的燥性，塗上麵包、夾上蔬果做成潛艇堡，十分有飽足感，常吃能滋陰補腎，提升免疫力，改善虛寒體質，有機會就吃準沒錯！

♥ **口感**：溫暖滑順、齒頰留香

♥ **味道**：果實麻香、入喉和諧

材料：

黑芝麻……150g
黑木耳……5g
蘋果……50g
鳳梨……100g

有機葡萄乾……30g
能量水……適量
酵素原液（含珊瑚草＋植物葡萄糖胺等成分）……50g
酵素精華液（詳見P.158）……15c.c.

調味料：

純果寡糖……2大匙

作法：

1. 將黑芝麻、汆燙過的黑木耳、蘋果、鳳梨及能量水一起，先放入萬能調理機打1.5分鐘。
2. 再慢慢加入有機葡萄乾、酵素原液及純果寡糖續打0.5分鐘，即呈濃稠狀。
3. 最後加入酵素精華液拌勻，即成。

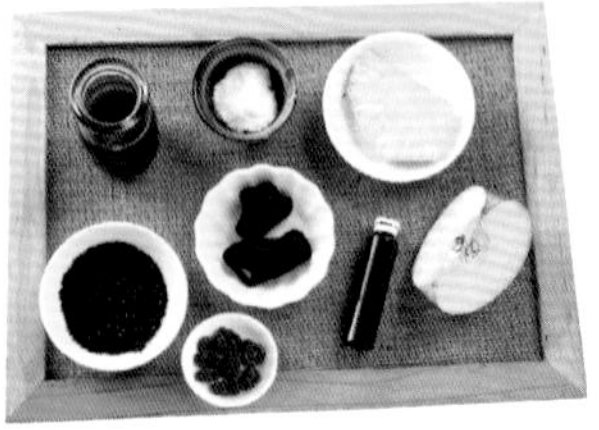

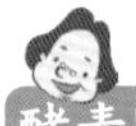

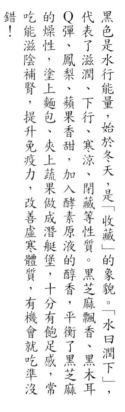

酵素阿嬤的健康看板

- **黑芝麻**有不飽和脂肪酸85%以上，其中亞油酸占45～52%，可潤腸通便；芝麻素受到纖維質的保護，磨碎人體才能吸收。高溫會加速生育酚分解，破壞芝麻抗氧化成分，因此唯有冷壓製油，才能吃到黑芝麻原有的營養品質。

- **黑木耳**含有多醣體、膠質、纖維質、卵磷脂、鈣、鐵、胡蘿蔔素、維生素B_1、B_2等，其鐵的含量為所有食品之冠，比豬肝高出七倍，比肉類高出百倍，深具養生食療的價值。

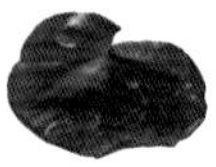

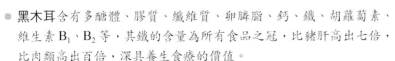

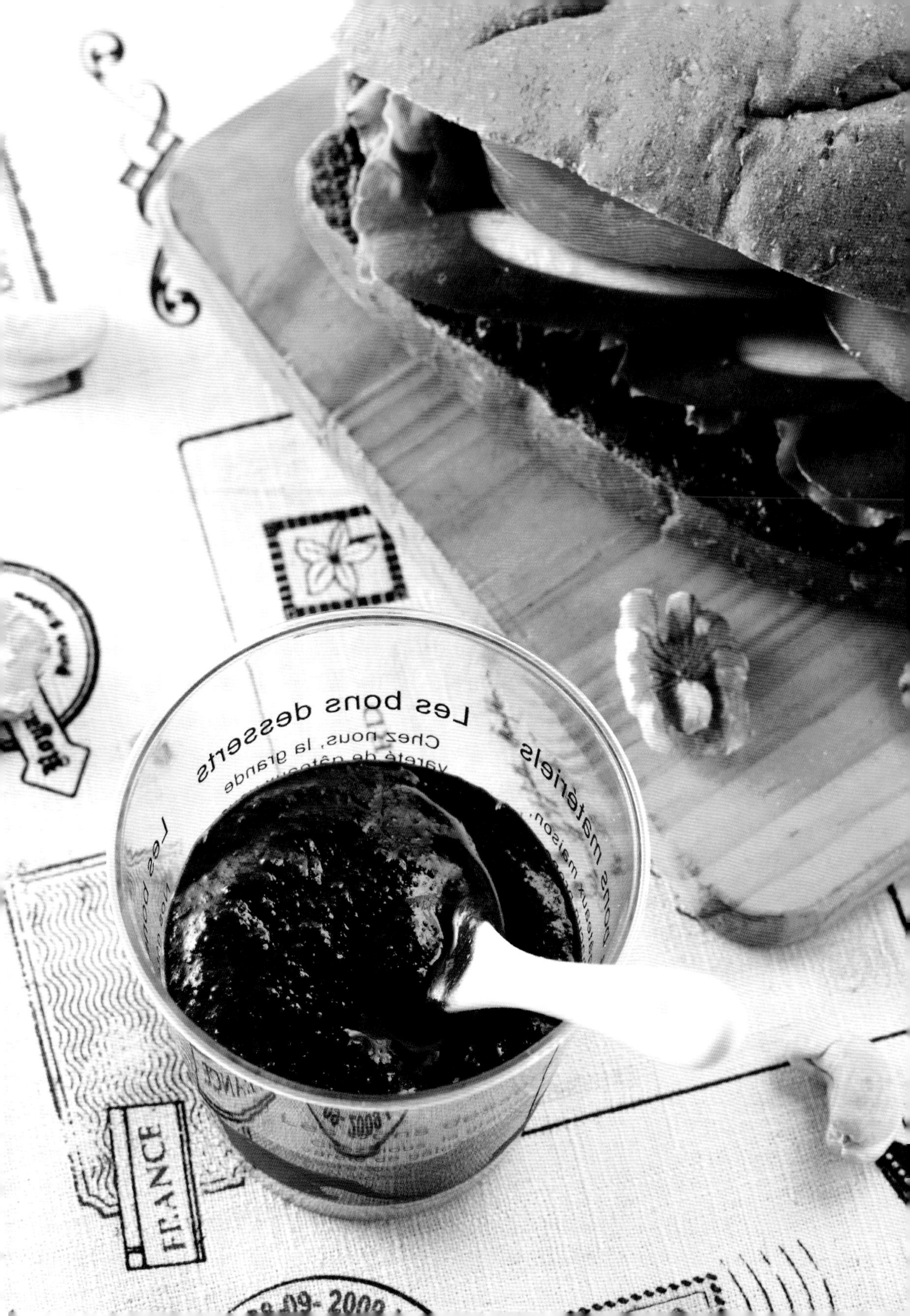
Les bons desserts
Chez nous, la grande
FRANCE

五行酵素蔬食套餐食譜
〔功能飲品 晨起就吸收〕

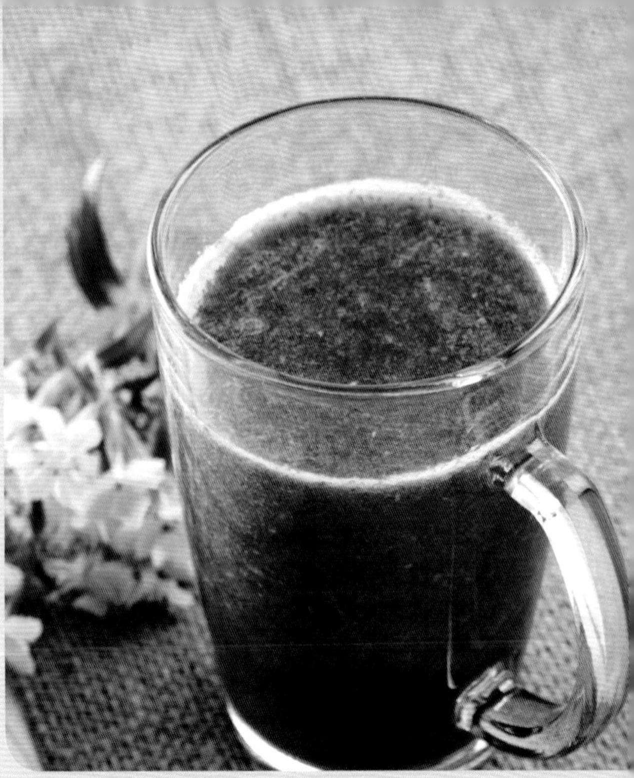

酵素五行精力湯

中醫經常說：「養顏先養胃。」不吃早餐還會引起胃結腸反射作用失調，會誘發便秘，等於身體代謝毒素排不出去，臉上容易就會有痘痘、色斑出現。在西方的國家習慣攝取綜合維生素，而台灣生機業界則是以開發蔬果精力湯取代維生素，而我則是依據不同人的體質與需求，研發五種不同功能的酵素精力湯，具有快速優質的能量，讓身體的吸收效能更好。

如果精力湯材料只有生菜蔬果，那麼食療效果容易偏寒性，對身體精氣神提升有限，加入酵素才能促進蔬果營養素的吸收，尤其是添加依個人體質需求的功能性酵素，不僅能增加纖維素與飽足感，又可以快速改善身體器官機能。

蔬果自有的酵素因為沒有經過發酵，要經過消化才能吸收，而生技功能酵素可以讓人體細胞直接吸收，再加上冷壓好油，可保護細胞膜、固胃、提升免疫力，若再加上甜菜根綜合能量粉，那麼人體一天所需的營養素就更完整無缺了。

「**酵素五行精力湯**」是採用天然植物的食材，以及當地當季蔬果，再搭配個人需要的功能性酵素，所有營養成分統統都有，一杯五行酵素精力湯，可以讓你每一口都能量俱足，喚醒五臟和全身每一個細胞的幸福！是真正最養胃、養血、養氣的早餐，有些人早上會沒什麼胃口，因此飲用「**酵素五行精力湯**」最適合、最簡單、最健康不過了，您可以依自己的需求每天選擇不同的精力湯：

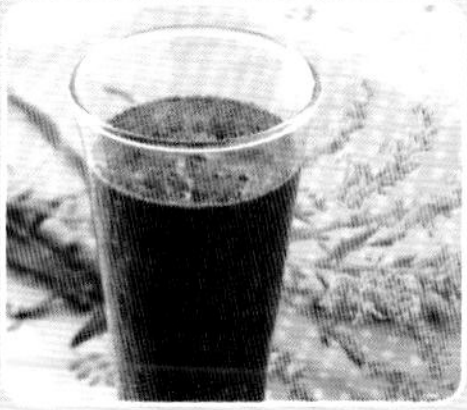

體內環保酵素精力湯

所謂體內環保，就是排毒、清腸、幫助排便、瘦身。現在的人經常以外食為主，容易造成排便不順。健康的身體三元素是要三通，腸通、血通、氣就通，每天都要排便，喝這杯精力湯，排便必然順暢，身體更健康。

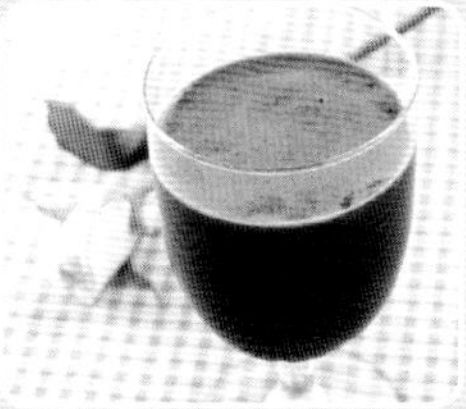

漂亮寶貝酵素精力湯

能夠美肌、活膚、粉嫩、纖體，保持好氣色，如果再加上女性調和油，能夠更快速提升效果，並且增加膚質光澤。

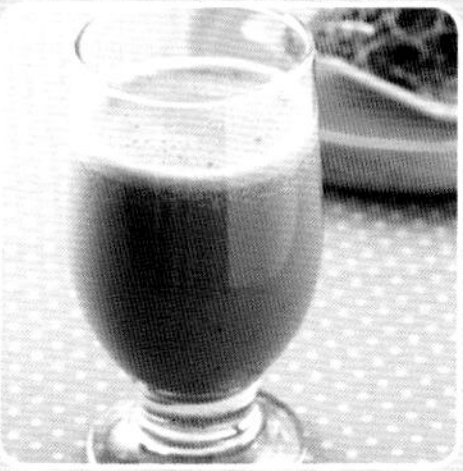

魅力熟齡酵素精力湯

女性在更年期會出現賀爾蒙失調、鎖不住鈣質，造成骨質疏鬆，甚至出現不適症狀（如五十肩、難以入眠、發熱潮紅、耳鳴、心悸、甚至躁鬱症等）。這杯精力湯是針對改善這些更年期不適症狀而研發的，若狀況嚴重，可添加熟齡功能酵素粉與Ω 3+ Ω 6 健康油來平衡賀爾蒙。

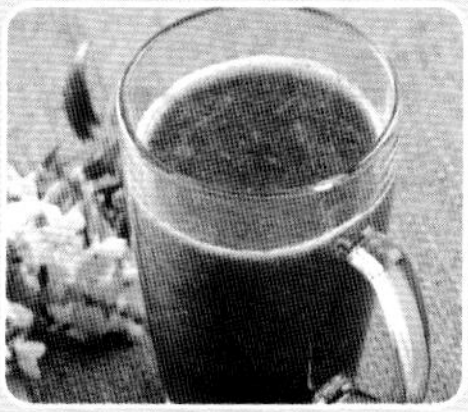

博視明目酵素精力湯

現代人眼睛離不開3C，手機跟平板電腦如影隨形，視力日漸衰退。因此，我為了要鞏固大家的視力，特別開發這道精力湯，如果有症狀嚴重者，可再添加顧眼睛功能酵素粉，效果會更好。

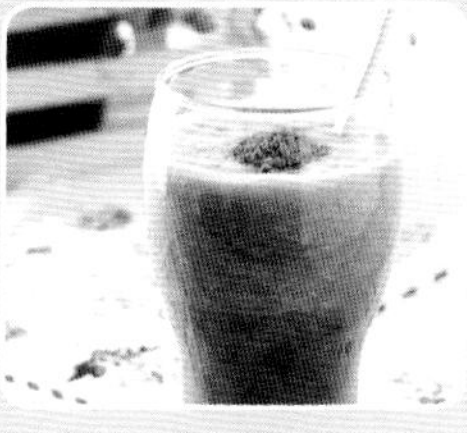

活筋壯骨酵素精力湯

隨著老年化社會來臨，超過五十歲以上的男女陸續會出現骨質疏鬆、關節痠痛、膝蓋乏力的症狀，這道精力湯除了新鮮蔬果與珊瑚草外，又添加具有壯骨功能的酵素原液，能夠快速修補軟骨組織、改善筋骨痠痛。

體內環保酵素精力湯（2～3人份）

體內環保、排除宿便、排毒是守護身體健康的基本原則。體內環保酵素粉可以達到清腸排毒、排除宿便的效果；含有靈芝＋桑黃等成分酵素液可以調節免疫系統、加強身體的抵病力，還有另外加入藍藻粉及亞麻仁油來調整DNA與RNA，達到活化細胞的效果，讓飲用者在進行體內環保淨化體質的同時，也能夠提升精氣神、增加體力，讓身體更健康。

材料：

牛蒡、西芹 .... 各 40g
番茄 60g
鳳梨 100g
藍藻粉、體內環保酵素粉 .... 各 2g
酵素原液（含靈芝＋桑黃成分等）........ 60c.c.
亞麻仁油 .... 5c.c.
能量水.. 400c.c.

調味料：

純果寡糖 .... 1 大匙

作法：

1. 生鮮蔬果洗淨。牛蒡、西芹切小段；番茄、鳳梨切小塊備用。
2. 所有生鮮蔬果、能量水，放入萬能調理機攪打 1.5 分鐘。
3. 最後加入藍藻粉、體內環保酵素粉、酵素原液、亞麻仁油拌勻，即可飲用。

酵素阿嬤的健康看板

- **藍藻粉**含有比肝臟高三倍的 B_{12}，能調節人體神經系統，適應現代生活快節奏，抗疲勞，維持旺盛精力。
- **體內環保酵素粉**是由 20 多種天然植物及乳糖，經特殊生化發酵處理，內含大量植物纖維素及稀有酵素，可促進新陳代謝，減少疲勞感，使排便順暢、延年益壽。

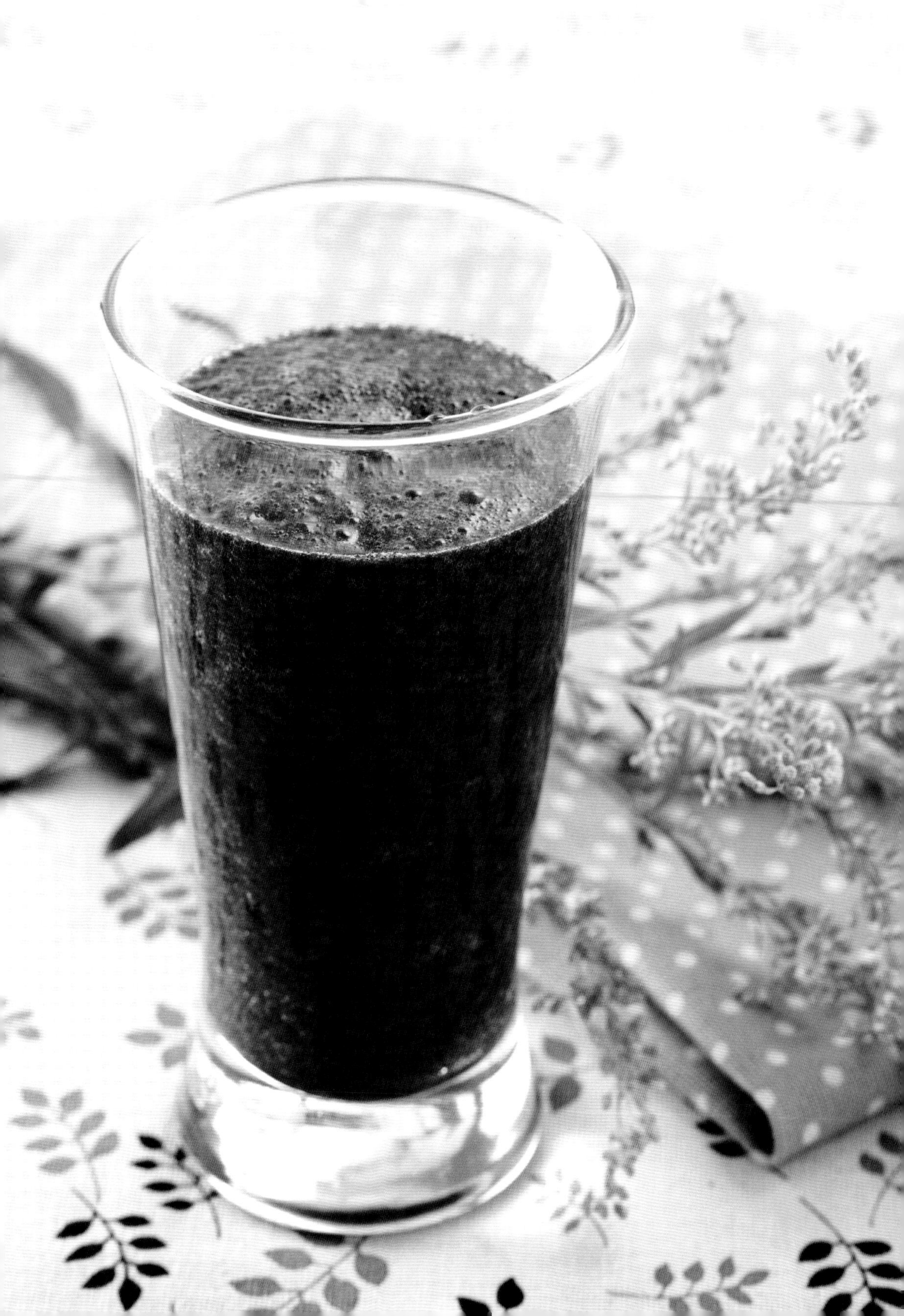

漂亮寶貝酵素精力湯（2～3人份）

最新研究發現，海藻的美肌效果，比動物皮提煉的中藥「阿膠」，藥用功效更顯著，它所含的活性物質與珍貴微量元素多達一千多種，比陸地上的藥草多出十倍。含有海藻等成分的桑椹酵素、女性調合油和甜菜根能量粉，能讓膚質更有光澤，讓這道精力湯除了達到美容功效之外，也能夠同時攝取到一天所需要的營養素。

材料：

甜菜根 …… 60g
紅蘿蔔 …… 20g
蘋果、鳳梨 …… 各 50g
香蕉 …… 40g
紅藜芽菜 …… 1 小束
葡萄乾、甜菜根能量粉 …… 各 10g
Ω 3+ Ω 6 健康油 …… 5c.c.
酵素原液（植物胜肽＋海藻膠原原液等成分）…… 60c.c.

調味料：

純果寡糖 …… 1 大匙

作法：

1. 生鮮蔬果洗淨。甜菜根、紅蘿蔔、蘋果、鳳梨、香蕉去皮，切小塊；與紅藜芽菜一起，放入萬能調理機攪打 1 分鐘。
2. 再加入葡萄乾、甜菜根能量粉、Ω 3+ Ω 6 健康油、純果寡糖續打 0.5 分鐘。
3. 最後加入酵素原液拌勻，即可飲用。

酵素阿嬤的健康看板

葡萄乾含可溶性多醣 59%，純果糖 36% 及豐富的鐵、鎂、銅、兒茶酸、花青素。每天吃一小把葡萄乾，可補血、補氣、暖胃。

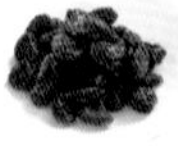

紅蘿蔔有「小人蔘」之稱，含有大量 β 胡蘿蔔素，具有補肝、明目的作用，可幫助皮膚新陳代謝，增進血液循環，改善夜盲症。

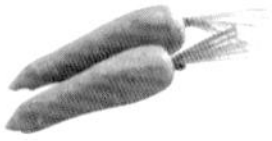

甜菜根能量粉是結合十寶粉與綜合酵素調製而成（如甜菜根、藍藻、大麥、啤酒酵母、桑椹、山藥、牛蒡、明日葉等），早餐或飢餓隨時泡一杯，營養完整且均衡，而且口感好、能量高，是兒童、孕婦、上班族、減重、虛弱體質者的五星級代餐。

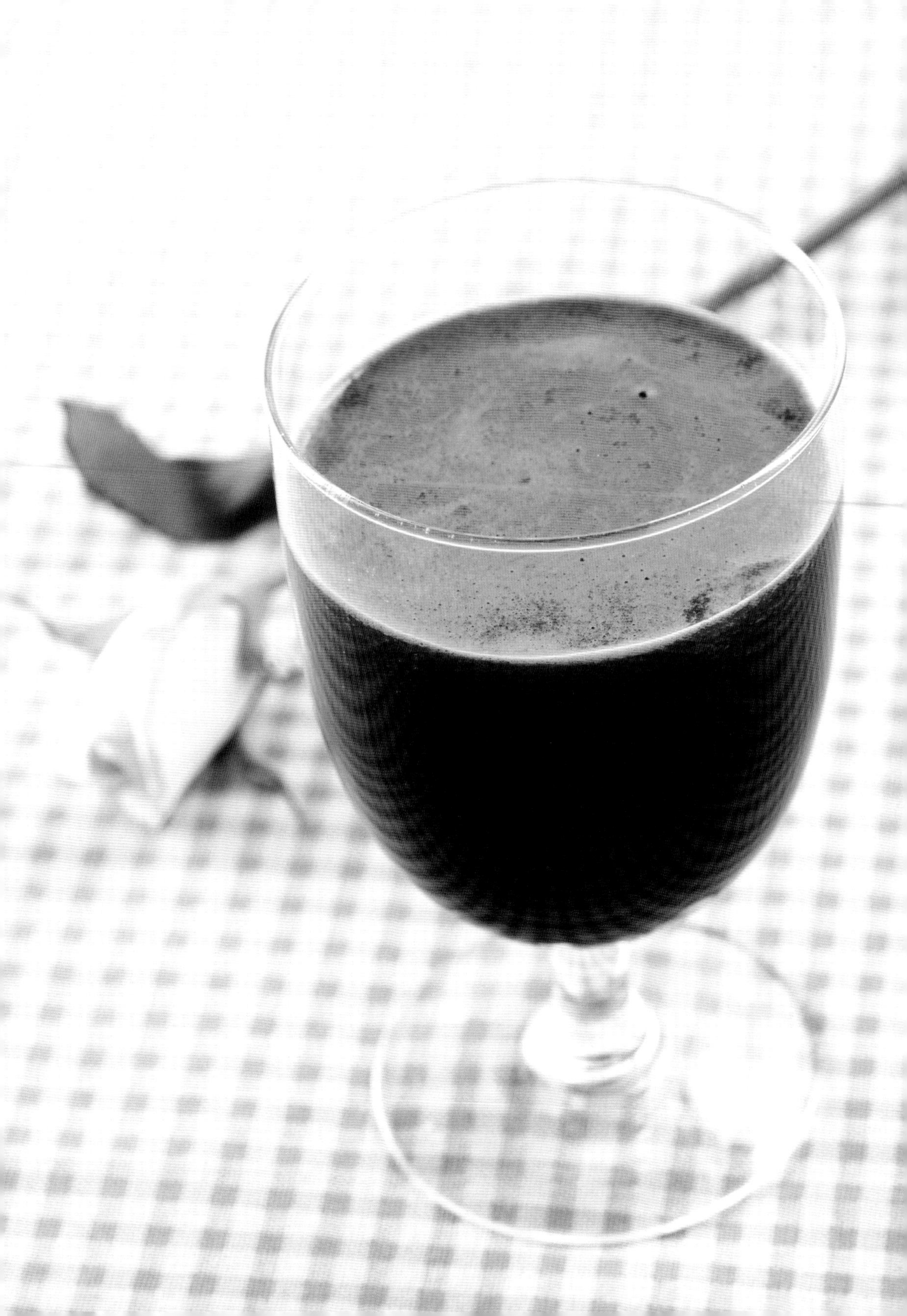

魅力熟齡酵素精力湯（2～3人份）

千年古方《黃帝內經》中：「肺主皮毛，朝百脈。」名門貴族用燕窩美容，看似奢侈時尚的美容方法，其實簡單源自同樣的道理，大豆異黃酮和山藥二者含大量植物激素，加上含有諾麗果＋山藥等成分的酵素原液，適合輕熟女調補身體，養肺陰、脾經、腎經，肺陰養足，百脈通暢，皮膚自然而然就柔嫩、紅潤、緊緻了。

● 材料：

白山藥……100g
紫高麗菜……30g
無糖豆漿……200c.c.
大豆卵磷脂、啤酒酵母粉……各 1 大匙
Ω 3+ Ω 6 健康油……10c.c.
酵素粉（含大豆異黃酮＋山藥等成分）…4g
酵素原液（含諾麗果＋山藥等成分）……60c.c.

● 調味料：

純果寡糖……1 大匙

● 作法：

1. 白山藥洗淨，去皮，切塊；紫高麗洗淨、切塊；蜜椰棗去籽。
2. 白山藥、紫高麗菜與豆漿放入萬能調理機打 1 分鐘。
3. 加入大豆卵磷脂、啤酒酵母粉、Ω 3+ Ω 6 健康油及純果寡糖續打 0.5 分鐘。
4. 最後放入酵素粉、酵素原液拌勻，即可飲用。

酵素阿嬤的健康看板

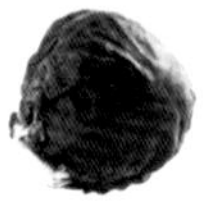

● **紫高麗菜**又稱為紫萵苣、紫甘藍，含有豐富的花青素，具有明目、淨化血液的作用。它也是腸胃潰瘍者調養最優質的生菜汁，含有硫、氯、碘，可淨化腸胃黏膜。

● **大豆異黃酮**所含的天然植物激素，能雙向調節體內激素平衡，改善女性更年期障礙，有效調整內分泌失調。

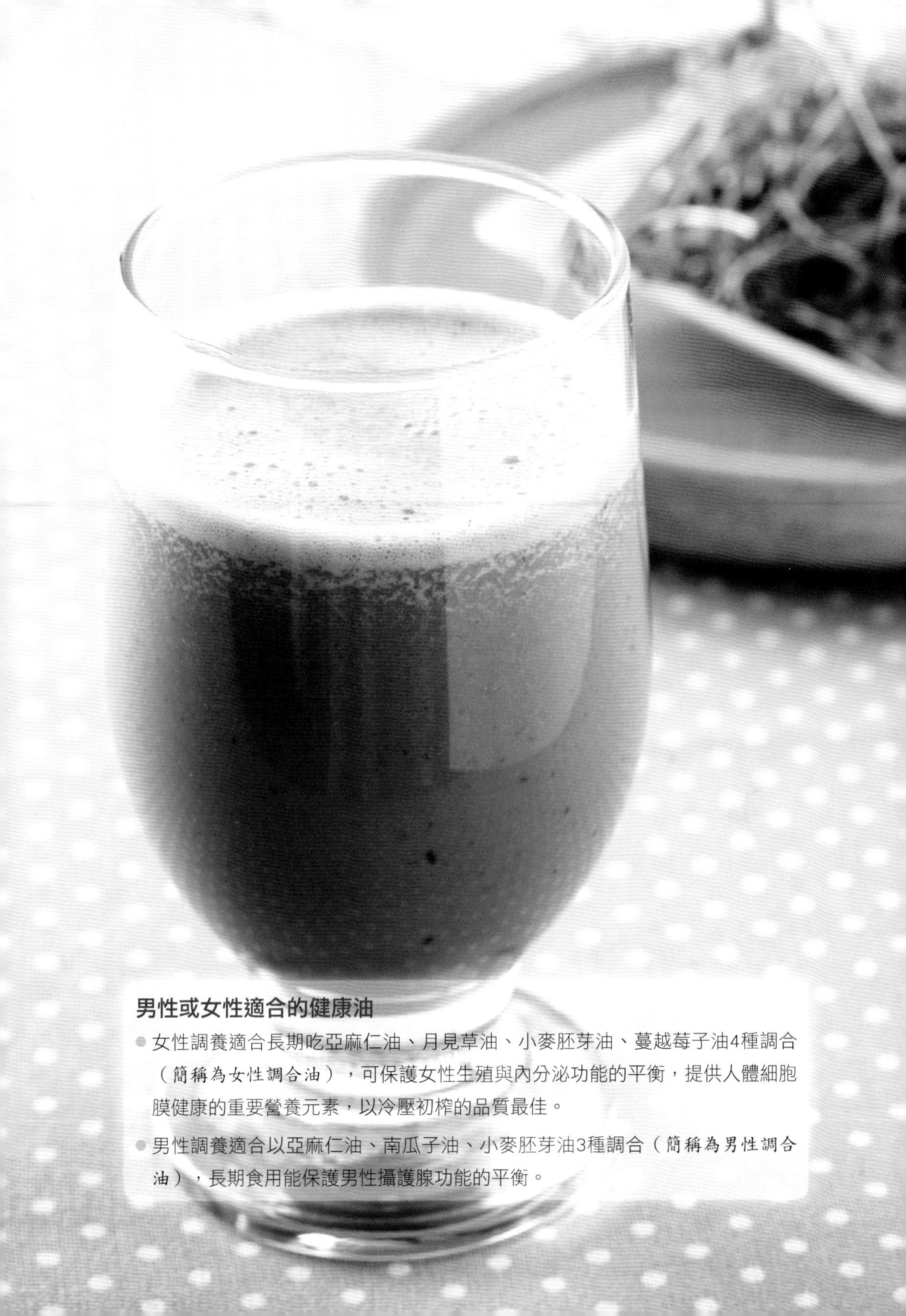

男性或女性適合的健康油

- 女性調養適合長期吃亞麻仁油、月見草油、小麥胚芽油、蔓越莓子油4種調合（簡稱為女性調合油），可保護女性生殖與內分泌功能的平衡，提供人體細胞膜健康的重要營養元素，以冷壓初榨的品質最佳。
- 男性調養適合以亞麻仁油、南瓜子油、小麥胚芽油3種調合（簡稱為男性調合油），長期食用能保護男性攝護腺功能的平衡。

博視明目酵素精力湯（2～3人份）

歷代養生家都主張「目不久視，目不妄視。」，因久視、妄視耗血傷神。綠色對應肝，肝開竅於目，所以肝功能失調會直接影響眼睛的健康。藍莓富含花青素能修復視網膜細胞，而葉黃素是視網膜中心黃斑區的重要物質，能有效預防老年眼疾病變及白內障的發生。這道精力湯搭配輔助視力的食材，能有效預防視力老化，提升眼睛的明亮度。

- **材料：**

紅蘿蔔 40g
鳳梨 50g
菊苣 30g
蘿蔔嬰 .... 1 小束
枸杞子 5g
能量水 .... 400c.c.
亞麻仁油 .... 5c.c.
酵素粉（含藍莓＋葉黃素等成分）................2g

- **調味料：**

純果寡糖 .... 1 大匙

- **作法：**

1. 生鮮蔬果洗淨。紅蘿蔔、鳳梨去皮，切小塊；菊苣、切段。
2. 紅蘿蔔、鳳梨、菊苣、蘿蔔嬰、枸杞子及能量水，先放入萬能調理機攪打 1 分鐘。
3. 再加入亞麻仁油、純果寡糖續打 0.5 分鐘。
4. 最後加入酵素粉拌勻，即可飲用。

酵素阿嬤的健康看板

- **枸杞**具有補腎益精、養肝明目的作用，且根據宋代陳直撰《養老奉親書》中記載著長期服用，可使人「明目駐顏，輕身不老。」，還具有補血、補腦、安神、烏髮、抗老化、消除疲勞、預防動脈硬化等功能。

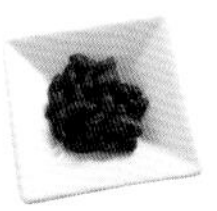

- **菊苣**為藥食兩用植物，菊苣葉可調製生菜，其根部含有菊糖及芳香族物質，能促進人體消化器官活動。植物的地上部分及根均可供藥用，具有清熱解毒、利尿消腫、健胃等效益。

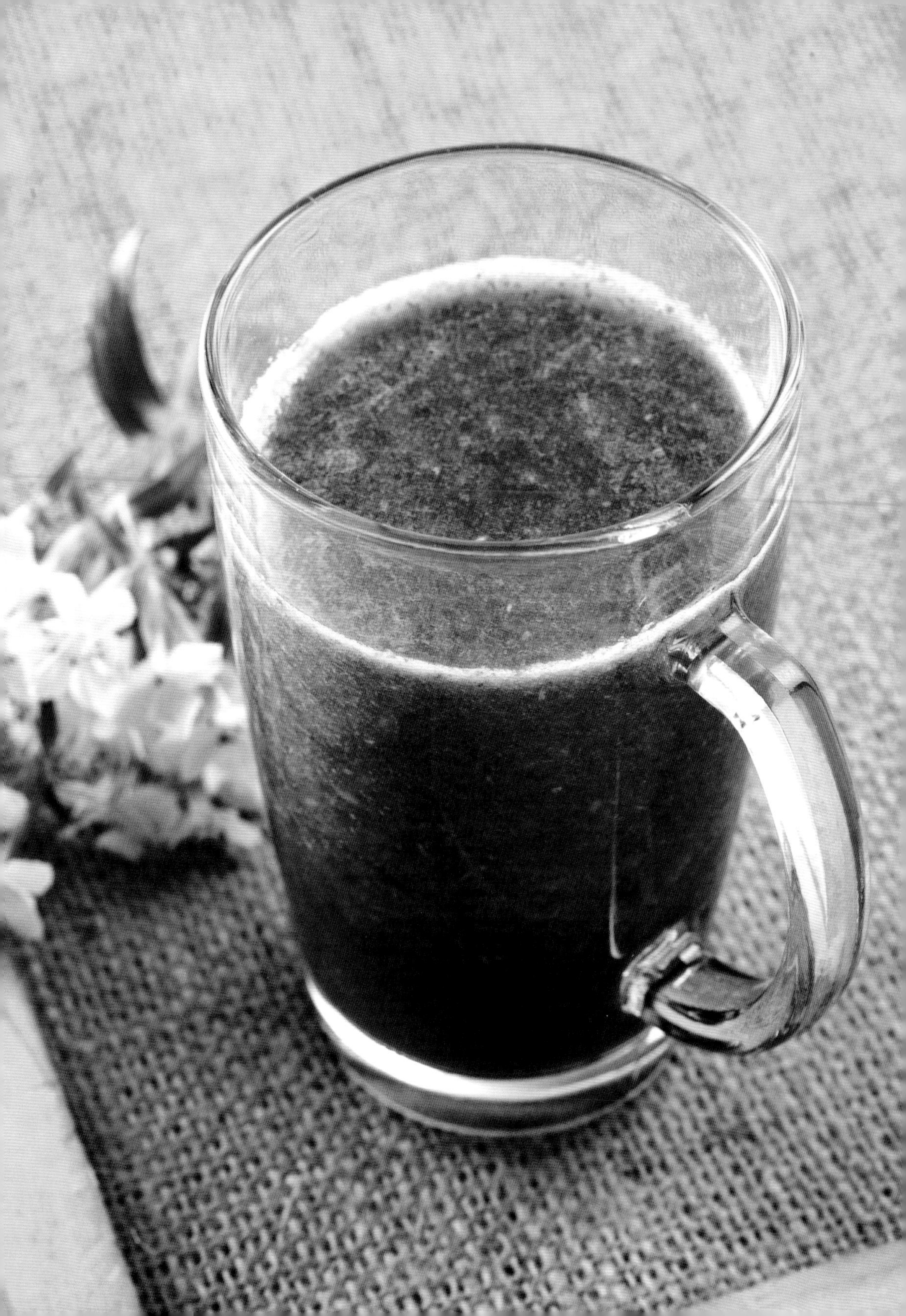

活筋壯骨酵素精力湯（2～3人份）

隨著高齡化社會來臨，骨質疏鬆已成為銀髮族普遍的困擾。臨床上以腰背痠痛、畸形和易於骨折為顯著特徵，在飲食上應以滋補肝腎，益氣健脾為主，運用含有山楂＋珊瑚草等成分的酵素原液，與植物萃取的葡萄糖胺結合之後，能夠強化鈣及膠質的吸收率，促進人體快速修補骨質與骨髓，並修復軟骨組織，緩解膝蓋痠痛。

材料：

鳳梨 100g
蘿蔔嬰 1小束
珊瑚草 30g
哈蜜瓜 50g
黑芝麻 5g
Ω 3+ Ω 6+ Ω 9 健康油 .... 5c.c.
能量水 .... 400c.c.
酵素粉 5g
酵素原液（含珊瑚草＋山楂等成分）..... 60c.c.

調味料：

純果寡糖 1大匙

作法：

1. 珊瑚草洗淨，泡能量水6小時至軟，切小段；鳳梨切小塊；哈蜜瓜去皮，切小塊。
2. 鳳梨、蘿蔔嬰、珊瑚草、哈蜜瓜、黑芝麻及能量水，放入萬能調理機打1分鐘。
3. 再加入Ω 3+ Ω 6+ Ω 9 健康油、純果寡糖續打0.5分鐘。
4. 最後加入酵素粉、酵素原液拌勻，即可飲用。

酵素阿嬤的健康看板

- **珊瑚草**富含褐藻多醣、天然植物膠原、維生素A、B_1、B_2、B_{12}、C，菸鹼酸、鈣、鐵、鎂、鉀等成分，能幫助人體造血及骨骼發育，強化筋骨及韌帶、改善皺紋黑斑、增加肌膚的保水性及彈性。

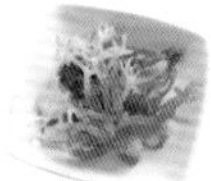

- **Ω3+Ω6+Ω9 健康油**是100％天然營養種子油，匯集亞麻仁油，月見草油、小麥胚芽油、蔓越莓子油等精華素，完全天然冷壓，無工業化學精製，純天然人工方式製造，可補充人體必需脂肪酸，提供女性青春美麗、白皙柔亮的肌膚元素。

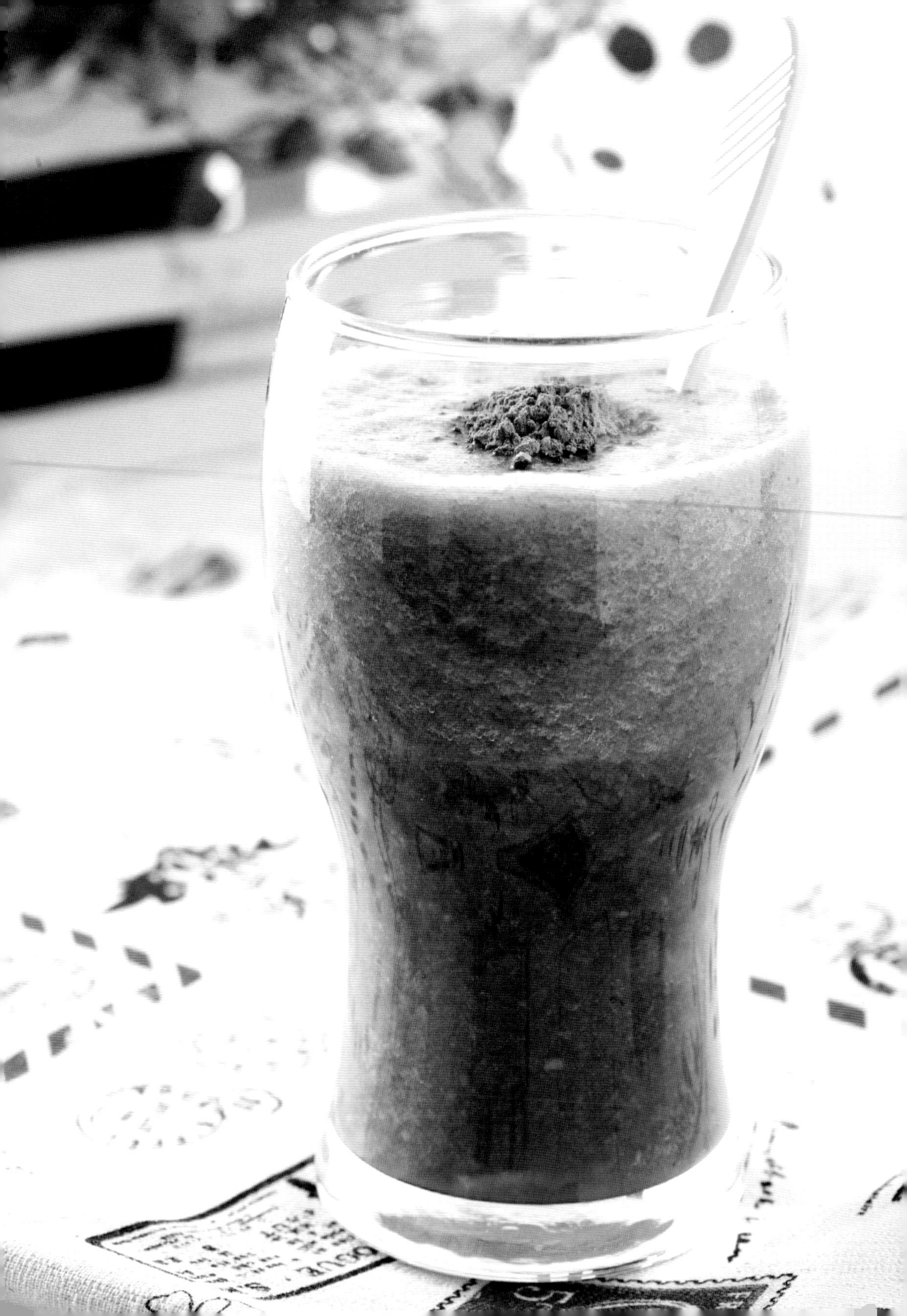

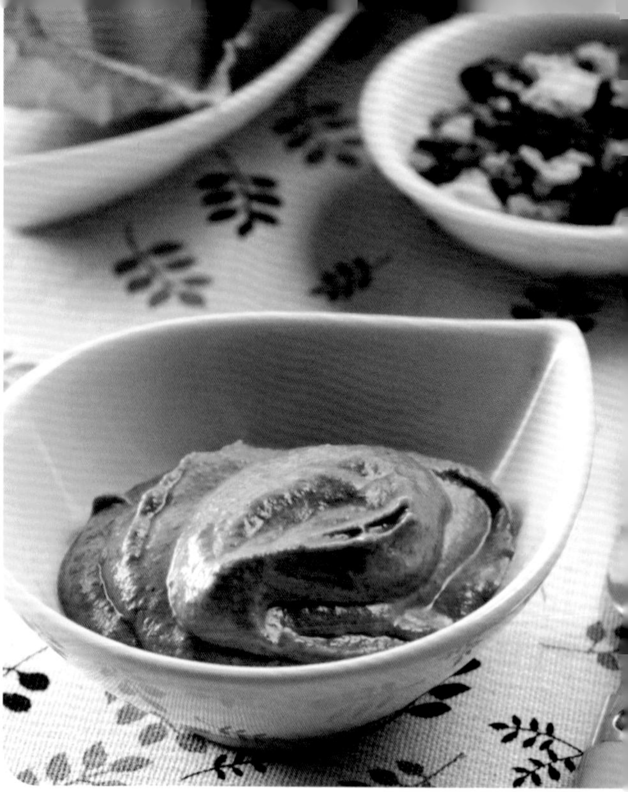

酵素五色能量淋醬

「酵素五色能量淋醬」可對應人體五臟「肝、心、脾、肺、腎」，五色入五味調節人體五臟，「春夏養陽，秋冬養陰」，讓我們的身體和精氣神都能展現出最佳的狀態，這是「酵素五色能量淋醬」食療的最奧妙之處！

「酵素五色能量淋醬」每一道皆是採用天然全植物食材的概念做搭配，突破傳統的創新口味、自然的原味自用宴客皆相宜，非常健康、養生。

酵素淋醬的變化吃法：

【吃法一】：直接淋在生機沙拉盤上，十分爽口。

【吃法二】：將生菜絲、水果丁、芽菜、甜菜根能量粉拌勻後，擺入蘿蔓葉上面，加上淋醬一齊吃，多層次的口感清爽且熱量低又有飽足感。

【吃法三】：取美生菜、水果條、芽菜、甜菜根能量粉等，包在燒海苔裡，加上淋醬做成手捲，口感香脆，適合當代餐。

【吃法四】：直接沾蔬菜棒（如西芹、紅蘿蔔、小黃瓜），多重的清脆口感，簡單吃進滿滿的營養元素。

【吃法五】：淋在沙拉飯、義大利通心麵上，享受異國風格的創意料理，替味蕾找到感動的好滋味。

酵素淋醬的保存方式：

只要將淋醬中能量水減半成50c.c，製作完成即成濃稠狀，那麼保存期限即可延長1～2週。您可利用週休假日製作多一點，再分裝至已用熱水汆燙消毒過寬口玻璃瓶或保鮮盒，每次想吃多少就挖多少，十分方便。

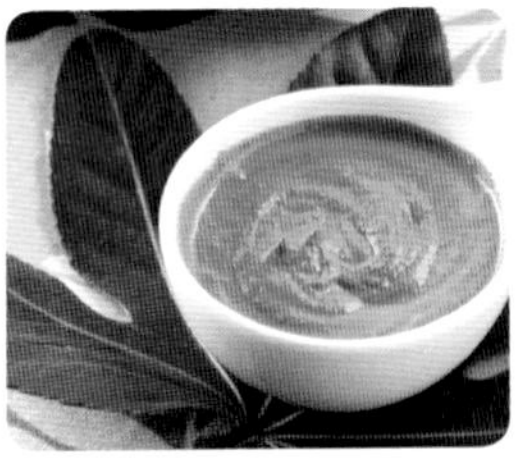

大麥苗酵素淋醬（綠）

大麥苗青澀微苦搭配酸甜的酵素原液能中和口感，沾食三種保肝效能的食材，使健康美味推上高水準的平衡點，非常適合所有體質食用！

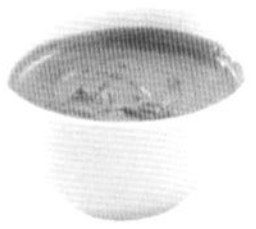

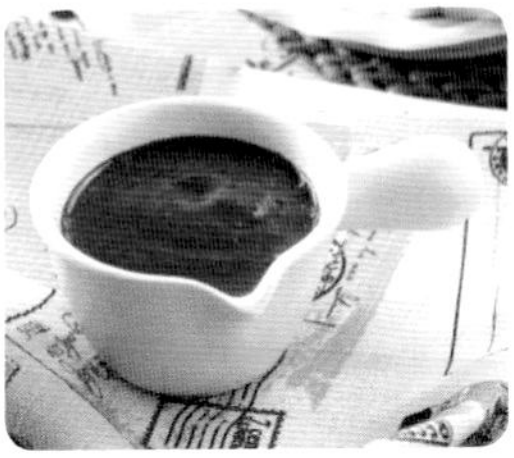

甜菜根酵素淋醬（紅）

月見草油的清新，再加上香蕉的甜味，可消除甜菜根的土味，口感濃郁，對於改善及預防心腦血管疾病非常有助益，是兼具健康與美味的饗宴。

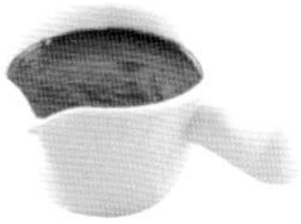

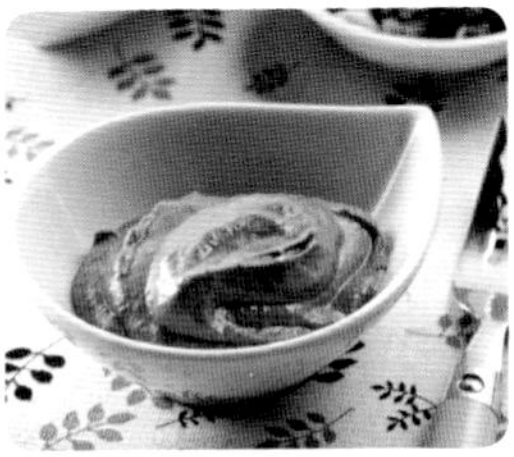

味噌酵素淋醬（黃）

味噌的黃豆鹹香、薑的淺辛淡辣、白芝麻核果香，淋在新鮮固胃食材及芽菜類，吃起來口感極佳，且可提升腸胃機能，兼顧美味健康一舉兩得。

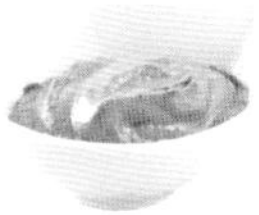

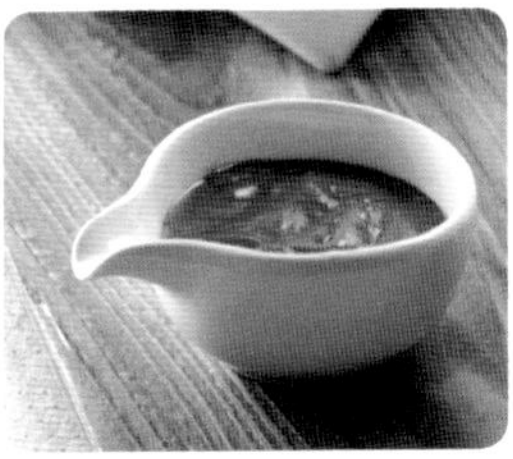

亞麻子酵素淋醬（白）

亞麻仁子天然脂香、蘋果勁脆高纖、靈芝茸酵素原液醇厚沉靜，沾芽菜生菜一起吃，能幫助免疫系統調節，減緩過敏症狀。

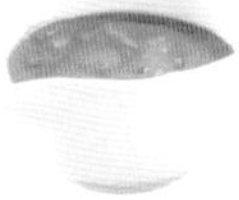

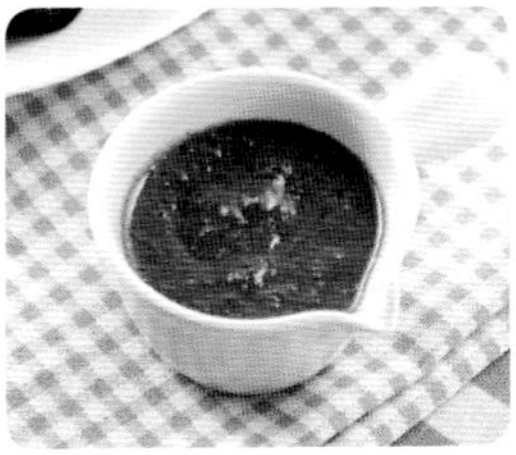

椰棗酵素淋醬（黑）

蜜椰棗甜美、核桃清淡，加入酵素原液，搭配堅果、生菜及黑木耳，具有寒熱互補的作用，可以補腦、補腎及補血，兼具健康與美味。

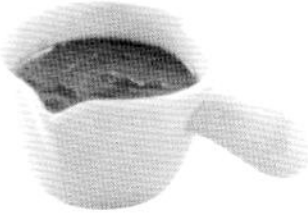

酵素淋醬變抹醬的方式：

酵素淋醬製作完成後，存放在乾淨的容器中，放入在冰箱冷藏保存。除了可以直接取出使用之外，亦可購買擠花 PP 袋在餐點上創作花樣。（建議一次不要做太多量，2～3 人份剛剛好，打好趁新鮮一次吃完，若吃不完放入冰箱裡 5℃冷藏，3 天內吃完即可。）

大麥苗酵素淋醬（2~3人份）

綠色是木行能量，木主仁，始於春；像一個頑皮小孩，赤著小腳丫在綠林間嬉戲，東風化雨、萬物復甦、冒地而生。五臟屬肝，六腑屬膽。青綠色食材，可有利肝的養生。大麥苗青澀微苦搭配酸甜的酵素原液能中和口感，沾食三種保肝效能的食材，使健康美味推上高水準的平衡點，是一道非常適合全家大小，以及所有體質的健康淋醬！

♥ **口感**：原野清香、自然舒暢
♥ **味道**：香甜醇美、草食上品

材料：

大麥苗粉 10g
南瓜子 80g
鳳梨 .... 100c.c.
綠藻粉 5g
亞麻仁油 .... 5c.c.
能量水 .... 150c.c.
酵素原液（含靈芝茸＋桑黃等成分）..... 50c.c.

調味料：

純果寡糖 2大匙

作法：

1. 將南瓜子、能量水放入萬能調理機打1.5分鐘。
2. 再加入大麥苗粉、鳳梨、綠藻粉、亞麻仁油、純果寡糖續打0.5分鐘，即呈濃稠狀。
3. 最後加入酵素原液拌勻，即成。

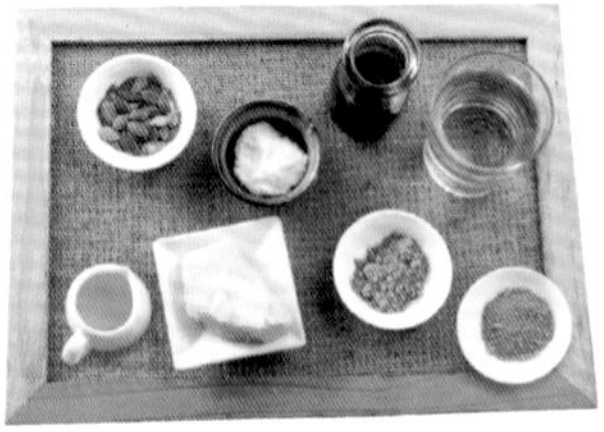

酵素阿嬤的健康看板

- **大麥苗粉**是以低溫噴霧乾燥法製成的，粉末細緻、營養俱全，常吃補血養血，入脾、肺二經，能消腫、利濕及理氣，有「綠色奇蹟」食物之稱。
- **酵素原液**是以生機新鮮蔬果實皮、草本植物等原料，經一年三個月到三年生物奈米化發酵熟成；活性高、好感受，適合各種體質，聚焦配方功能顯著，入喉瞬間吸收。

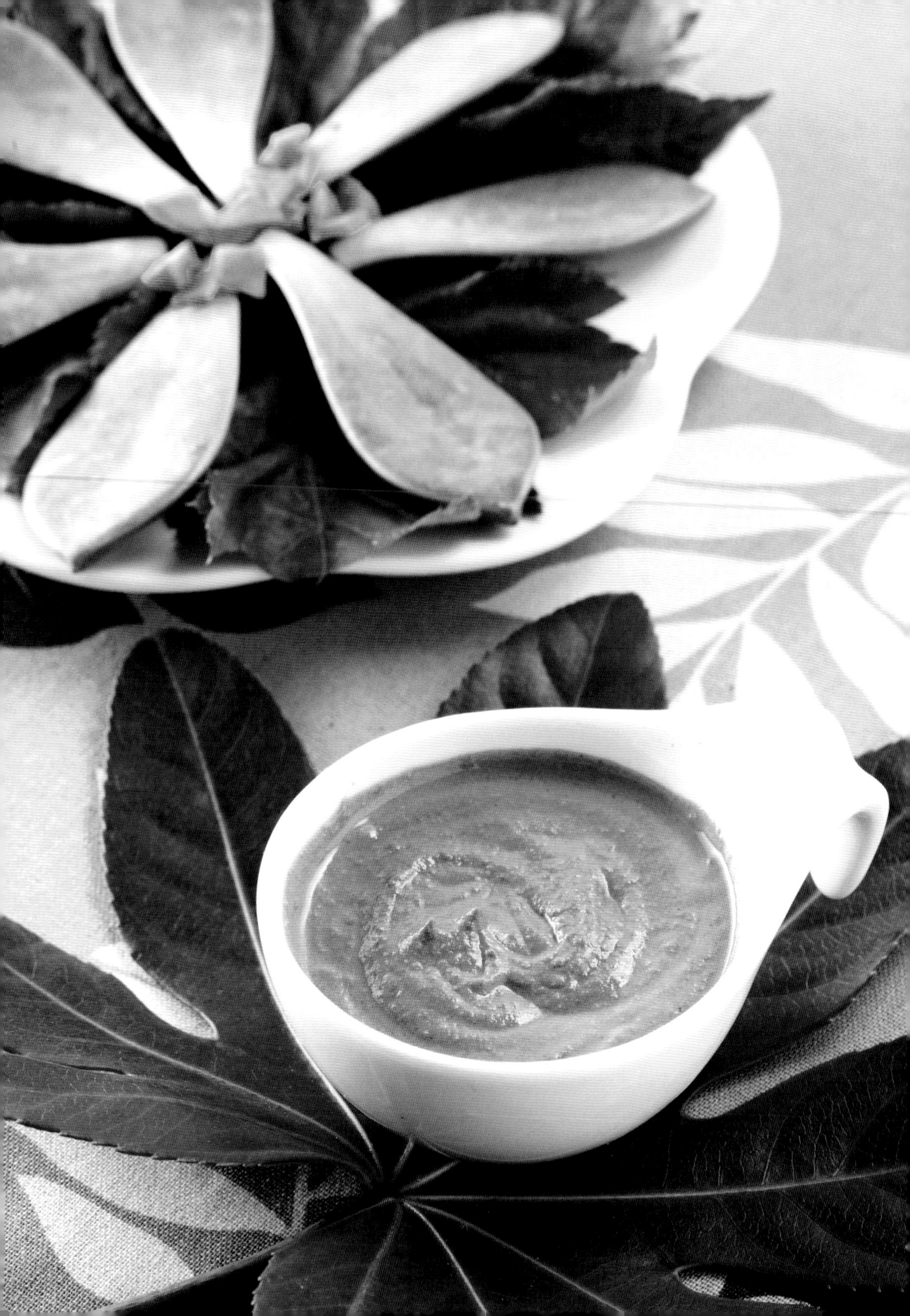

甜菜根酵素淋醬（2～3人份）

紅色是火行能量，火主禮，始於夏；像一位絕世美女，烈火灼人地風情萬種，烈日炎炎、光采耀人、萬物蓬勃。五臟屬心臟，六腑屬小腸。紅色食材，可有利心血的養生。月見草油的清新，再加上香蕉的甜味，正好可消除甜菜根的土味，色澤鮮豔，口感濃郁，對於改善及預防心腦血管疾病非常有助益，是兼具健康與美味的饗宴。

♥ **口感**：青澀清雅、滋味綿密
♥ **味道**：微甜出香、淡麗美味

● **材料：**

甜菜根..100g
葵瓜子、香蕉、桑椹果醬.............各 50g
無糖豆漿...100c.c
月見草油...10c.c
酵素原液（含植物胜肽＋海藻膠原等成分）50c.c.
能量粉..2 大匙

● **調味料：**

純果寡糖...2 大匙

● **作法：**

1. 甜菜根洗淨，去皮、切小塊，與葵瓜子、香蕉及無糖豆漿，先放入萬能調理機打 1.5 分鐘。
2. 再加入桑椹果醬、月見草油、純果寡糖續打 0.5 分鐘，即呈濃稠狀。
3. 最後加入酵素原液拌勻，即成。

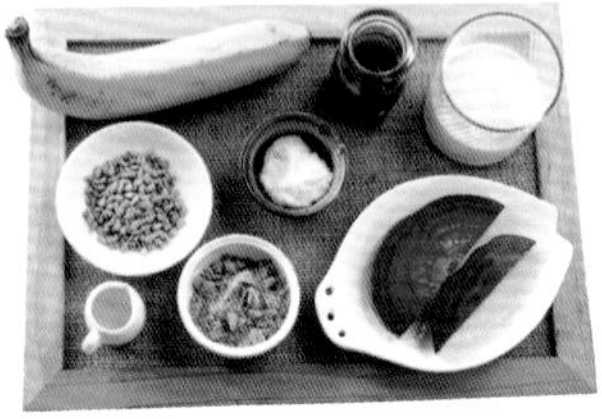

酵素阿嬤的健康看板

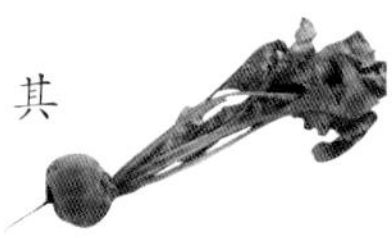

● **甜菜根**富含鉀、鈉、葉酸及谷胱甘肽，可促進鈣的吸收與利用，其天然紅色維生素 B_{12} 及鐵質，可加強淋巴組織的防禦功能，是婦女與素食者補血的最佳天然營養品。

● **月見草油**由月見草種子壓榨而來，是美洲印第安人發現用於改善疼痛，有抗發炎作用，含有極多元不飽和的必須脂肪酸能舒緩血栓的形成。

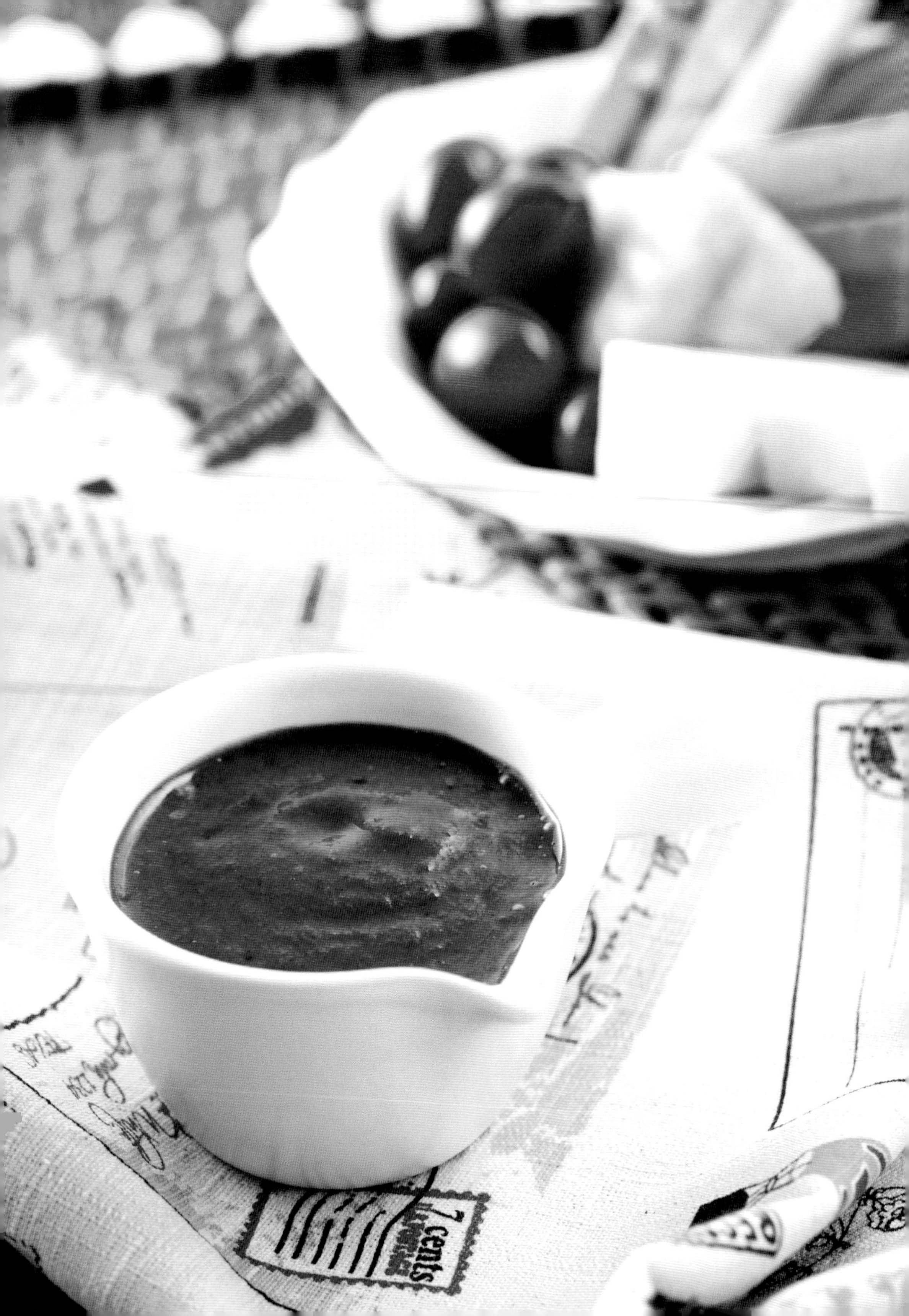
7 cents

味噌酵素淋醬（2～3人份）

黃色是土行能量，土主信，旺四季末；像是一位慈愛母親，將金黃大地放在四季搖籃中，化成春生、夏長、秋收、冬藏四象。五臟屬脾，六腑屬胃。黃色食材，可有利脾胃的養生。味噌的黃豆鹹香、薑的淺辛淡辣、白芝麻核果香，淋在新鮮固胃食材及芽菜類，吃起來口感極佳，且可提升腸胃機能，兼顧美味健康一舉兩得。

♥ **口感**：粗曠豪邁、清潤開胃
♥ **味道**：酸甘帶鹹、淺辛淡辣

材料：

味噌……80g
白芝麻……30g
竹薑……20g
嫩薑……30g
亞麻仁油……10c.c
能量水……150c.c.
酵素原液（含珊瑚草酵素＋植物葡萄糖胺等成分）……50c.c.

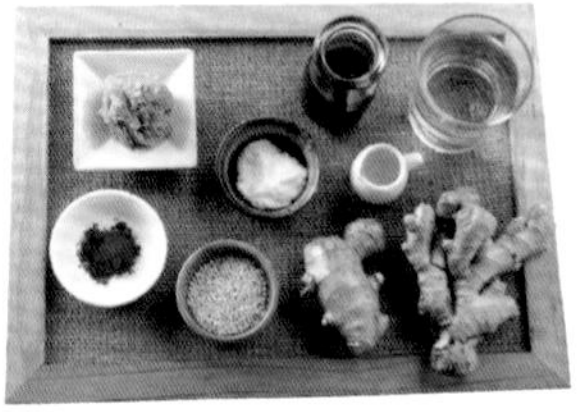

調味料：

辣椒粉……少許
純果寡糖……1 大匙

作法：

1. 將味噌、白芝麻、竹薑、嫩薑、能量水放入萬能調理機打 1.5 分鐘。
2. 再加入亞麻仁油、辣椒粉、純果寡糖續打 0.5 分鐘，即呈濃稠狀。
3. 最後加入酵素原液拌勻，即成。

酵素阿嬤的健康看板

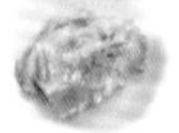

- **味噌**是大豆發酵營養食品，但要注意鹽分的攝取，加入純果寡糖、酵素液，可帶出味噌的風味，讓營養與美味更加分。
- **亞麻仁油**富含Ω3，能夠降血脂、降膽固醇，避免老人失智症，改善過敏體質。亞麻仁油不適合高溫烹煮，當作生菜淋醬與直接生飲較為恰當。
- **薑**是常見的調味品及特殊藥草，性味辛溫，有驅寒發汗功效。選用訣竅：鼻不好可用南薑，肝不好可用薑黃，一般用竹薑或一般薑，淡口味用嫩薑即可。

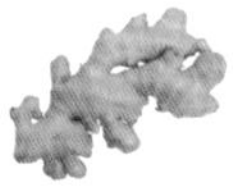

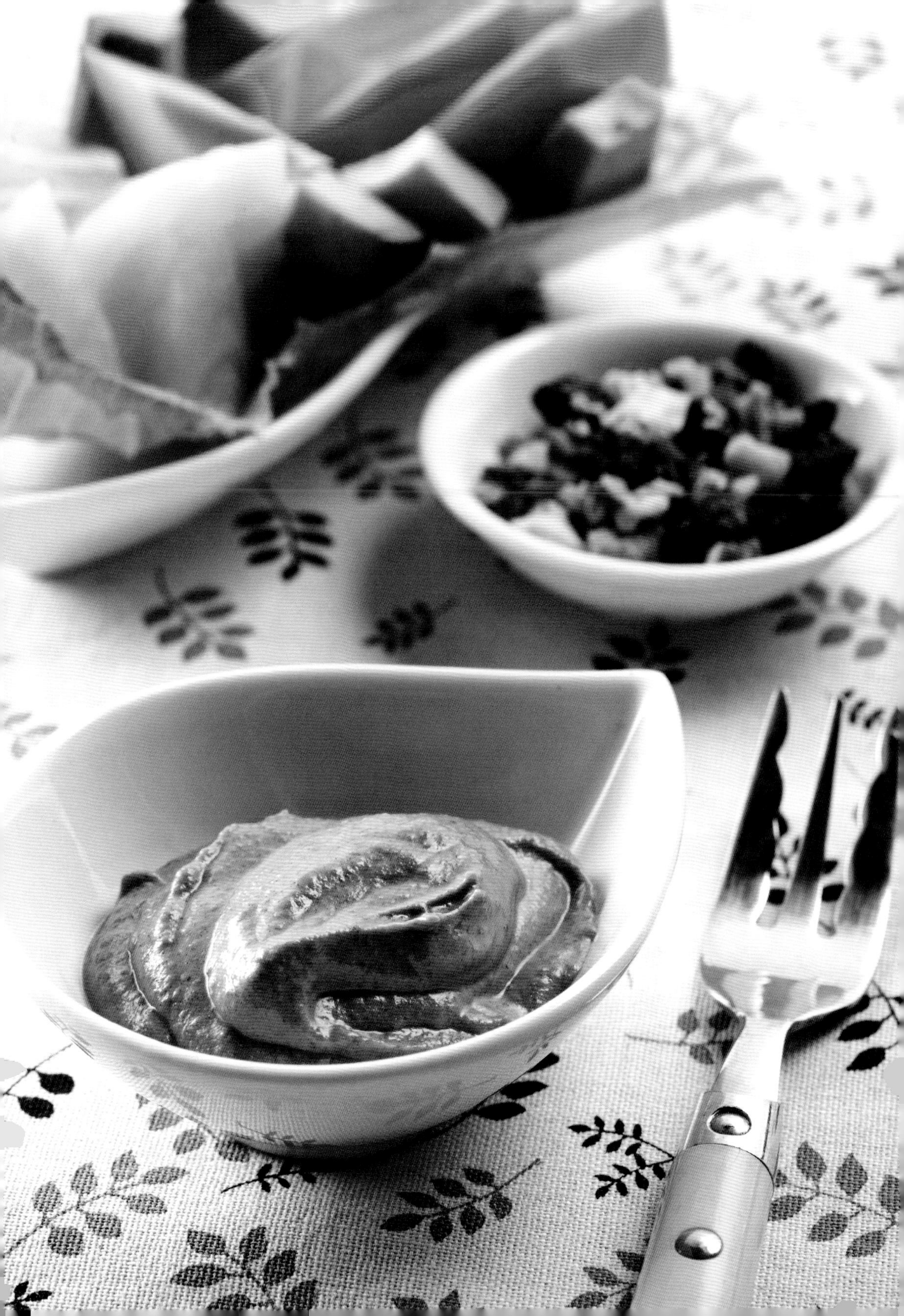

亞麻子酵素淋醬（2～3人份）

白色是金行能量，金主義，始於秋；像一位金甲聖戰武士，握一把泛著白光的劍，穩固不違、威風凜凜、所向無敵。五臟屬肺，六腑屬大腸。白色食材，可有利肺的養生。亞麻仁子天然脂香、蘋果勁脆高纖、靈芝茸酵素原液醇厚沉靜，三者混合後別有一番風味，沾芽菜生菜一起吃，能幫助免疫系統調節，減緩過敏症狀。

♥ **口感**：纖實綿密、酚酯飄香
♥ **味道**：甘甜細膩、醇厚沉靜

● **材料：**

亞麻仁子 50g
蘋果、鳳梨 各100g
亞麻仁油 .... 5c.c.
能量水.. 200c.c.
酵素原液（含靈芝茸＋桑黃等成分）..... 50c.c.

● **調味料：**

純果寡糖 2大匙

● **作法：**

1. 將亞麻仁子、蘋果、鳳梨與能量水，先放入萬能調理機打1.5分鐘。
2. 再加入亞麻仁油、純果寡糖續打0.5分鐘，即呈濃稠狀。
3. 最後加入酵素原液拌勻，即成。

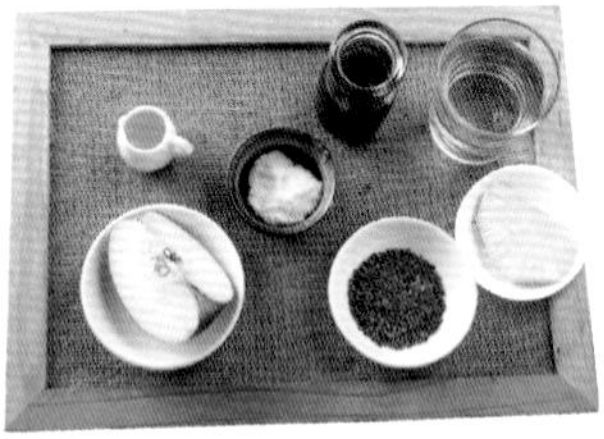

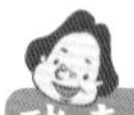

酵素阿嬤的健康看板

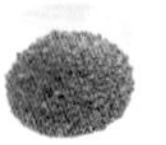

● **亞麻仁子**含有Ω3是人體的必需脂肪酸，是人體細胞膜的重要的養分，人體無法自行製造，必需從食物中獲取，多吃能保持血管的彈性與通透性，防止動脈硬化。

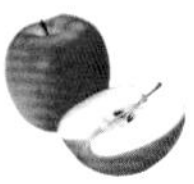

● **蘋果**富含維生素C、蘋果多酚和果膠、膳食纖維，其果酸可溶解膽固醇，幫助膽管結石的排出，而所含的蘋果多酚是抗氧化物質，能有效去除自由基和抗老化，預防老年失智症發生率。

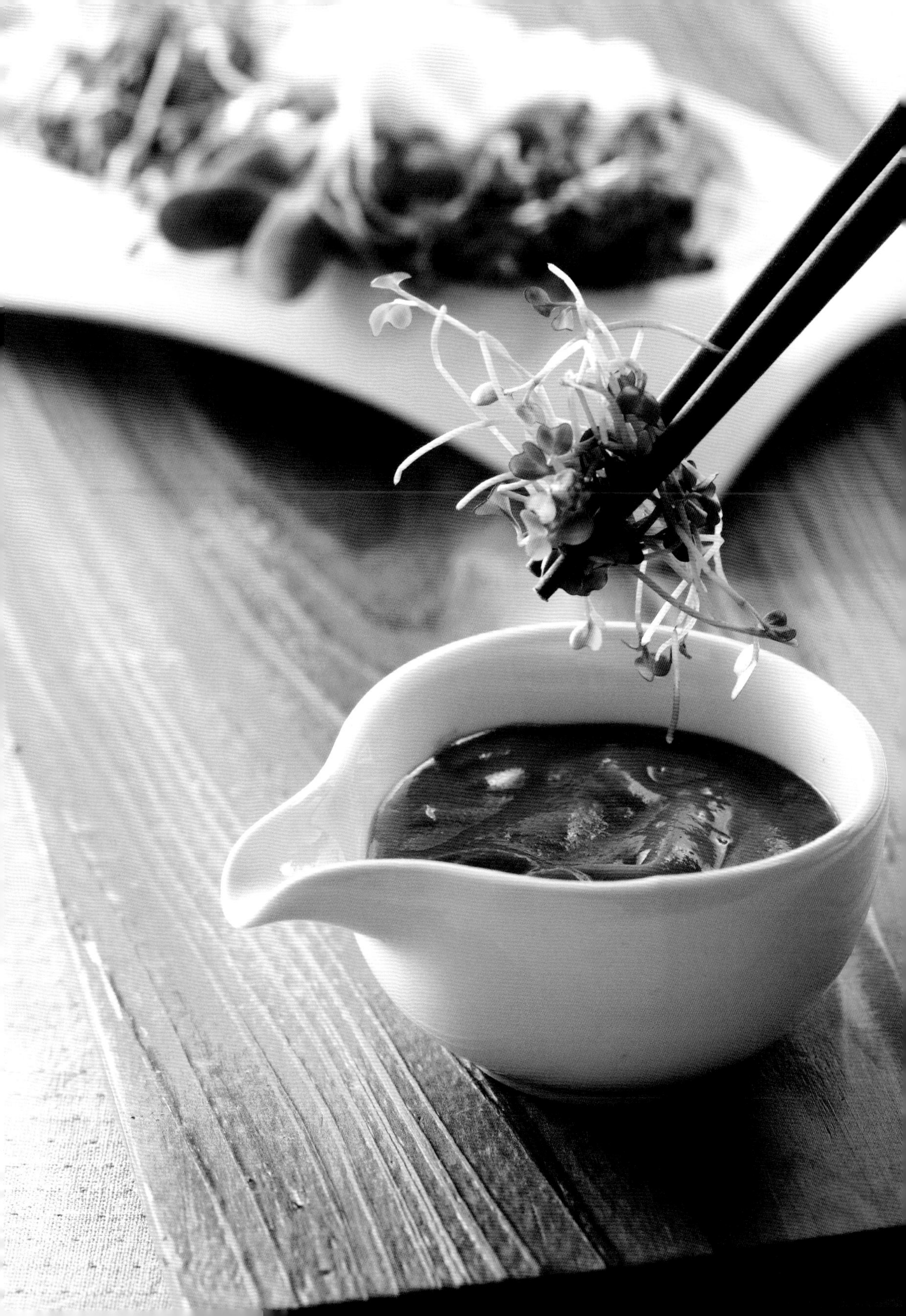

椰棗酵素淋醬（2～3人份）

黑色是水行能量，水主智，始於冬；像一位仙風道骨的道長，在黑斗蓬下享受著禪定，大地封凍、蟄伏於內、蓄勢待發。五臟屬腎，六腑屬膀胱。黑色食材，可有利腎的養生。蜜椰棗甜美、核桃清淡，加入酵素原液，三者混合滋味十分討好，搭配堅果、生菜及黑木耳，具有寒熱互補的作用，可以補腦、補腎及補血，兼具健康與美味。

♥ **口感**：粗中帶細、層次分明
♥ **味道**：澀帶香甘、高貴豪氣

● **材料**：

蜜椰棗……………………………100g
核桃仁……………………………100g
Ω 3+ Ω 6 健康油………………5c.c.
能量水……………………………250c.c.
酵素原液（含十全＋桑椹原液等成分）……50c.c.

● **調味料**：

純果寡糖……………………………2 大匙

● **作法**：

1. 將蜜椰棗、核桃仁、能量水先放入萬能調理機打 1.5 分鐘。
2. 再加入Ω 3+ Ω 6 健康油、純果寡糖，續打 0.5 分鐘，即呈濃稠狀。
3. 最後加入酵素原液拌勻，即成。

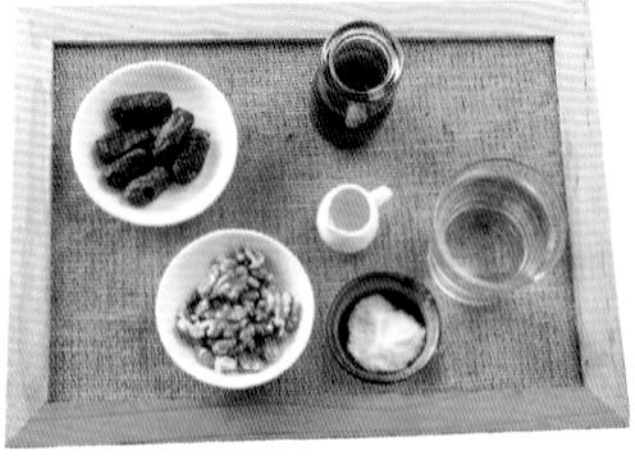

酵素阿嬤的健康看板

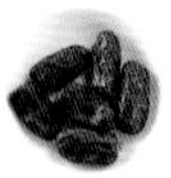

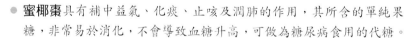

● **蜜椰棗**具有補中益氣、化痰、止咳及潤肺的作用，其所含的單純果糖，非常易於消化，不會導致血糖升高，可做為糖尿病食用的代糖。

● **Ω3+Ω6 健康油**是精選 100%新鮮、天然珍貴的種子油，以初榨冷壓製成，取自於亞麻仁油、月見草油、小麥胚芽油的黃金比例配方，是人體每日必需攝取的健康油。

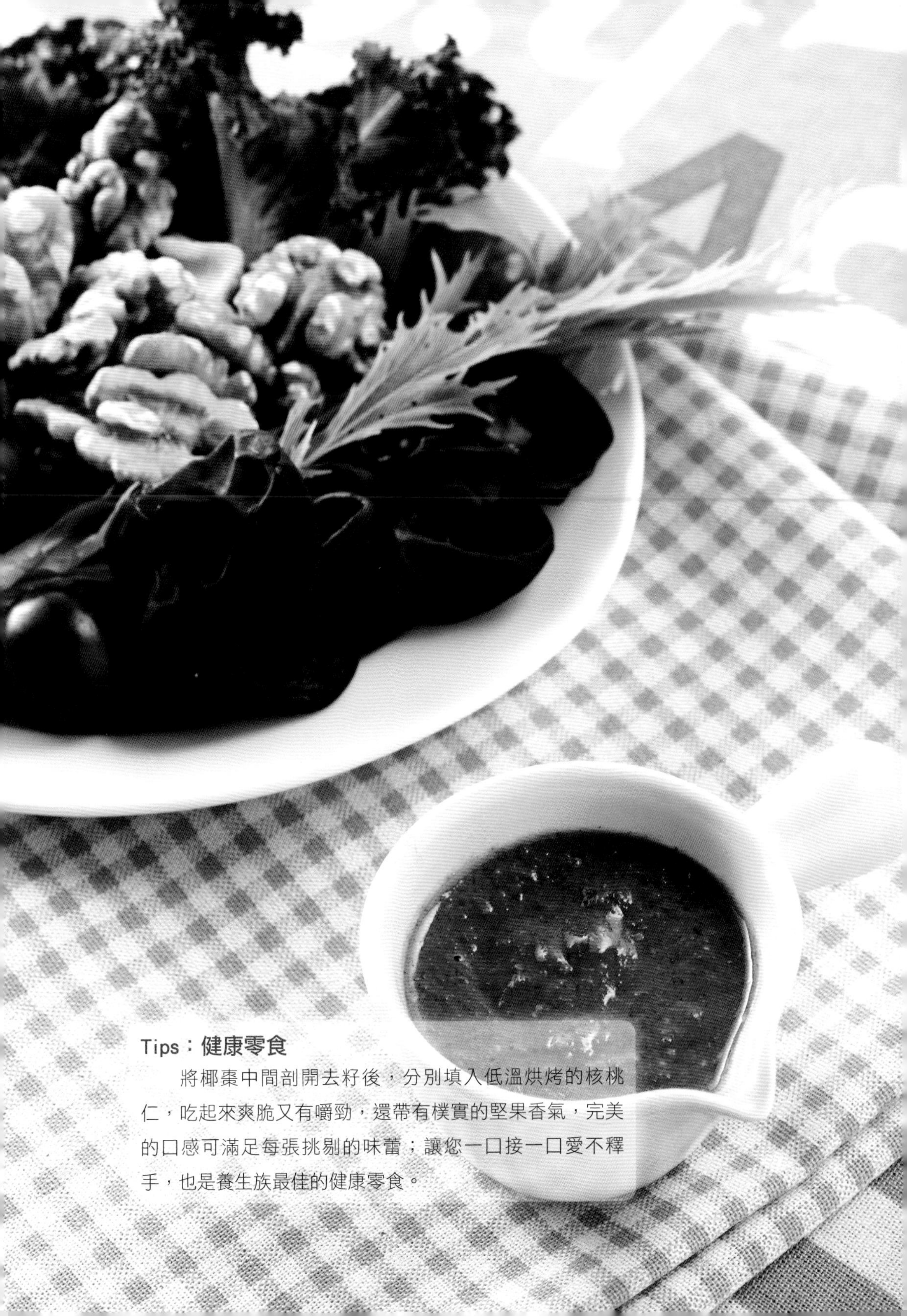

Tips：健康零食

將椰棗中間剖開去籽後，分別填入低溫烘烤的核桃仁，吃起來爽脆又有嚼勁，還帶有樸實的堅果香氣，完美的口感可滿足每張挑剔的味蕾；讓您一口接一口愛不釋手，也是養生族最佳的健康零食。

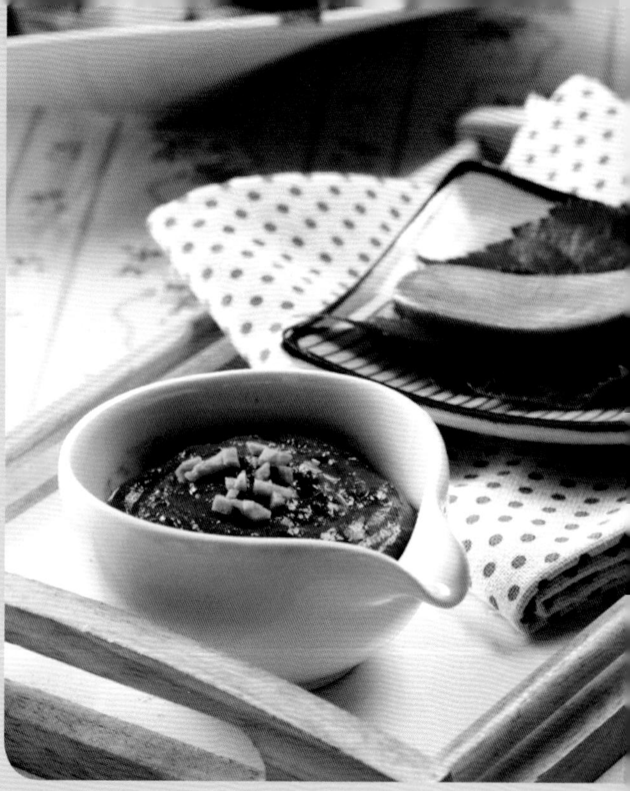

酵素五行生機沙拉

生鮮的蔬果含有各種不同植物生化素，以及多酚類等物質，直接食用對人體健康有益。「酵素五行生機沙拉」是依五行屬性對應五臟養生而研發，因此經常食用可以引導氣血循環、調理五臟機能、暢通經絡、改善體質、有效提升抗病力。

「酵素五行生機沙拉」是選擇五種以上不同顏色的蔬菜水果為主要食材，再搭配有機芽菜更加完備，因為有機芽菜營養價值高、能量強，在採收之後還能盎然生長，被喻為是「活蔬菜」。儘管如此，選擇對應個人體質需求的酵素抹醬或淋醬催化蔬果營養素，讓人體細胞更容易吸收，才能發揮健康提升的作用。

每日三餐中可以選擇一餐食用低脂高能量的「五行功能酵素生機沙拉」，對於體重的控制亦有極大的幫助。蔬果中的膳食纖維含量，遠比米飯和肉類食物來得高很多，對於肥胖的人來說，能有效減少油脂和熱量的攝取，達到減肥瘦身的目的。尤其是高血脂、高膽固醇等慢性疾病患者具有輔助提升健康的效益；另外也能夠刺激腸胃蠕動，解決便秘之苦。食用「酵素五行生機沙拉」一段時間之後，你就能找回容光煥發、神采奕奕的體力。

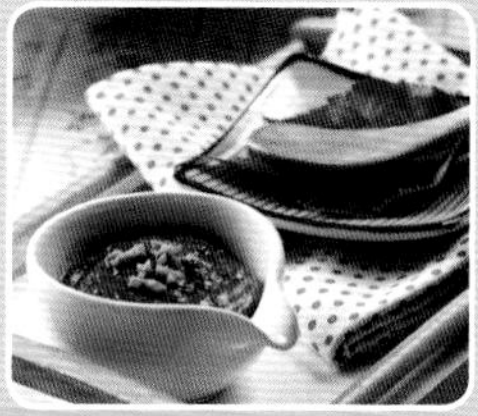

養肝酵素生機沙拉

適合**肝功能**需要調整的體質。

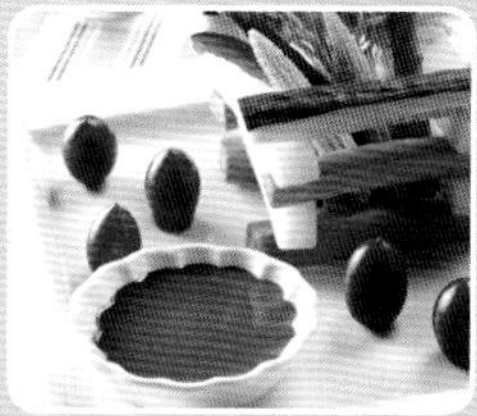

養心酵素生機沙拉

適合**心腦血管機能**需要調整的體質。

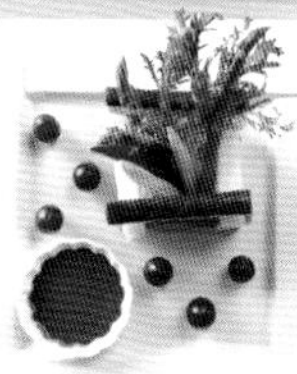

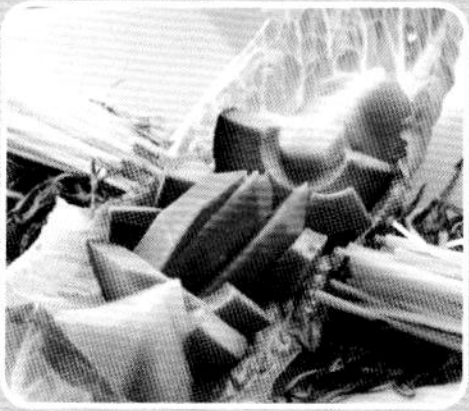

養脾胃酵素生機沙拉

適合**腸胃機能**需要調整的體質。

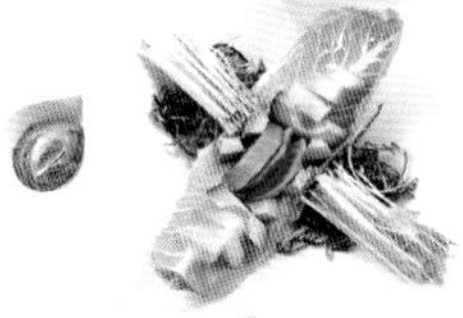

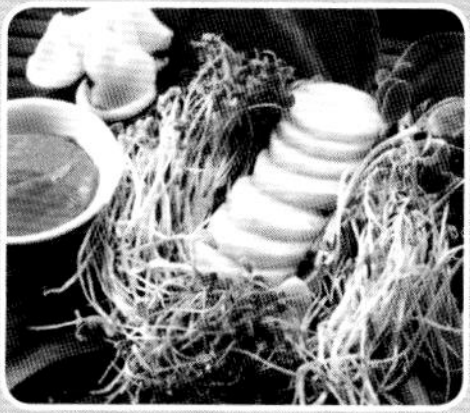

養肺酵素生機沙拉

適合肺**部及免疫系統**需要調整的體質。

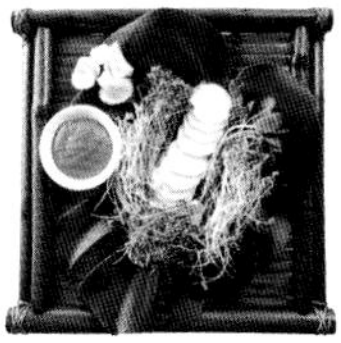

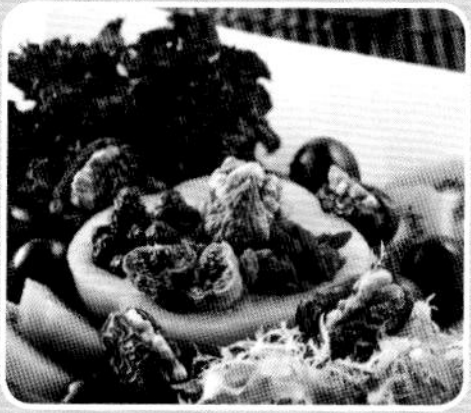

養腎酵素生機沙拉

適合**腎功能與筋骨**需要調整的體質。

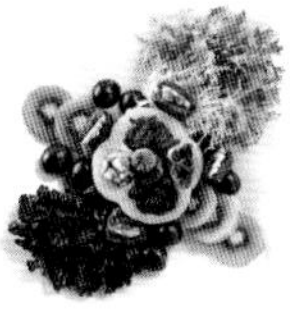

養肝酵素生機沙拉（2~3人份）

木主肝，肝藏魂，主疏泄；肝又生心，其華在筋。木始於春天，是「生發」的象。過旺或過衰，較宜患肝、膽等疾病。肝臟無痛感神經，最易被人忽視。青綠色食材（石蓮花、明日葉、薑黃）含有大量植物生化物，經科學驗證可提高肝臟機能、改善焦慮情緒、舒解疲勞、提升視力、預防糖尿病及降低罹癌的機率。

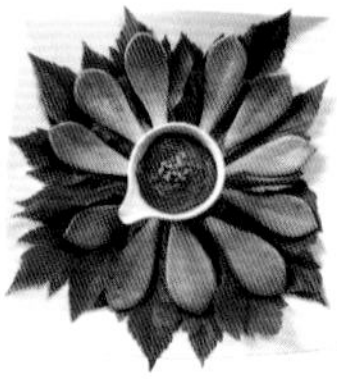

● 材料：

明日葉.. 150g
石蓮花（剝片）................................ 半盒
薑黃末（或竹薑）............................ 適量

● 調味料：

藍藻酵素抹醬（綠）（詳見P.158）..... 適量

● 作法：

1. **切法**：將所有蔬果食材洗淨。將明日葉、石蓮花擦乾水分。（所有生食最好是用過濾水清洗，再用能量水浸泡）
2. **擺盤**：以明日葉襯底排成放射狀，再平均放置石蓮花，而薑黃末擺在藍藻酵素抹醬上，移入盤子中心位置。
3. **吃法**：石蓮花先沾藍藻酵素抹醬，然後以明日葉將石蓮花、薑黃末包裹，一口吃下三種保肝食材。

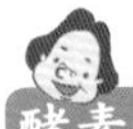

酵素阿嬤的健康看板

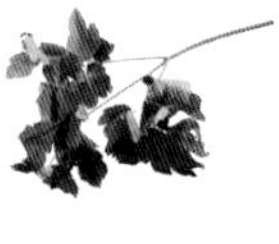

● **明日葉**生命力特強，今日採明天會發出新芽，所以稱之為「明日葉」，它含有均衡全面的營養素，對於排除宿便、淨化血液、改善酸性體質及肝臟保健有明顯的作用。

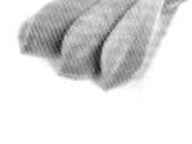

● **石蓮花**富含黃酮類有助血管的代謝，能減緩肝毒、肝硬化，預防肝癌和幫助肝機能新陳代謝；多醣與多酚，具有抗發炎及抗癌的效果。

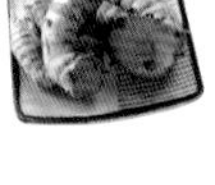

● **薑黃**含有薑黃素，具有抗菌的作用，也有預防血液凝塊的功能，可促進膽汁分泌，從而預防和改善肝臟疾患。

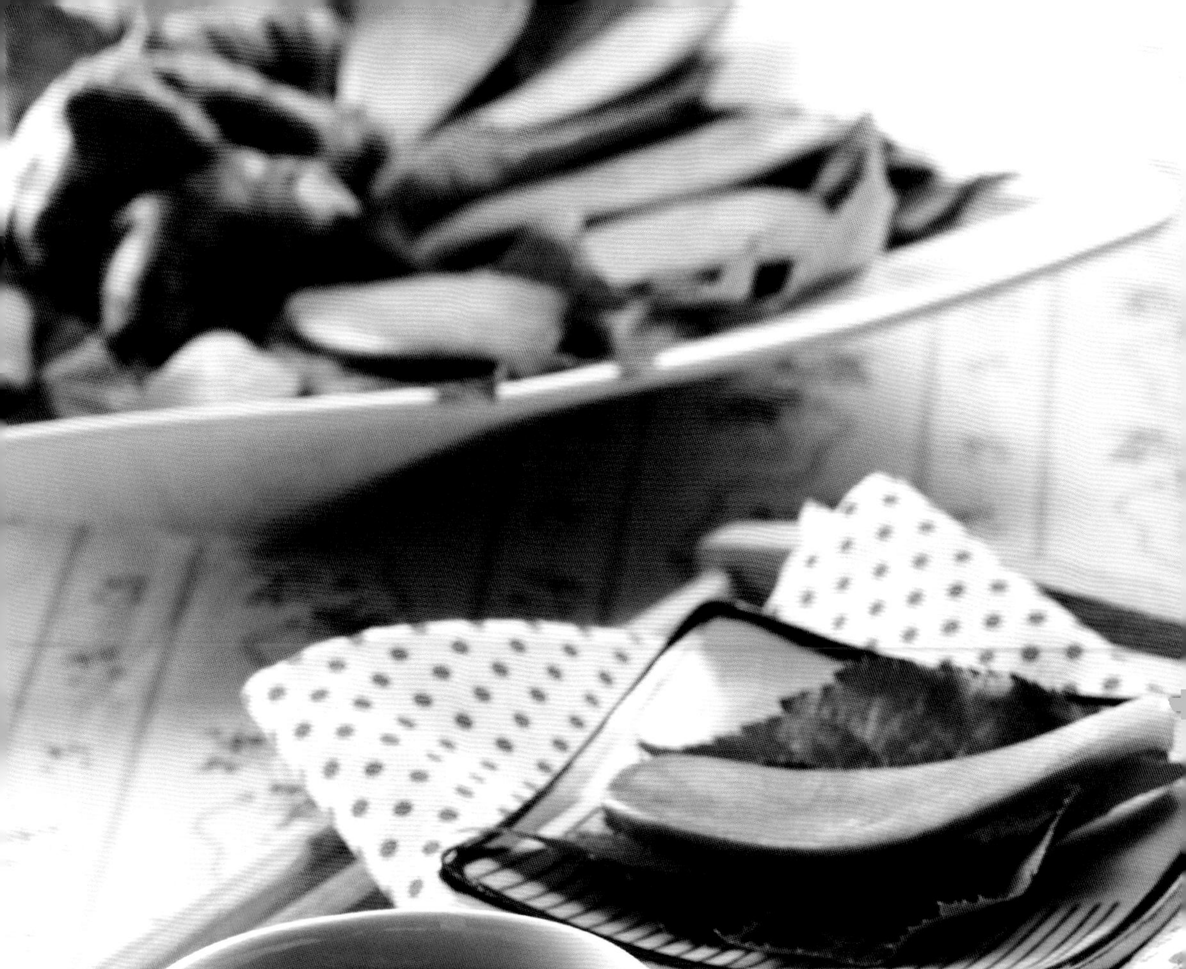

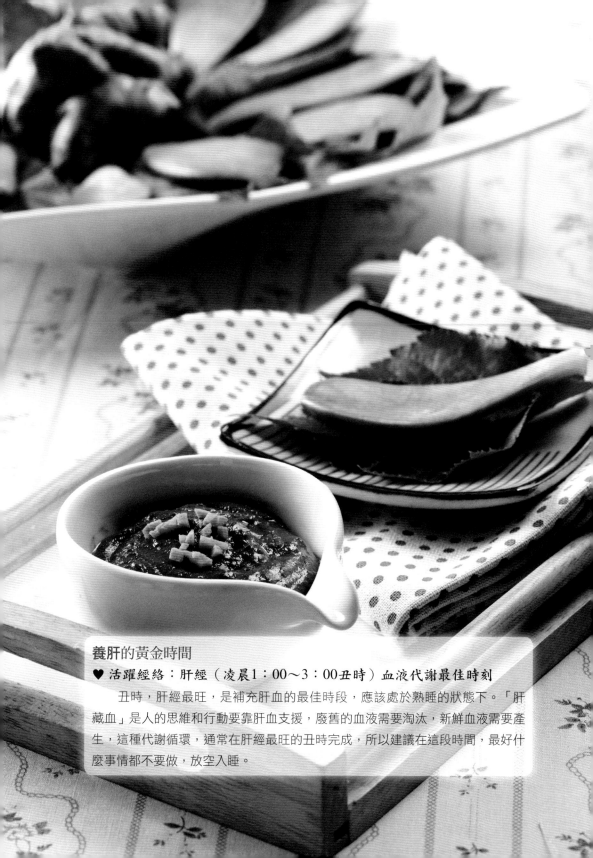

養肝的黃金時間

♥ **活躍經絡：肝經（凌晨1：00～3：00丑時）血液代謝最佳時刻**

丑時，肝經最旺，是補充肝血的最佳時段，應該處於熟睡的狀態下。「肝藏血」是人的思維和行動要靠肝血支援，廢舊的血液需要淘汰，新鮮血液需要產生，這種代謝循環，通常在肝經最旺的丑時完成，所以建議在這段時間，最好什麼事情都不要做，放空入睡。

養心酵素生機沙拉

（2～3人份）

火主心，心藏神，主血氣；心又生脾，其華在脈。火始於夏天，是「活化」的象。過旺或過衰，較宜患小腸、心臟、肩、血液、經血、臉部、牙齒、腹部、舌部等方面的疾病。紅色食材含大量的茄紅素及花青素、鐵質，能保護心血管、維持造血功能，維護心臟健康，保護視力健康，增強表皮細胞再生，抗衰老作用。

材料：

紅蘿蔔、白蘿蔔……………………各半條
紅甜椒……………………………1/4 顆
小蕃茄……………………………8 顆
小黄瓜……………………………1 條
玉米筍、綠蘆筍……………………各 3 根
菊苣………………………………30g

調味料：

甜菜根酵素淋醬（紅）（詳見 P.184）適量

作法：

1. **切法**：將所有蔬果食材洗淨。紅蘿蔔、白蘿蔔去皮、小黄瓜、紅甜椒、全部切成長條狀；菊苣切成適當長短，排盤備用。（所有生食最好是用過濾水清洗，再用能量水浸泡）
2. **擺盤**：紅蘿蔔、白蘿蔔、小黄瓜在盤面右上角層疊為井字型，紅甜椒，玉米筍、綠蘆筍、菊苣放入在井架中央，小番茄平均散置盤面，甜菜根酵素淋醬放在盤面左下角。
3. **吃法**：取蔬菜棒沾取甜菜根酵素淋醬，即可享用（可依照個人體質需求變換不同的淋醬）。

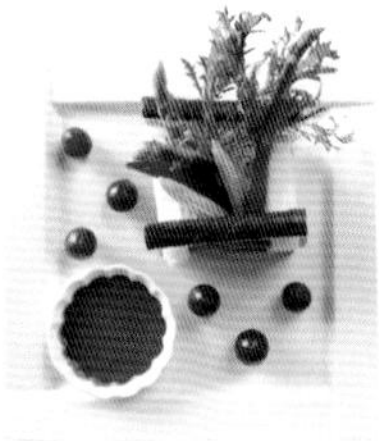

酵素阿嬤的健康看板

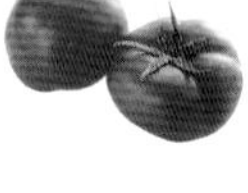

- **番茄**含豐富「茄紅素」有很強的抗氧化活性，可預防自由基引起的退化老化性疾病，如心血管疾病。番茄所含的維生素和礦物質元素，對心血管具有保護作用，減少心臟病的發作。

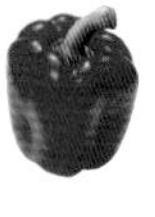

- **紅甜椒**含豐富的椒紅素、食物纖維、鐵、鎂、鉀、鈣與維生素C及E，能夠抗氧化，促使體內細胞活化。

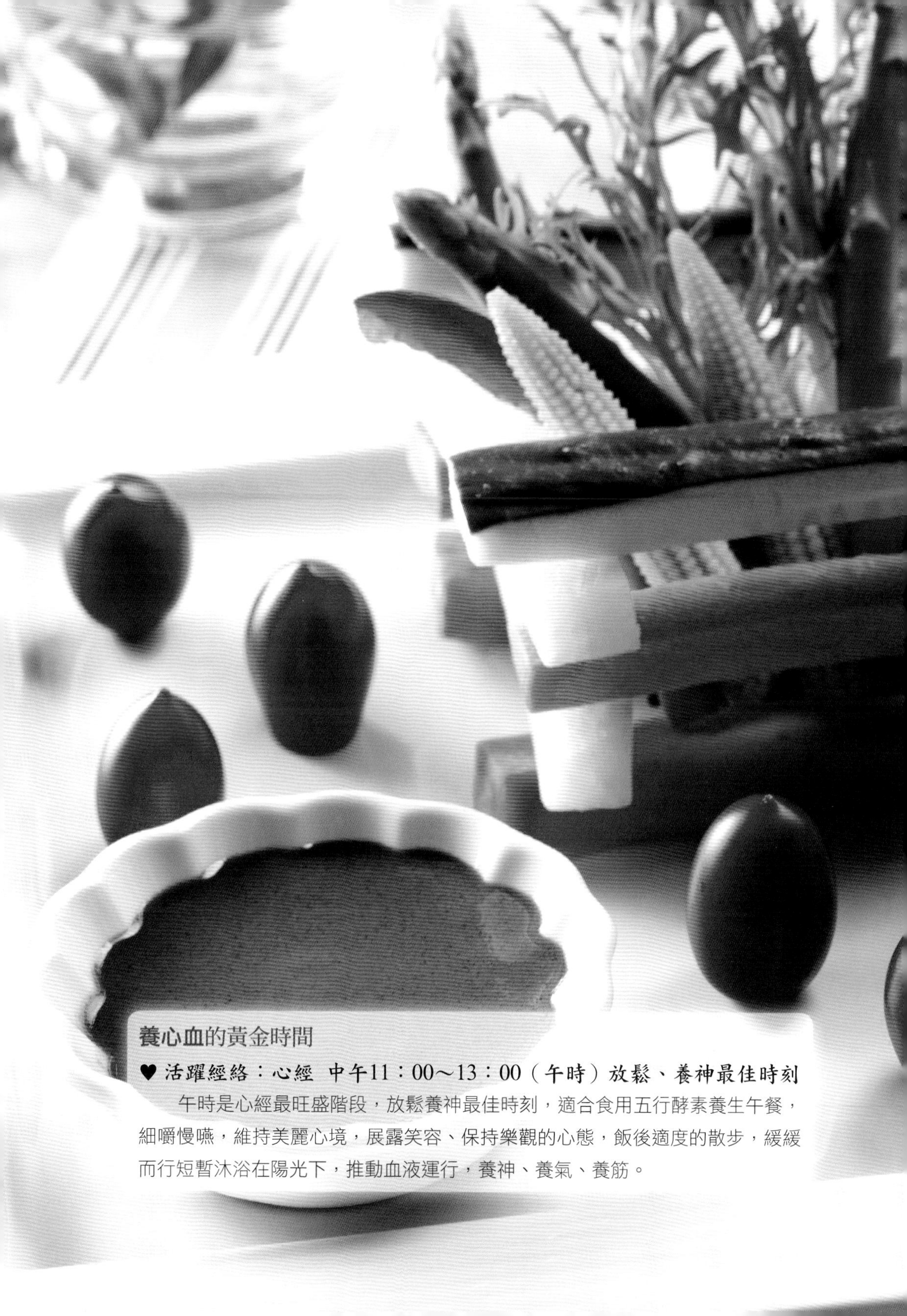

養心血的黃金時間

♥ 活躍經絡：心經　中午11：00～13：00（午時）放鬆、養神最佳時刻

午時是心經最旺盛階段，放鬆養神最佳時刻，適合食用五行酵素養生午餐，細嚼慢嚥，維持美麗心境，展露笑容、保持樂觀的心態，飯後適度的散步，緩緩而行短暫沐浴在陽光下，推動血液運行，養神、養氣、養筋。

養脾胃酵素生機沙拉（2～3人份）

土主脾，脾藏意與智，主運化；脾又生肺，其華在肌。土藏於四季末，是「運化」的象。過旺或過衰，較宜患脾、胃、肋、背、胸、肺、肚等方面的疾病。黃色食材含大量植物生化素，如β胡蘿蔔素、類生物黃鹼素，能增強胃腸功能、促進新陳代謝，改善消化系統毛病，清除體內囤積的宿便，預防毒素影響肝臟機能。

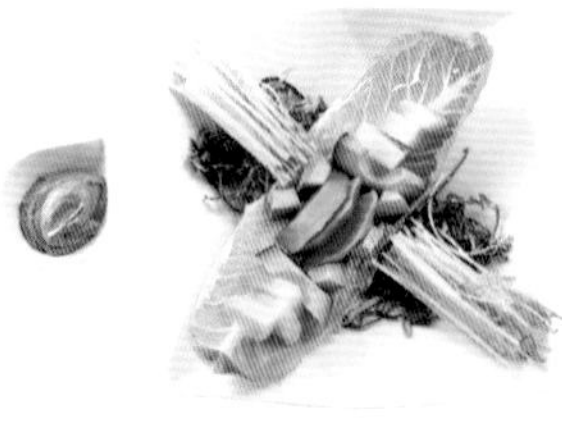

材料：

- 鳳梨片……1/4 顆
- 木瓜、酪梨……各半顆
- 蘿蔓葉……2 大片
- 新鮮芽菜……8g
- 紫高麗菜絲……20g

調味料：

味噌酵素淋醬（黃）（詳見 P.186）
或亞麻子酵素淋醬（白）（詳見 P.188）
……適量

※若腸胃疾病嚴重者，可在淋醬中加入改善腸胃機能粉末酵素（含木瓜、牛蒡成分），加速復原。

作法：

1. **切法**：所有生鮮蔬果材料洗淨。鳳梨、木瓜、酪梨去皮，切塊；芽菜切成適當長度。（所有生食最好是用過濾水清洗，再用能量水浸泡）
2. **擺盤**：底部堆放紫高麗菜絲，放置羅蔓葉盛裝鳳梨、木瓜、酪梨，再將新鮮芽菜擺放整齊，味噌酵素淋醬裝入容器。
3. **吃法**：生機沙拉淋上味噌酵素淋醬拌勻，即可享用。

酵素阿嬤的健康看板

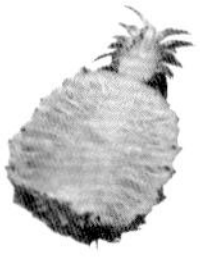

- **鳳梨**所含的鳳梨蛋白酵素，可分解蛋白質、脂肪等，對消化吸收有輔助的作用，極適合用來開發成改善腸胃機能的酵素食材之一。

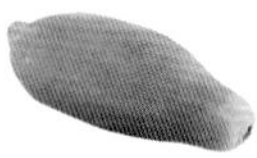

- **木瓜**中的乳狀液汁，含有一種蛋白質分解酶，我們稱之木瓜酶與木瓜鹼，具有幫助消化，輔助治療腸胃炎、消化不良的效果。

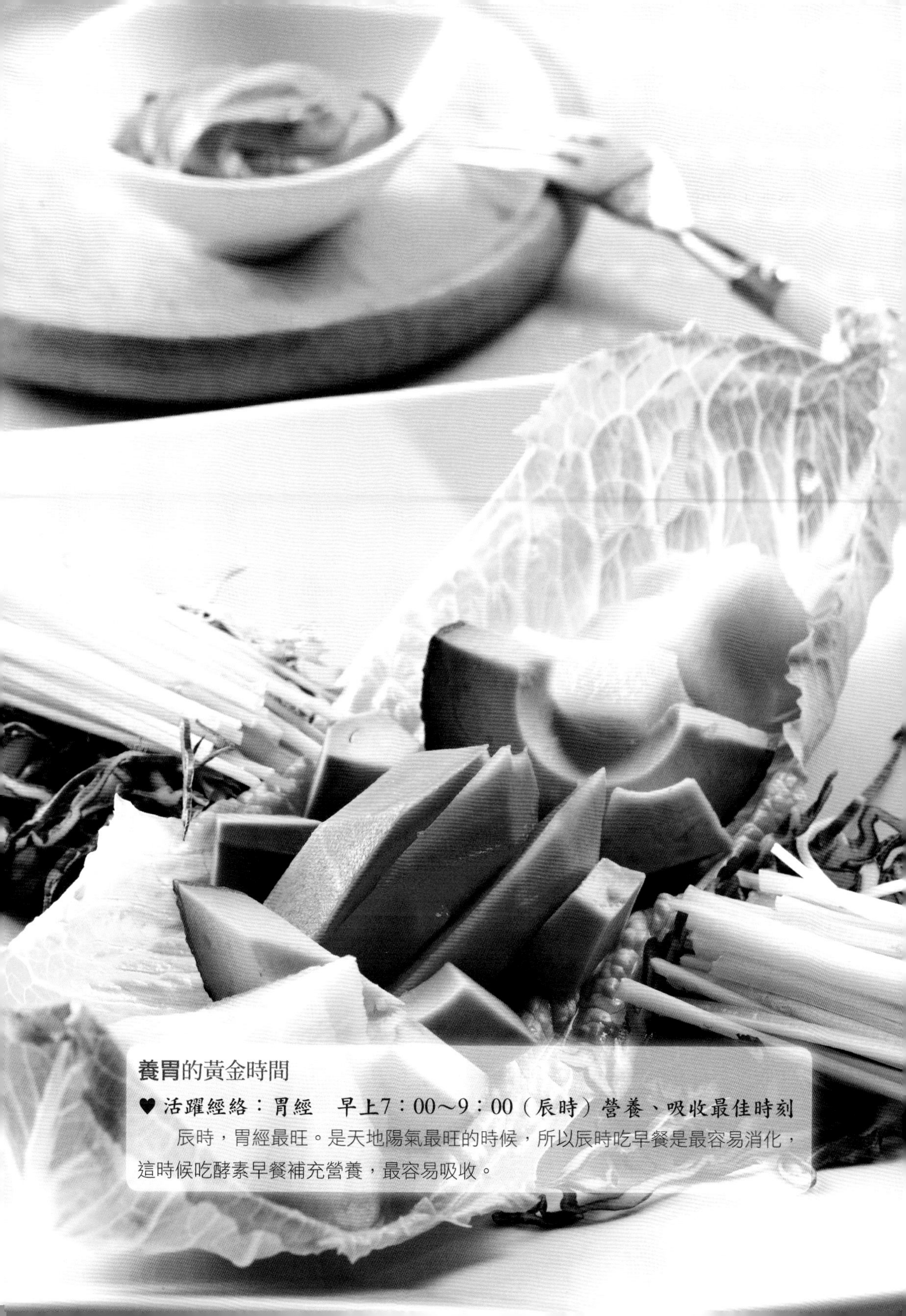

養胃的黃金時間

♥ **活躍經絡：胃經　早上7：00～9：00（辰時）營養、吸收最佳時刻**

辰時，胃經最旺。是天地陽氣最旺的時候，所以辰時吃早餐是最容易消化，這時候吃酵素早餐補充營養，最容易吸收。

養肺酵素生機沙拉（2～3人份）

金主肺，肺藏魄，主宣降；肺又生腎，其華在皮。金始於秋天，是「收斂」的象。過旺或過衰，較宜患大腸、肺、肝、皮膚、鼻氣管等方面的疾病。白色食材含有大量蛋白質、微量元素硒、硫化物，能保護肺的健康，增強呼吸系統功能，並有益體內有害物質排出，提高免疫力，降低罹癌的風險。

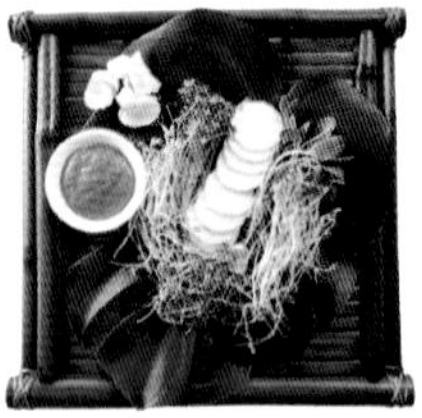

- **材料：**

山藥 100g
百合 .... 半顆
紫蘇葉.. 6 片
苜蓿芽.. 10g
紫高麗芽、綠花椰菜芽............ 各 1 小束
葫蘆巴豆芽、紅扁豆芽............ 各 1 小束

- **調味料：**

亞麻子酵素淋醬（白）（詳見 P.188）適量

- **作法：**

1. **切法**：所有生鮮蔬果材料洗淨。山藥、百合氽燙後切片及剝片，排盤備用。（食材最好是用過濾水清洗，再用能量水浸泡）
2. **擺盤**：以綠葉襯底，山藥片斜疊排放，全部的芽菜類圍繞山藥片擺置，百合片及亞麻子酵素淋醬放在左上角。
3. **吃法**：生機蔬菜盤淋上亞麻子酵素淋醬（或者沾著吃），即可享用。

酵素阿嬤的健康看板

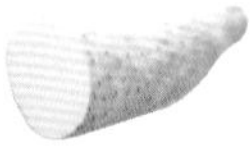

- **山藥**自古被視為補虛佳品，富含多酚、膽鹼、植物荷爾蒙、蛋白質、維生素 B_1、B_2、C 及豐富的礦物質（如鈉、鉀、鈣、鎂等），具有補脾益腎、養肺的作用。

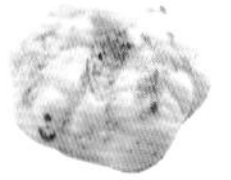

- **百合**具有優秀滋補功能，富含維生素 B_1、B_2、B_6、C、E 及礦物質（鈣、鐵、硒、鎂、鋅、鈉、鉀等），可養心安神，潤肺止咳。

- **苜蓿芽**纖維量高，含有多種營養，如維生素 A、C、B 群、鐵質等，有助預防及改善動脈硬化，使血液膽固醇含量下降。

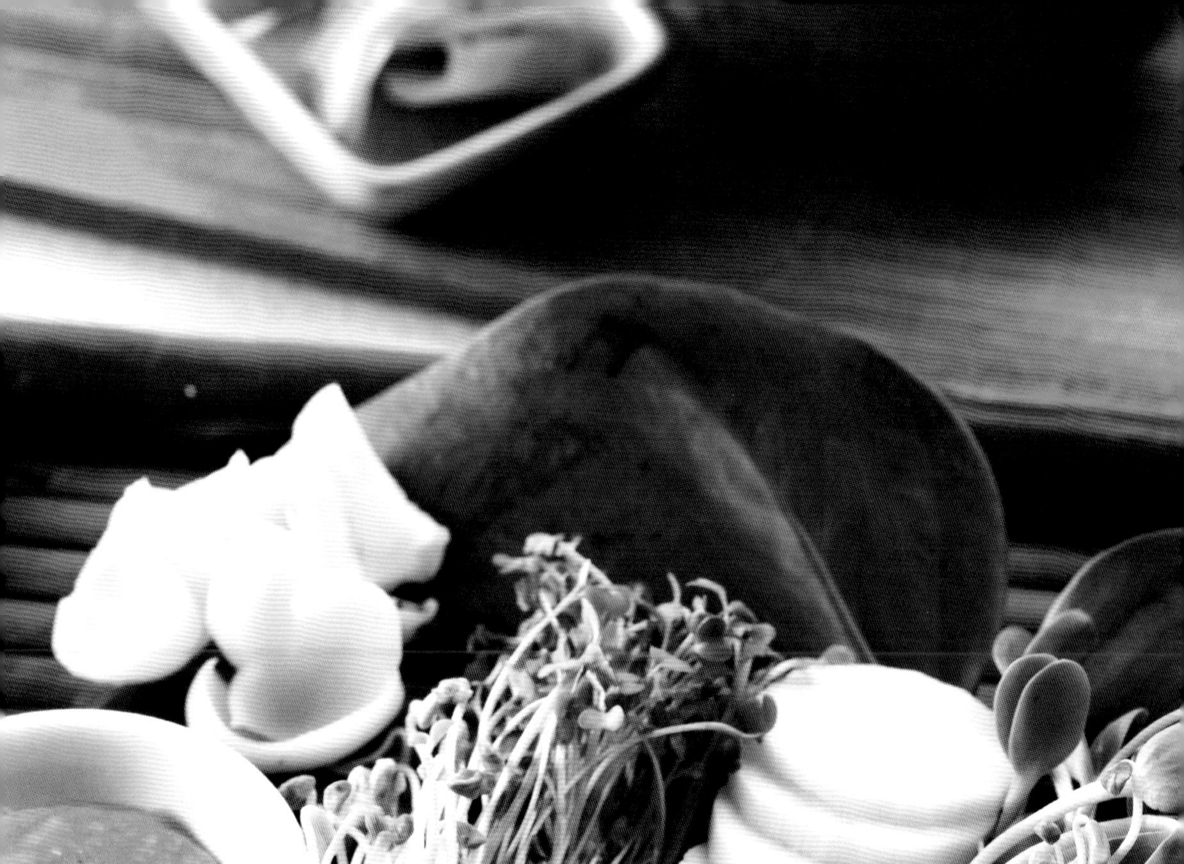

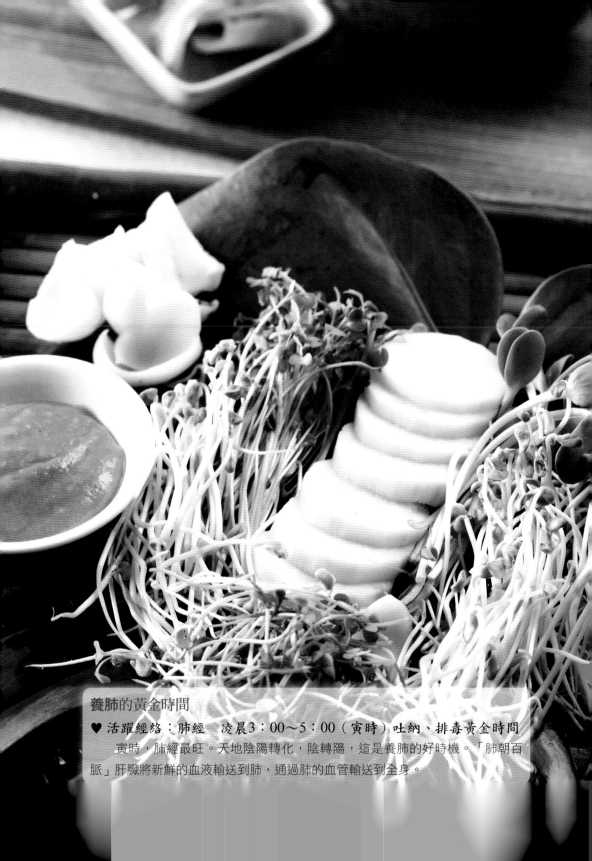

養肺的黃金時間

♥ 活躍經絡：肺經　凌晨3：00～5：00（寅時）吐納、排毒黃金時間

寅時，肺經最旺。天地陰陽轉化，陰轉陽，這是養肺的好時機。「肺朝百脈」肝臟將新鮮的血液輸送到肺，通過肺的血管輸送到全身。

養腎酵素生機餐（2~3人份）

水主腎，腎藏精與志，主精髓；腎又生肝，其華在骨。水始於冬天，是「收藏」的象。過旺或過衰，較宜患腎、膀胱、脛、足、頭、肝、泌尿、陰部、腰部、耳、子宮、疝氣等方面的疾病。黑紫色食材含有花青素及酚類、鈣質，能促進生殖與泌尿系統健康，強健骨骼與牙齒，具有抗氧化、抗衰老、抗腫瘤作用。

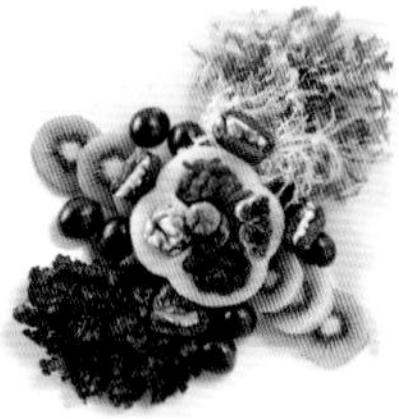

● 材料：

黃甜椒……………………………1 顆
菊苣、紫萵苣……………………各 50g
奇異果……………………………1 顆
黑葡萄……………………………50g
枸杞、蔓越莓、小藍莓…………各 1 大匙
無花果……………………………30 g
蜜椰棗、核桃……………………10 顆

● 調味料：

椰棗酵素淋醬（黑）（詳見 P.190）……適量

● 作法：

1. **切法**：所有生鮮蔬果材料洗淨。奇異果去皮、切片；甜椒橫切對半，中心挖空；蜜椰棗去籽，中間夾核桃。（所有生食最好是用過濾水清洗，再用能量水浸泡）
2. **擺盤**：黃甜椒內盛裝四種材料（枸杞、蔓越莓、小藍莓、無花果）；奇異果片擺在盤面左上角及右下角，菊苣擺在盤面右上角，紫萵苣排在盤面左下角，再放入黑葡萄、蜜椰棗夾核桃點綴盤面。
3. **吃法**：生機核果蔬果盤淋上椰棗酵素淋醬（或沾著吃），即可享用。

酵素阿嬤的健康看板

● **無花果**能抗炎、消腫，對於改善膀胱炎特別有效，而所含的有蘋果酸、檸檬酸、脂肪酶、蛋白酶、水解酶等營養素，可促進食慾，幫助食物的消化。

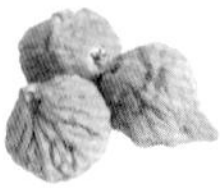

● **蔓越莓**有「北美的紅寶石」之稱，富含抗氧化的多酚類物質，具有調節免疫系統、防止泌尿感染的作用，對於幫助女性生理健康有很好的效益。

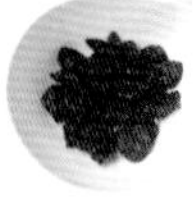

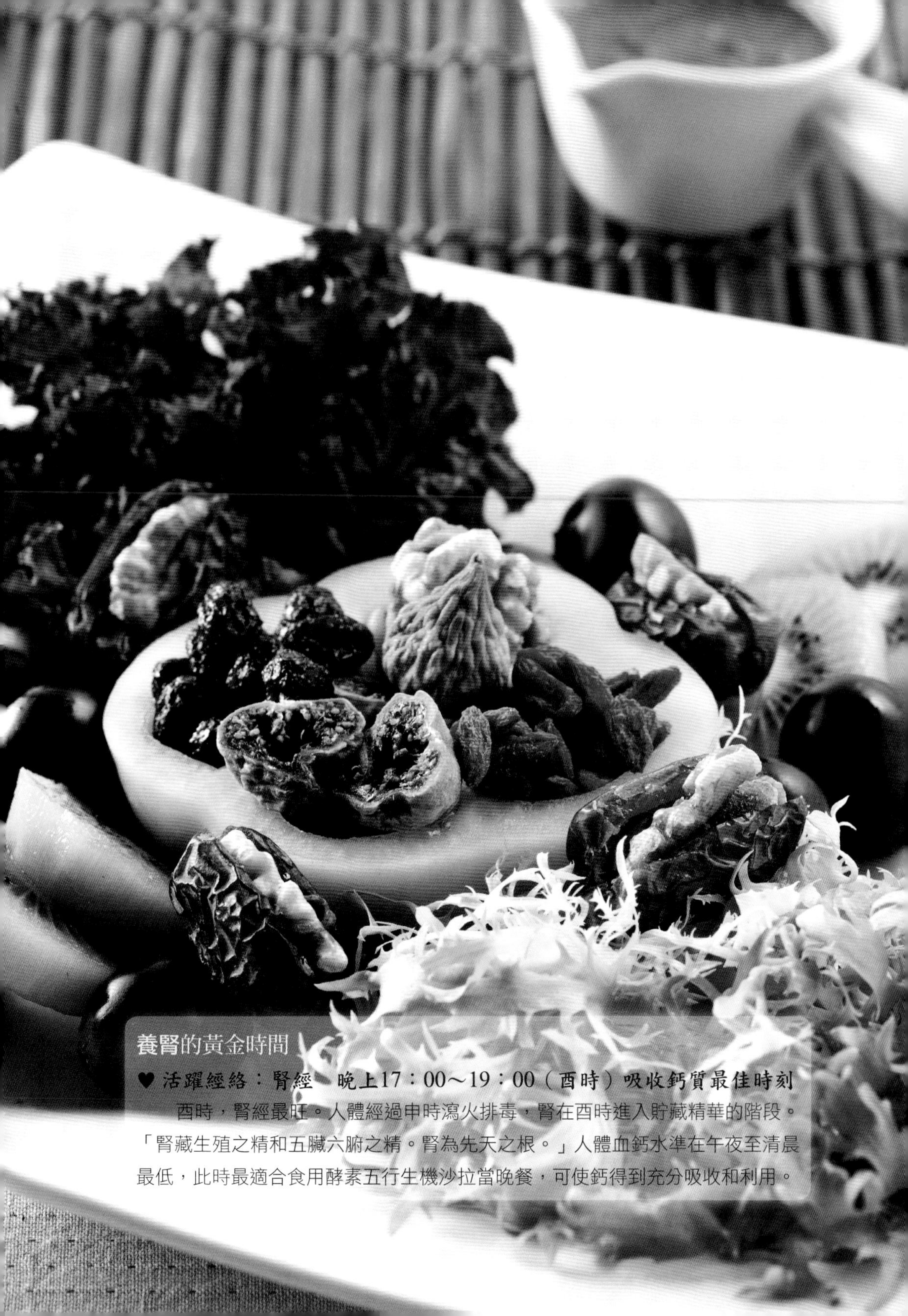

養腎的黃金時間

♥ 活躍經絡：腎經　晚上17：00～19：00（酉時）吸收鈣質最佳時刻

酉時，腎經最旺。人體經過申時瀉火排毒，腎在酉時進入貯藏精華的階段。「腎藏生殖之精和五臟六腑之精。腎為先天之根。」人體血鈣水準在午夜至清晨最低，此時最適合食用酵素五行生機沙拉當晚餐，可使鈣得到充分吸收和利用。

五行酵素蔬食套餐食譜
〔主菜上桌 啟動味蕾〕

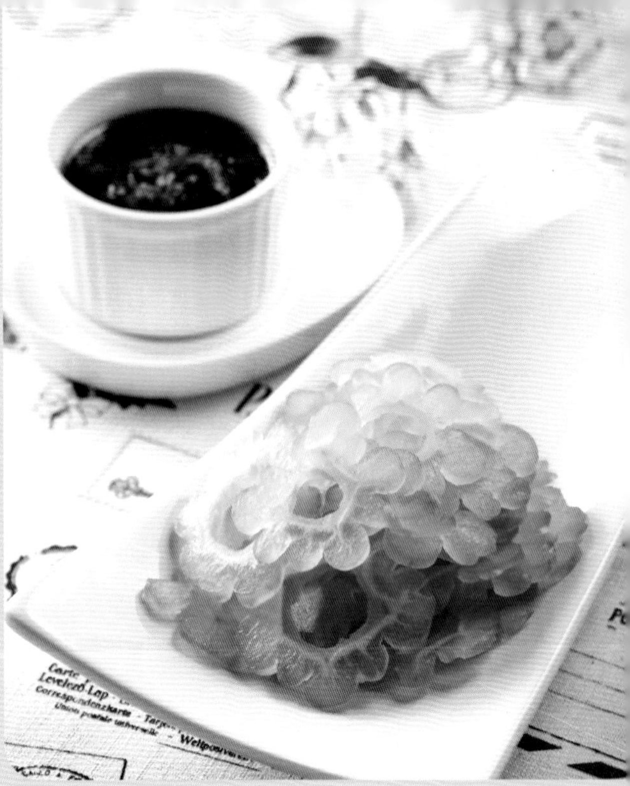

酵素五味開胃菜

飯前吃一道開胃菜是挑起食慾的佳餚，也是腸胃停頓數小時要進入的食物，在餐前食用輔以酵素佐味的開胃菜，不僅能夠促進腸胃蠕動，還能助消化預防食物殘積腸道，達到健胃整腸的作用，讓身體吸收好能量，增強免疫力。五味同五色也入五臟，也有陰陽偏性。所謂「辛肝發散為陽，酸苦湧泄為陰，鹹味湧泄為陰，淡味滲泄為陽。」

《素問 · 生氣通天論》云：「**謹和五味，骨正筋柔，氣血以流，腠理以密，如是則骨氣以精。謹道如法，長有天命。**」五味調合，內則五臟氣盛，骨正筋柔，氣血流暢，百病不生；外則營衛調和，腠理同密，皮膚的抗病能力得以加強，外邪不得入侵，則自然長有天命，健康長壽。由此可見，調合五味，飲食平衡，是養生的最佳法則，與現在強調均衡營養是一致的。

「**酵素五味開胃菜**」應用五行原理選擇相應的食材，並搭配功能性的酵素，是屬於清淡有滋味的飯前輕食，能夠促進食慾，調整腸胃機能。尤其口味清淡降低了消化器官的負擔，又具有酵素的保健功能，取代市售高鹽、高熱量醃製物，對於身體健康有實質的助益。

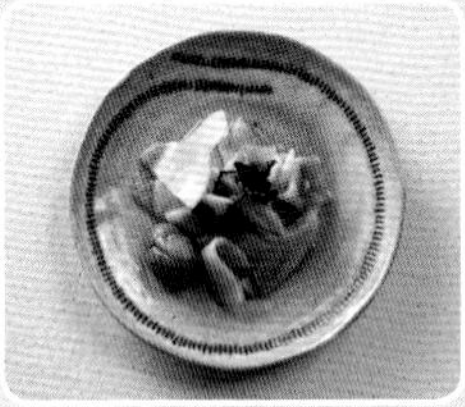

酵素豐胸青木瓜（酸）

木瓜酵素中含豐富的植物激素及維生素A，能刺激卵巢分泌雌激素，使乳腺暢通，對乳腺發育很有助益；而紫蘇有益呼吸道，還有梅子對腸胃好，搭配酵素原液（含諾麗果＋山藥等成分），不僅對女性有幫助，也能夠紓壓情緒、幫助睡眠。

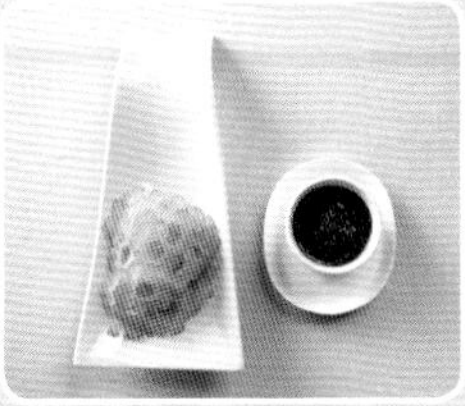

酵素嬌顏水晶苦瓜（苦）

味苦的食物較退火，對改善心腦血管機能很有幫助，尤其是山苦瓜，夏天冰鎮過後，口感更加美味，搭配同樣能夠降血壓、血脂的酵素原液（含海藻膠原＋桑椹等成分），更可以預防動脈硬化。

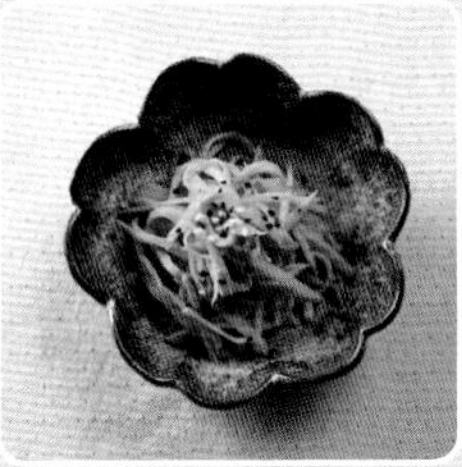

酵素養命南瓜絲（甘）

南瓜本身有β胡蘿蔔素，能轉換成維生素A（因為維生素A直接攝取無法吸收，透過β胡蘿蔔素轉換比較容易吸收），搭配酵素精華液，除了能夠對女性補氣血、預防手腳冰冷，更是男性強身健體的美食佳餚。

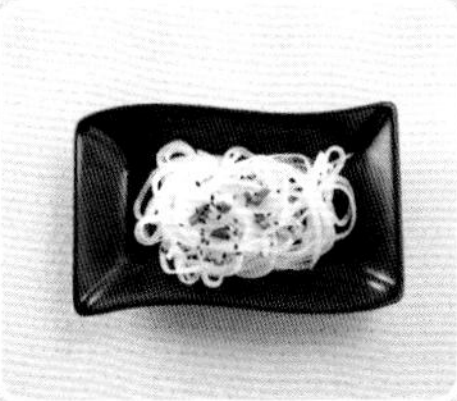

酵素激活洋芋絲（辛）

洋芋營養含量豐富，但澱粉質高，透過製作程序可簡易去除澱粉保留纖維，讓口感變得十分清脆爽口，搭配有活血效應的辣椒絲及酵素原液（含靈芝茸＋桑黃等成分），可以有效調節人體的免疫系統，具備酸辣口感，開胃又健康。

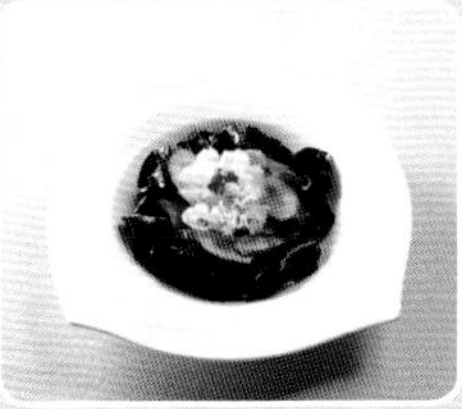

酵素固鈣黑木耳（鹹）

黑白木耳富有膠質，具美容效果，鐵質含量高，可以補血固骨髓，搭配酵素原液（含山楂＋珊瑚草等成分），可緩解膝蓋痠痛，迅速修補軟骨組織，改善骨質疏鬆。

酵素豐胸青木瓜（2～3人份）

成熟的青木瓜酵素含量高，大約是成熟紅木瓜的2倍，生吃食療效果最好，而酸屬木，青綠色食物是有利肝的養生。此道開胃菜能刺激卵巢分泌雌激素使乳腺暢通，但青木瓜性平、偏涼，需加入酵素調合，豐胸效果才會顯現出來，搭配紫蘇、梅子輔助消化，佐以含有諾麗果＋山藥等成分的酵素原液，能活化腦神經、舒壓，提升睡眠品質等作用。

材料：

青木瓜……………………………… 1 大顆
紫蘇梅……………………………… 300g

調味料：

竹鹽 ……………………………… 1 小匙
梅子醋……………………………… 100c.c.
純果寡糖 ………………………… 2 大匙
酵素原液（含諾麗果＋山藥等成分）….. 100c.c.

作法：

1. 青木瓜洗淨、削皮、切薄片，加少許竹鹽醃約 10～30 分鐘，再用能量水沖淨，放入容器中。
2. 加入紫蘇梅、梅子醋、純果寡糖拌勻，移至冰箱冷藏醃製 7 天（一個月以上更入味好吃）。
3. 待食用時，取出加入酵素原液拌勻，裝盤，即可享用。

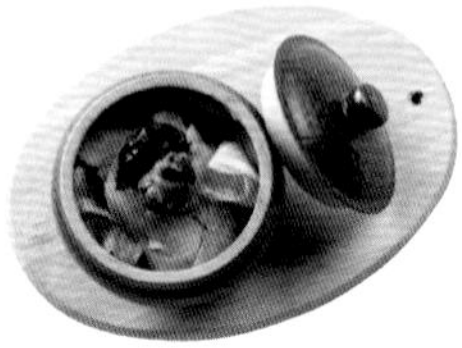

酵素阿嬤的健康看板

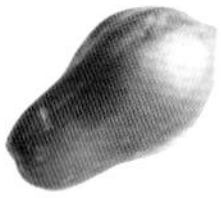

- **青木瓜**含有大量的木瓜酵素，是目前發現唯一可催化分解脂肪的酵素，可以刺激女性賀爾蒙生長。因此有多食用青木瓜可幫助乳房發育的說法，對緩解便秘、運動傷害、手術後消腫、消炎，亦有輔助改善的作用。

- **豐胸必學秘技**月經來潮開始算的第 11、12、13 天，是卵巢動情激素分泌最高，正是豐胸的最佳時機，利用這段時間進行食補、按摩、有氧運動三管齊下，激發乳房脂肪囤積增厚，都會有很好的效果。

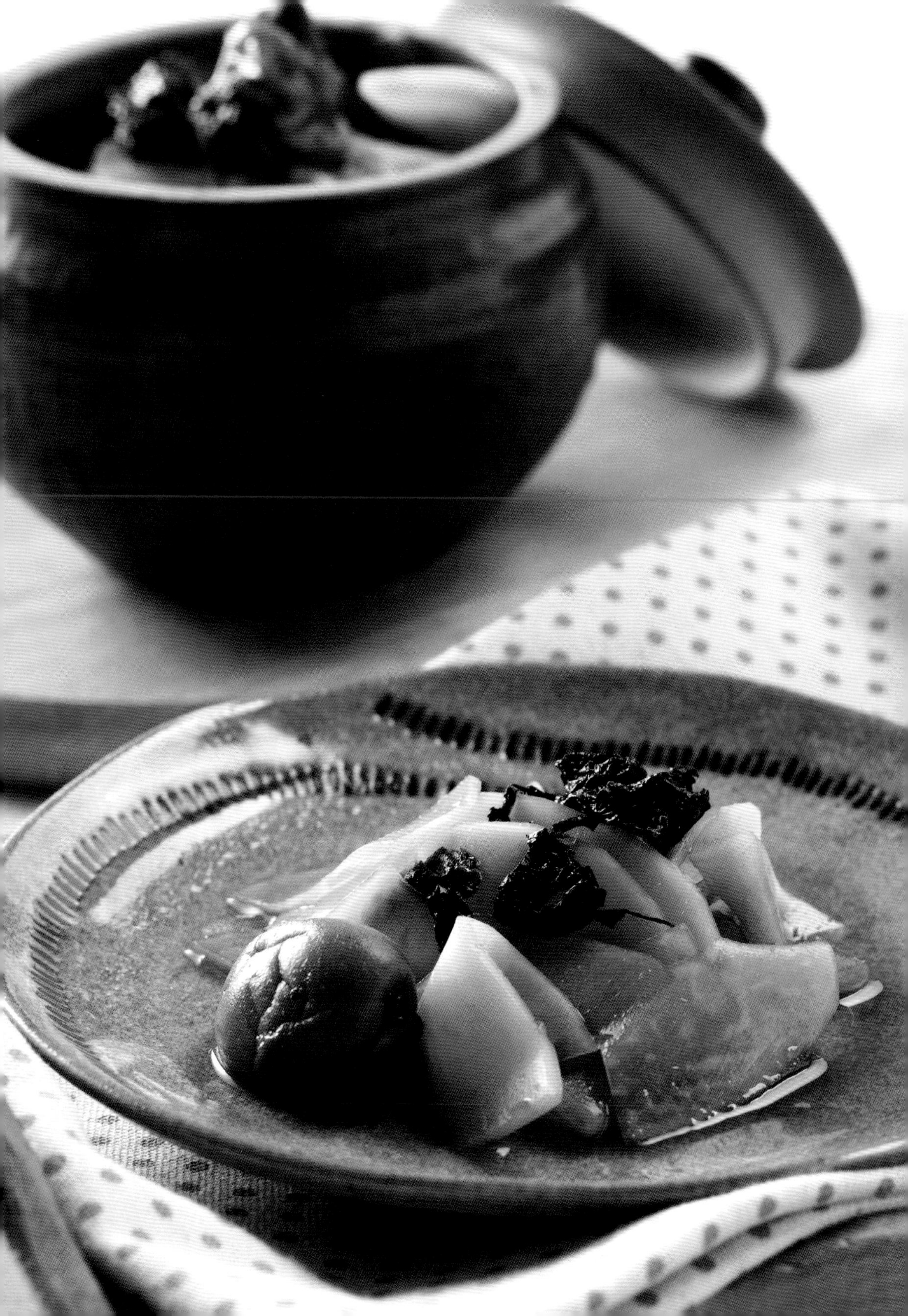

酵素嬌顏水晶苦瓜（2～3人份）

苦屬火，紅色食物是有利心的養生。苦瓜可消暑退火、預防腹部脂肪堆積，搭配酵素原液（含有紅藻素、藻多醣、藻膽蛋白、藻紅蛋白及藻膠等優質成分），能抗老化、增加皮膚保濕度與彈性、預防皺紋產生。此道是養顏美容的開胃菜，添加酵素調和苦瓜的寒性，才不會愈吃愈傷脾胃，且還能改善心腦血管、降血壓、有效預防動脈硬化。

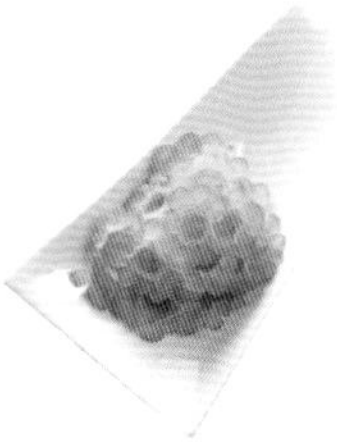

材料：

綠苦瓜（或山苦瓜）........................500g

調味料：

紅辣椒末、九層塔末.................. 各 1 大匙
香菜末.. 少許
薑泥 ....1/4 小匙
花椒粉..1/6 小匙
冷壓白麻油 ....1 大匙
紅麴油膏 ....50c.c.
原味醬油 ....30c.c.
酵素原液（含海藻膠原＋桑椹等成分）30c.c.

作法：

1. 綠苦瓜洗淨，去除蒂、瓤及內膜，切薄片，放入容器中。
2. 倒入能量水浸泡，移入冰箱冷藏 4～6 小時，浸泡至晶瑩剔透（浸泡的過程中要換水兩次能量水，以去除苦味）。
3. 將全部的調味料放入容器中拌勻，即成特殊風味淋醬。
4. 綠苦瓜排盤，淋上特殊風味淋醬（或者沾著吃），即可食用。

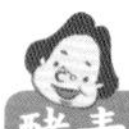

酵素阿嬤的健康看板

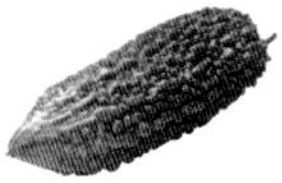

- **苦瓜**具有清熱、祛火、解毒、明目、補氣、益精、止渴、消暑的獨特效益，而所含的苦瓜酵素，可降血糖、減肥，其植物雌激素含量，能夠抑制癌細胞增生，但苦瓜含有奎寧，較不適合孕婦食用。
- **原味醬油**是以有機黃豆經 120 日天然釀造而成，遵循古法有一定釀造工序，釀造時間長，醬汁的味道濃郁豐厚，搖晃瓶身可透視上方泡沫細緻，原豆醇香久久不散，是市面上少見不含防腐劑的頂級調味品。

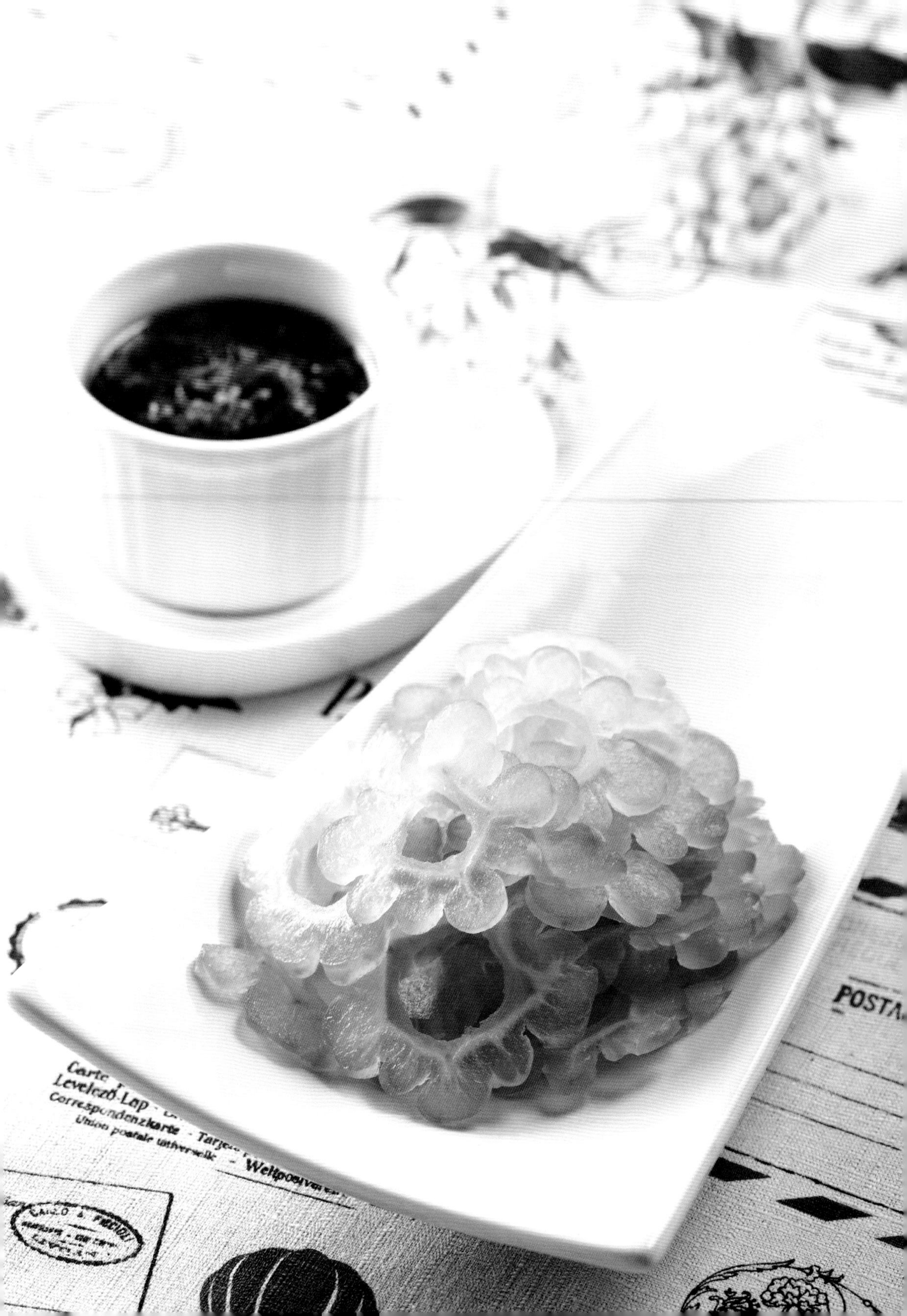

酵素養命南瓜絲（2～3人份）

甘屬土，黃色食物可以有利脾胃的養生。南瓜含有胡蘿蔔素、蛋白質、多種維生素和胺基酸及礦物質。杏仁油富含不飽和脂肪酸，不會在血管中沉積，其維生素E有抗氧化作用，可減少自由基的產生，再添加酵素精華液，乃氣血兩補，男女都適用，可提升免疫系統，有利男性泌尿系統健康及女性經期生理機能順暢。

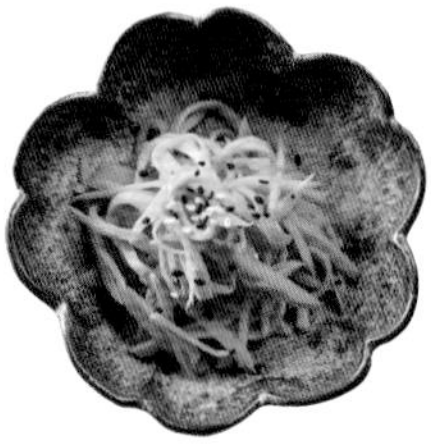

材料：

南瓜 670g
熟白芝麻 .... 1 大匙
熟黑芝麻 .... 1 大匙

調味料：

檸檬汁 .... 20c.c.
酵素精華液 .... 15c.c.
純果寡糖 .... 1 大匙
天然味素 .... 1/4 大匙
冷壓白麻油 .... 10c.c.
竹鹽 .... 1 又 1/4 大匙

作法：

1. 南瓜洗淨、去皮及籽，刨成細絲，放入容器中，放入少許的竹鹽醃約 10 分鐘，再用能量水沖淨，擠乾水分。
2. 加入檸檬汁、酵素精華液、純果寡糖、天然味素、冷壓白麻油拌勻，裝入保鮮盒，移入冰箱冷藏靜置 6 小時待發酵入味。
4. 每次吃多少取多少，再撒上熟白芝麻、熟黑芝麻，即可食用。

酵素阿嬤的健康看板

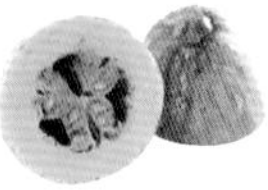

- **嫩南瓜**中維生素C及葡萄糖含量較豐富；**老南瓜**則鈣、鐵、胡蘿蔔素含量較高。常吃南瓜，有益糖尿病防治，抑制癌細胞增生、還有降血壓、治浮腫以及通順小便等功能。
- **冷壓白麻油**是世界衛生組織公布最安定、耐久藏的最佳食用油，富含維生素E及「類木酚素」，是強有力的天然抗氧化物質。

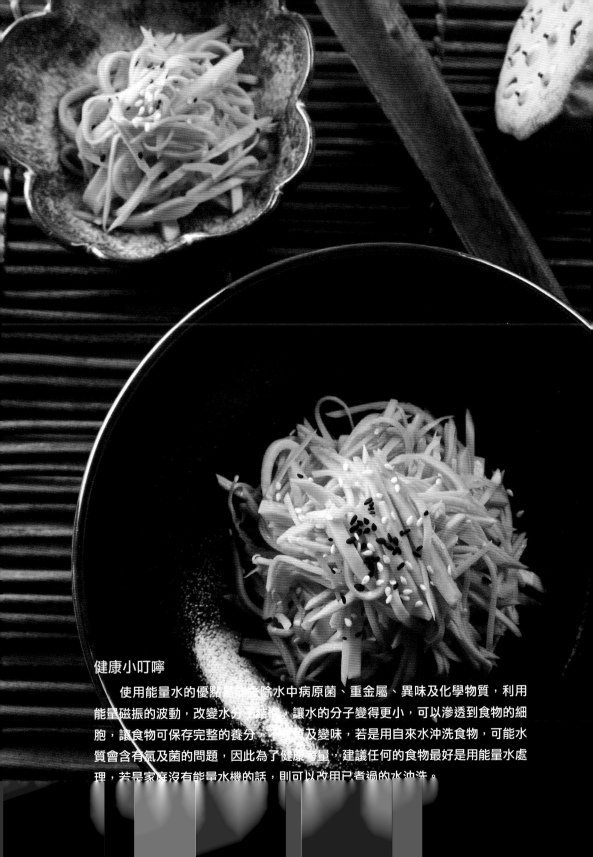

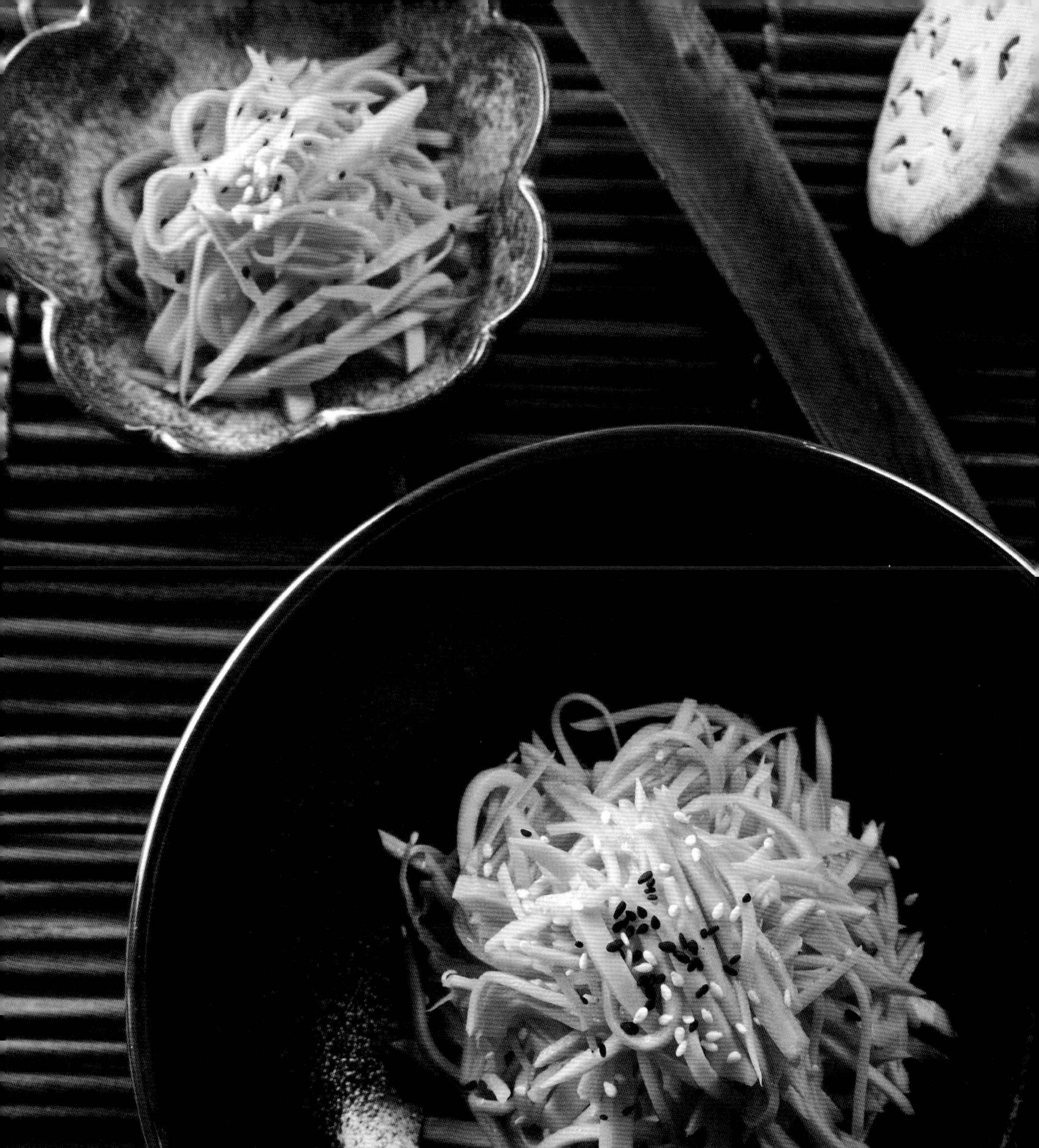

健康小叮嚀

使用能量水的優點是能去除水中病原菌、重金屬、異味及化學物質，利用能量磁振的波動，改變水分子結構，讓水的分子變得更小，可以滲透到食物的細胞，讓食物可保存完整的養分，不變質及變味，若是用自來水沖洗食物，可能水質會含有氯及菌的問題，因此為了健康考量，建議任何的食物最好是用能量水處理，若是家庭沒有能量水機的話，則可以改用已煮過的水沖洗。

酵素激活洋芋絲（2～3人份）

辛屬金，白色食物可以有利肺的養生。馬鈴薯所含的澱粉是屬於易發胖的成分，但此道製作法將馬鈴薯搖身一變成為清新脆口的低熱量健康小菜。馬鈴薯富含維生素B群及纖維素，搭配酵素原液調味口感更加升級，夏天吃有安定情緒、緩解燥熱、益氣潤腸，一年四季常吃，可利尿、淡斑、提高記憶力，使思維清晰等作用。

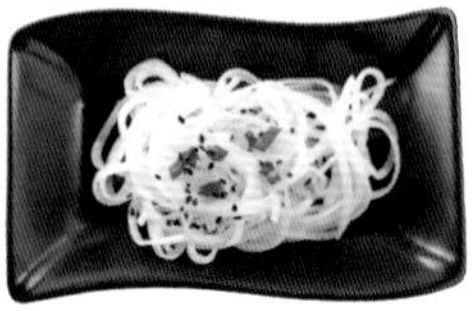

材料：

馬鈴薯……300g
花椒粒……2g
紅辣椒丁……50g
熟黑芝麻……5g

調味料：

冷壓杏仁油……1大匙
酵素原液（含靈芝茸＋桑黃等成分）…1大匙
天然味素、純果寡糖……各1/2大匙
糙米醋、竹鹽……各1大匙

作法：

1. 馬鈴薯洗淨、去皮、刨成絲，放入濾網杓以過濾水漂洗3～5次，再用能量水浸泡30分鐘去除澱粉。
2. 將馬鈴薯絲放入滾水中稍微汆燙3～5秒，撈起，瀝乾水分，備用。
3. 杏仁油入鍋，以微小火炒香花椒粒，待香味散出，熄火，待涼，撈除花椒粒，即成杏仁花椒油。
4. 將馬鈴薯絲、其他的調味料、杏仁花椒油放入容器中拌勻，裝入保鮮盒，移入冰箱冷藏30分鐘待發酵入味，食用時，放入紅辣椒丁、黑芝麻拌勻，即可食用。

酵素阿嬤的健康看板

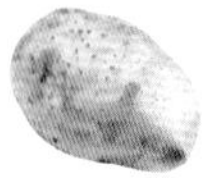

- **馬鈴薯**要買新鮮的，一旦出現發芽、發綠，龍葵素的含量就增加至5～6倍，選購時要注意食材的新鮮度，才能攝取到優質的養分補充能量。
- **竹鹽**是將日曬過的海鹽裝入三年生的青竹中，兩端以天然黃土封口，松樹為燃料，用千度以上的高溫煅燒而成。它吸取了黃土與竹子的營養礦物質，包含鉀、鈣、鎂及微量元素，在韓國竹鹽是民間的養生珍寶。

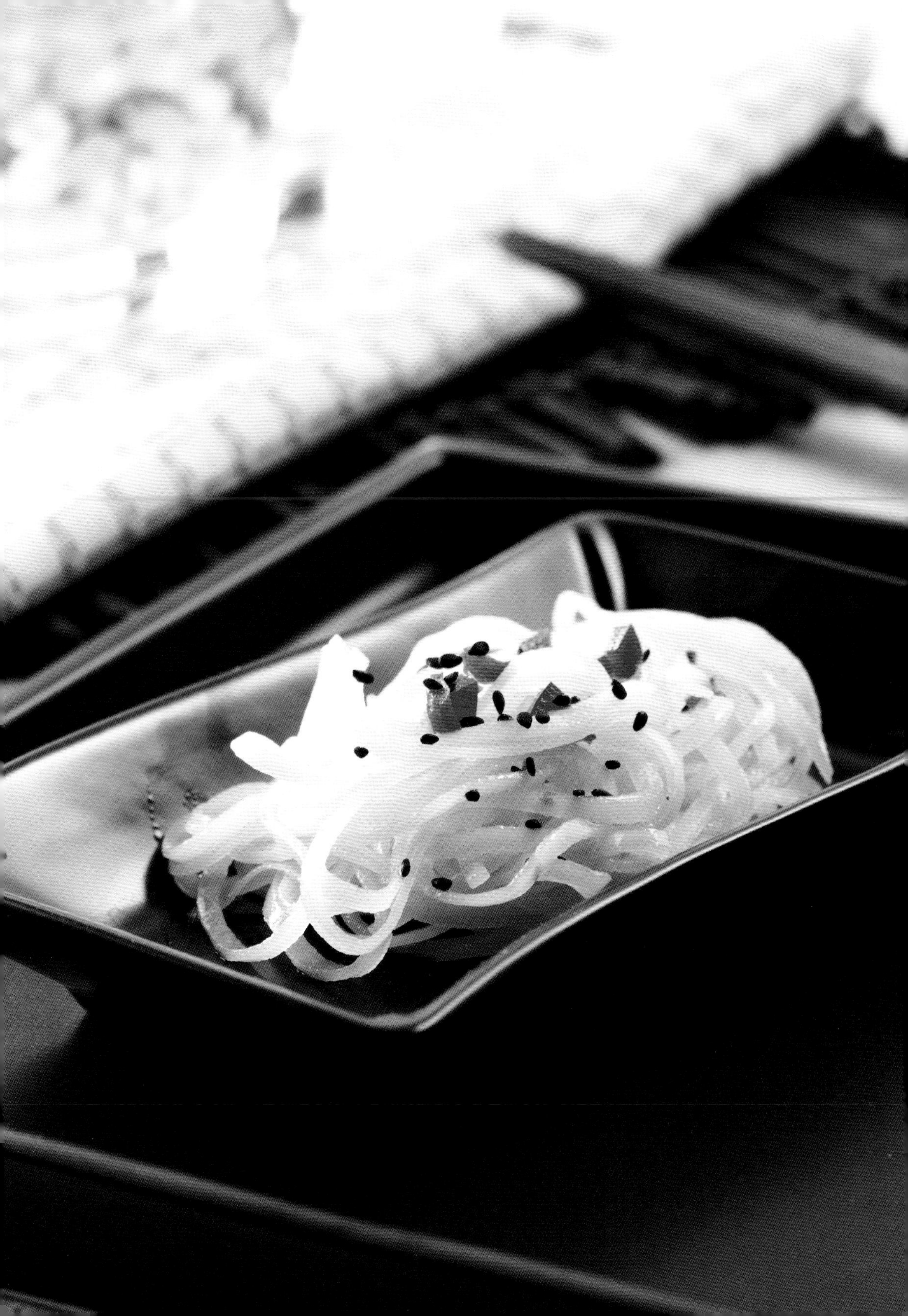

酵素固鈣黑木耳（2～3人份）

鹹屬水，黑色食物可以有利腎的養生。黑木耳不但味道鮮美、營養豐富，還具有很多食療作用。白木耳又名銀耳，也稱為雪耳，有「菌中之冠」的美稱。運用酵素原液調味，能有利膠質帶入細胞，迅速修補軟骨組織，常吃可保護骨質、緩解關節痠痛、固骨功效更提升，對女孩們的生理調節有極大幫助。

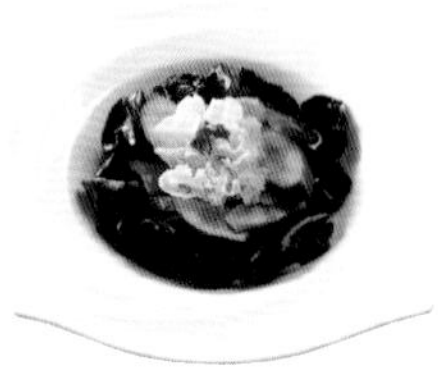

材料：

乾燥黑木耳……250g
乾燥白木耳……80g
小黃瓜片……1片
紅甜椒片……1/4顆
嫩薑片……6片

調味料：

山葵辣椒醬、枸杞辣椒醬……各1/2大匙
酵素原液（含山楂＋珊瑚草等成分）…1大匙
酵素烏醋……1大匙
糙米醋……少許
紅麴油膏、冷壓白麻油……各1/2大匙
天然味素、竹鹽……各1/4小匙

作法：

1. 將乾燥黑木耳、乾燥白木耳分別用水泡至軟，放入滾水汆燙1分鐘，瀝乾水分，放入容器，備用。
2. 加入天然味素、竹鹽拌勻，放置約3分鐘入味，最後加入其他的調味料。
3. 放入小黃瓜片、紅甜椒片、嫩薑片再拌勻，放置5分鐘入味，裝盤，即可食用。

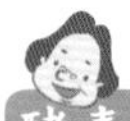

酵素阿嬤的健康看板

- **白木耳**是含有大量的植物性膠原蛋白，可提升膚質光澤、預防動脈硬化，而女性經常食用能養顏美容、延緩老化，經常會流淚的人較容易傷及肺氣，更要多吃。

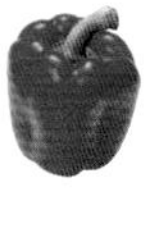

- **紅甜椒**富含維生素C，能清除自由基防癌，保護細胞、解毒及提升肝臟運作機能，而富含的銅元素，對於肝、心等內臟發育和功能均有良好的效益。紅甜椒也適合腸胃脹氣、胃寒或胃痛患者食用。

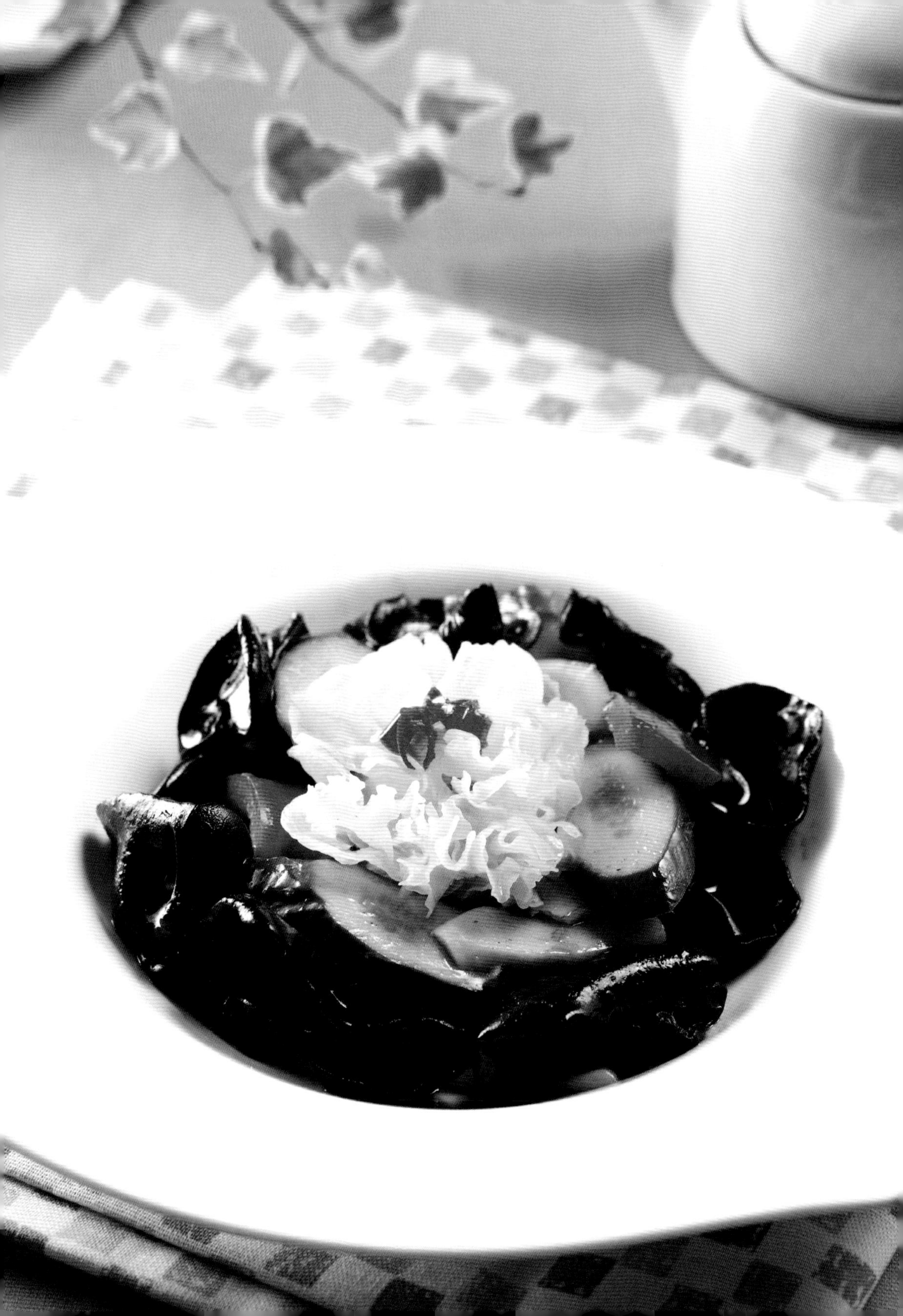

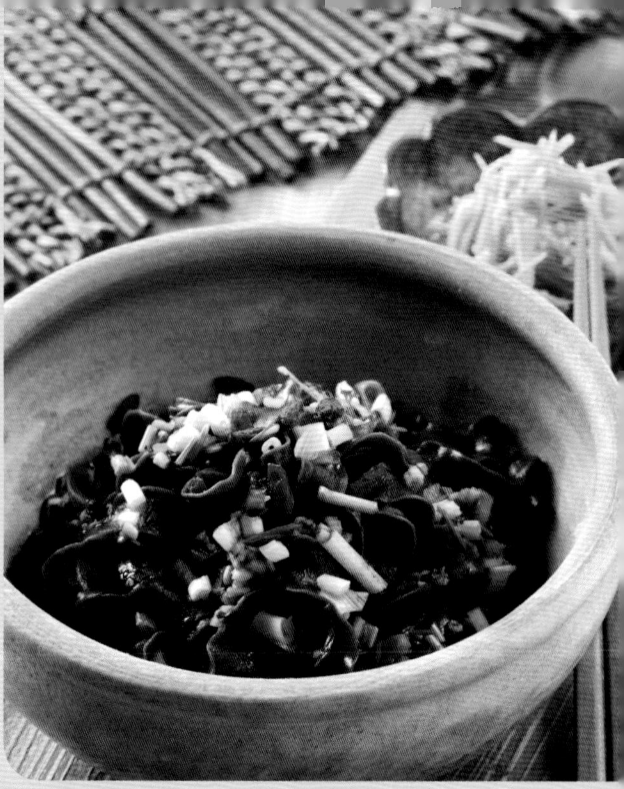

酵素五味養生餐

儘管生機飲食酵素含量比較高，營養素也比較不會被破壞，但東方人與歐美人的體質畢竟有所差異，所以自古以來東方人大多以熟食為主要的飲食模式，因此我特別設計熟食搭配生食，再進一步突破傳統調味的方式，改以酵素為佐料，讓平凡的食材口感更升級，每一口都能吃到健康能量的元素。

「**酵素五味養生餐**」設計了包括中式、西式，還有傳統古早味的酵素乾拌麵食、酵素沙拉拌飯，既符合東方人的口味與習慣，也保留了生機飲食的酵素營養優點，而且在這個單元採用生機原料製作的五行手工麵條、發芽糙米飯為主食，搭配生技功能性酵素，還有冷壓好油、調味料（生機原味醬油、紅麴油膏、山葵辣椒醬、酵素烏醋及天然蔬果調味料）等健康好素材。

「**酵素五味養生餐**」把烹調變得又有趣又高效率，即使平常很少下廚，或者廚藝不精的人，也覺得輕鬆，只要有鍋具、湯勺，10分鐘就能上桌，製作過程好簡單，輕鬆打造無油煙、無負擔、輕食美味的健康料理，無論再怎麼忙碌，也有時間留給家人和朋友一起圍坐餐桌旁，用食物來凝聚愛，其樂也融融啊！

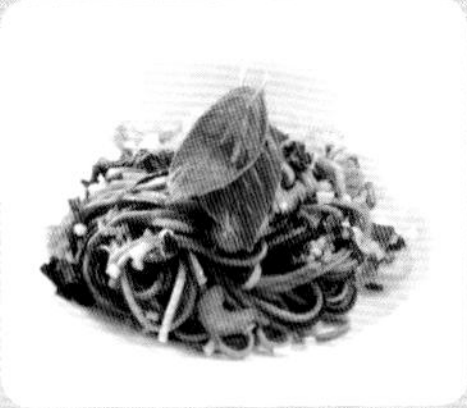

五行醋溜酵素麵（酸）

採用五種顏色手工麵條（大麥苗、紅麴、番茄、蕎麥、竹炭），快火煮熟後，攪拌蔥花、枸杞辣椒醬與白芝麻油等調味料，味道辛香，麵條有嚼勁，顏色豐富，色香味俱全。

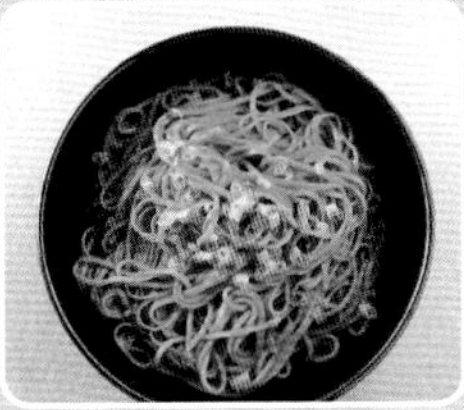

茄紅苦茶酵素麵（苦）

番茄手工麵條煮熟後，直接攪拌苦茶油、紅麴油膏與芹菜，是一道固胃又充滿清新香氣的麵食。

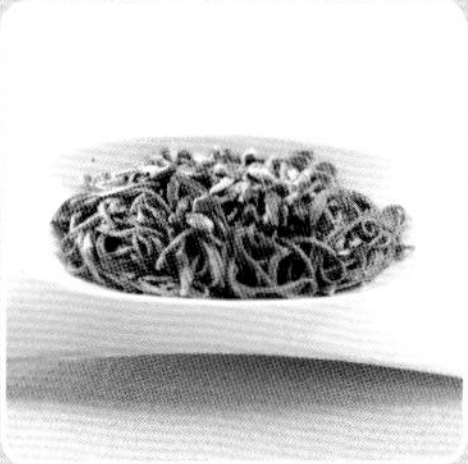

藍藻杏仁酵素麵（甘）

藍藻手工麵條熟透後，撈起瀝乾，直接拌杏仁油、生機醬油、及天然調味料，有濃厚的杏仁味，是簡單有特色的麵食。

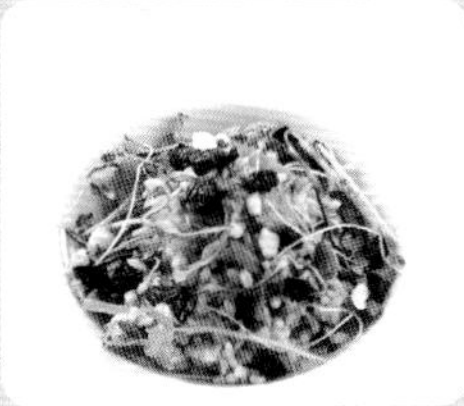

發芽沙拉酵素飯（辛）

將有機發芽糙米煮熟，降溫吹冷，再拌上芽菜及生菜，撒上辛香天然調味料，是一道健康可口又無負擔的輕食。

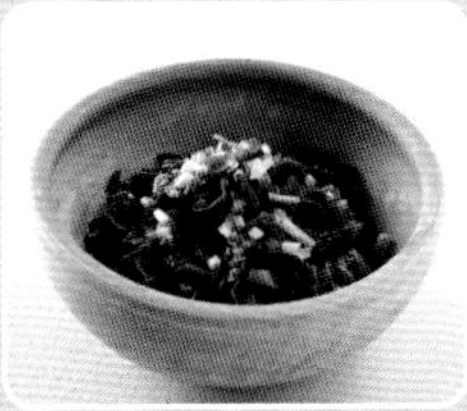

竹炭青蔥酵素麵（鹹）

以寬版竹炭麵煮熟後，拌攪蔥花、香菜、芹菜、枸杞辣椒醬與黑芝麻油等調味料，香濃滿足，滑溜順口，是一道令人回味無窮，吃了都會按讚的麵食。

五行醋溜酵素麵（2～3人份）

五行手工麵條（含大麥苗、紅麴、番茄、蕎麥、竹炭成分）以純天然生機麵粉製成，不含任何修飾澱粉，放在陽光下自然乾燥而成，麵條Q彈有嚼勁，搭配好芝麻油、好辣椒醬、好醬油、好烏醋、好酵素，撒上香菜，口感酸溜香辣，呼嚕呼嚕地充滿自然原味與辛香，滿足了每一張挑剔的嘴。

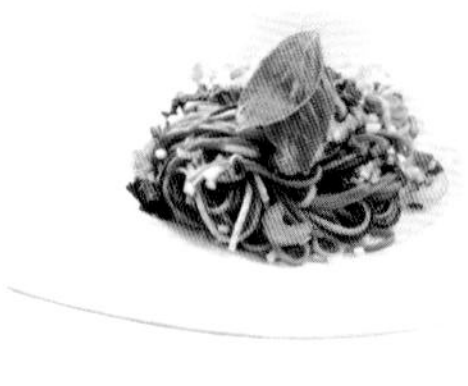

● **材料：**

五行手工麵條............................半包
羅勒葉碎、西洋芹薄片............各2大匙
蒜泥..1大匙
蔥花..少許

● **調味料：**

酵素原液、原味醬油................各1大匙
酵素烏醋..................................2大匙
紅麴油膏..................................1大匙
糙米白醋..................................1/2大匙
冷壓白麻油..............................2大匙
山葵辣椒醬..............................1大匙
天然蔬果調味料........................1/2大匙

● **作法：**

1. 羅勒葉碎、西洋芹薄片與蒜泥放入湯碗中，備用。
2. 將全部的調味料放入容器中攪拌均勻，備用。
3. 五行手工麵放入滾水中煮至熟，撈起，瀝乾水分，放入作法1靜置約1分鐘（利用麵條微熱的溫度，將羅勒葉碎、西洋芹薄片焖出味）。
4. 再倒入已拌勻的調味料，撒上蔥花攪拌均勻後，裝入盤中，即可食用。

酵素阿嬤的健康看板

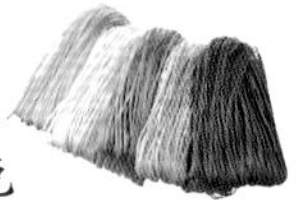

● **五行手工麵條**有大麥苗麵（綠）、紅麴麵（紅）、蕃茄麵（黃）、蕎麥麵（白）、竹炭麵（黑），100％純手工日曬，無添加化學色素與香料，麵條Q彈好吃，適合做炒、拌、煮等美味可口的麵食料理。

● **山葵辣椒醬**採用阿里山特產、生機無農藥蔬菜及酵素為食材，不含任何防腐劑、辣而不嗆的爽脆口感，是各式養生開胃料理首選。

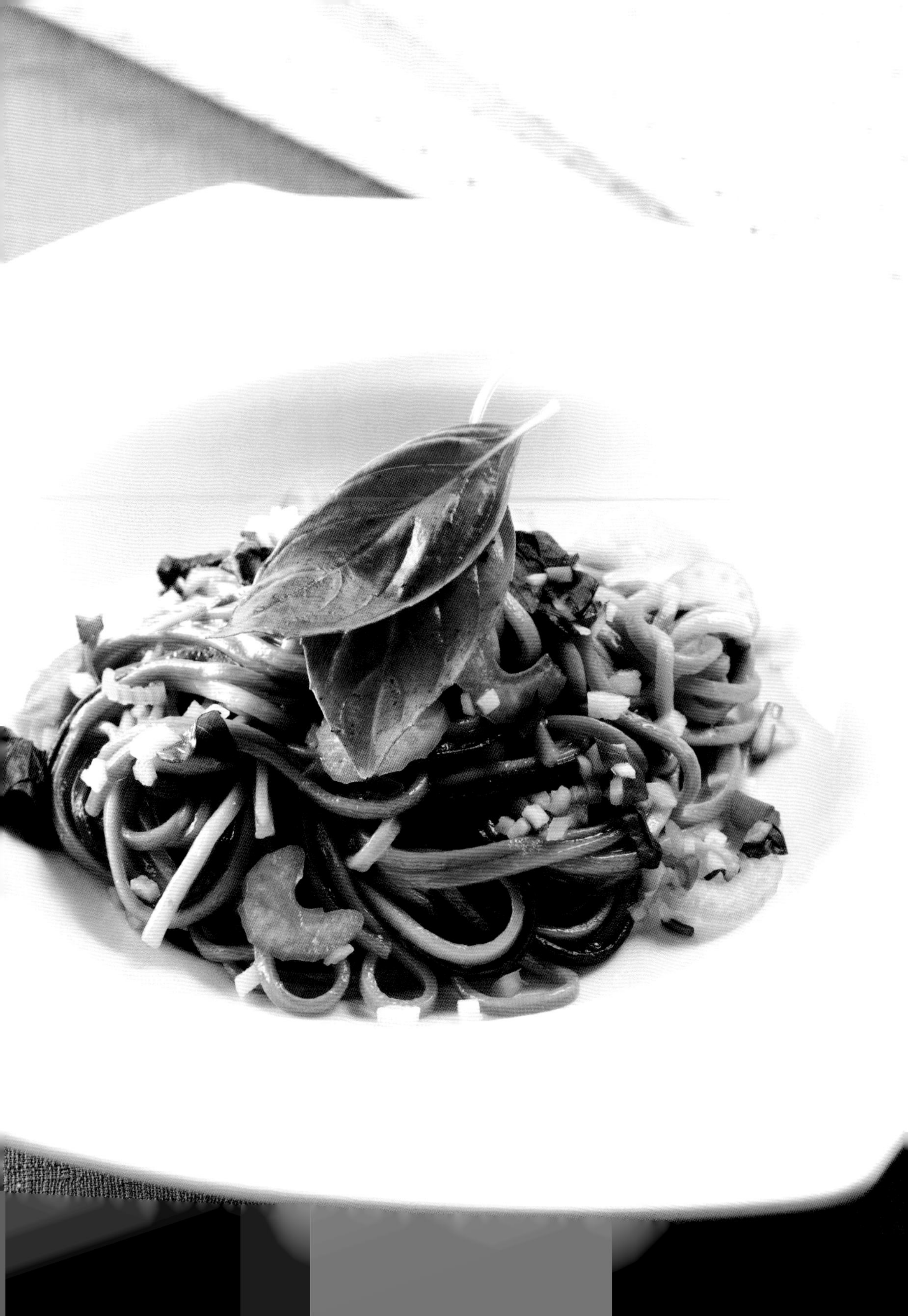

茄紅苦茶酵素麵（2～3人份）

苦茶油固胃養生，新鮮苦茶油外觀呈現金黃色，聞起來有一股淡雅的茶籽香氣，冷壓生榨所含的單元不飽和脂肪酸高達83%，營養價值勝過橄欖油，拌麵、炒菜都適宜，油質溫和適合各種體質。番茄手工麵含有茄紅素，是一種抗氧化的營養素，搭配酵素原液及酵素烏醋，更能輔助食材營養為人體吸收，健康養生更滿分！

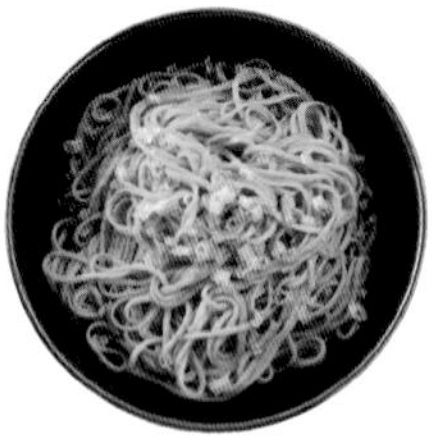

材料：

蕃茄手工麵……4片
芹菜末……2大匙

調味料：

酵素原液……20c.c.
原味醬油……1大匙
酵素烏醋……1/2大匙
紅麴油膏……1大匙
冷壓苦茶油……2大匙
天然蔬果調味料……1/4茶匙

作法：

1. 將全部的調味料放入容器中拌勻，備用。
2. 蕃茄手工麵放入滾水中，以中火煮至4～6分鐘至熟，撈起，瀝乾水分，放入**作法**1中攪拌均勻。
3. 再撒上香芹末、即可裝盤，上桌享用（利用麵條微熱的溫度，將芹菜末燜出味）。

酵素阿嬤的健康看板

- **天然蔬果調味料**以天然多種蔬果、酵素萃取而成，一點點提味效果佳，味鮮舌潤不燥渴。目前有二種口味，「鮮味道」採海藻天然鮮甘味，適煮湯、高湯使用；「香味道」採菇類香甘味，適合滷、燉、炒。
- **酵素烏醋**是採用生機發芽糙米、蘋果、木瓜、洋蔥、麥芽、竹鹽、肉桂、茴香、山奈、陳皮、酵素等材料釀造而成，兼具醋素與酵素的特點，發酵時間比一般烏醋更久，口感香醇。

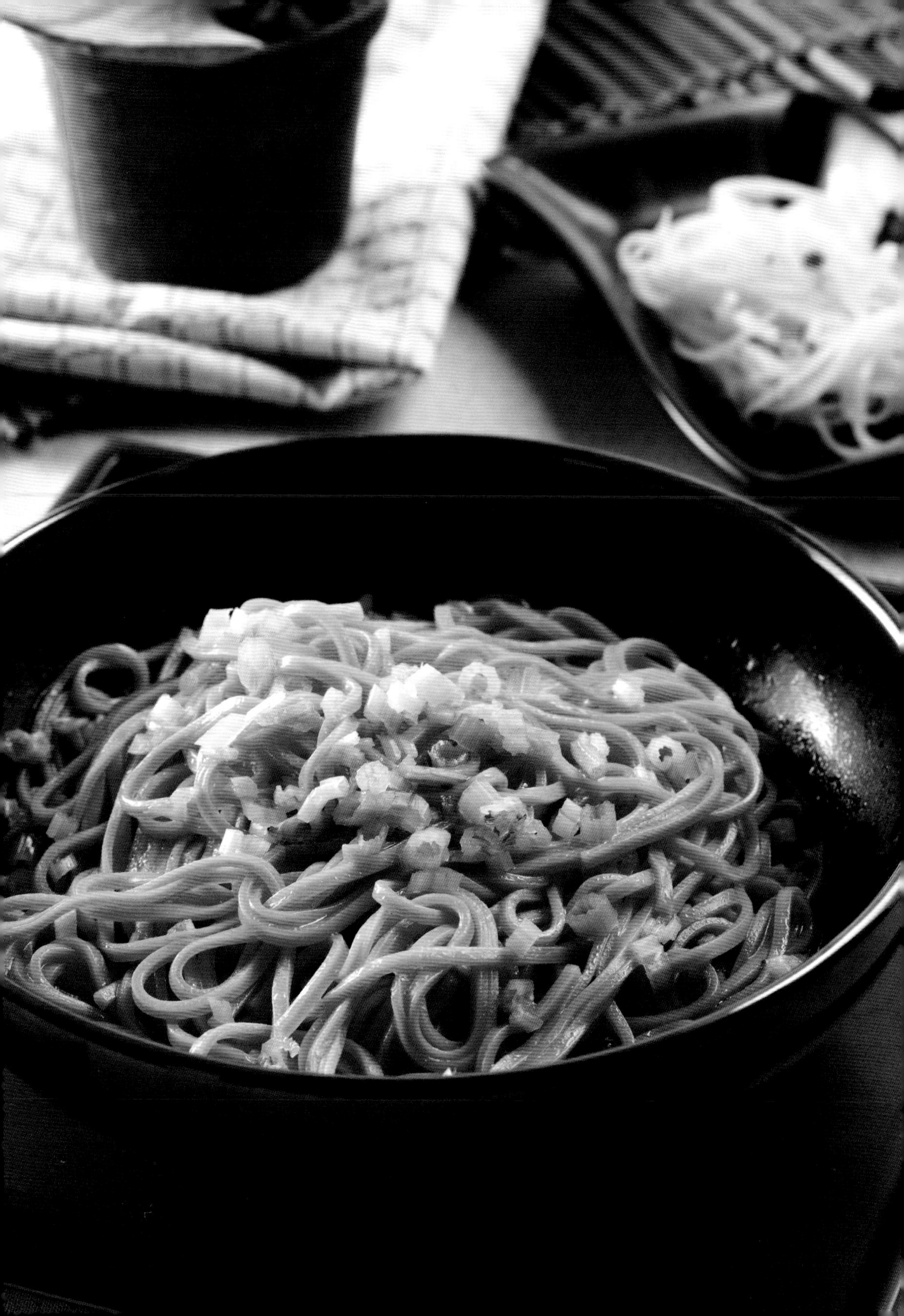

藍藻杏仁酵素麵（2~3人份）

杏仁油含有類黃酮和維生素E，具有明顯的抗氧化能力，可促進細胞更新，潤肺、補中益氣，常吃可養顏美容、抗衰老。藍藻具有全方位營養，散發藍藻特殊的香味，與杏仁油的香味融合在一起，撒點香菜，讓您一吃就愛上它，真是少見的五星級好滋味，佐以酵素原液添味，更能幫助腸胃營養吸收、滋補氣血。

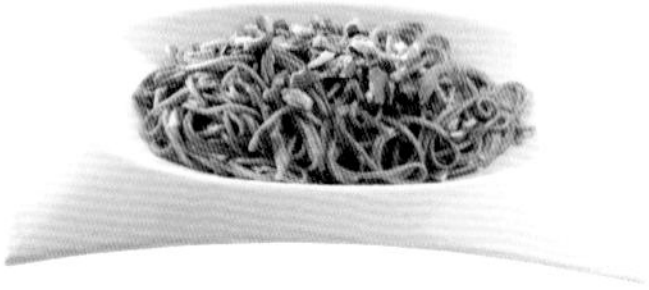

- **材料：**

藍藻手工麵……4片
杏仁果……50g
香菜碎……3大匙

- **調味料：**

酵素原液……20c.c.
原味醬油……1又1/2大匙
冷壓杏仁油……2大匙
天然蔬果調味料……1/2茶匙
紅麴油膏……1/2大匙

- **作法：**

1. 杏仁果放入塑膠袋中，用玻璃瓶壓碎。
2. 全部的調味料放入容器中拌勻，備用。
3. 藍藻手工麵放入滾水中，以中火煮至4~6分鐘至熟，撈起，瀝乾水分，放入作法2。
4. 再加入杏仁果、香菜碎拌勻，即可上桌享用（利用麵條微熱的溫度，將杏仁果與香菜碎燜出味）。

酵素阿嬤的健康看板

- **藍藻手工麵**以藍藻粉研磨成粉，製麵而成，並藉由風和陽光自然乾燥，絕不含任何人工色素與香料，健康加倍好營養，符合現代人對健康美味的要求。
- **杏仁油**含有12種飽和脂肪酸，占脂肪酸總量的13%，含7種不飽和脂肪酸，亞油酸35%、Ω3亞麻酸31%、油酸27%。占總脂肪酸94.4%，比目前最好的橄欖油多10%。

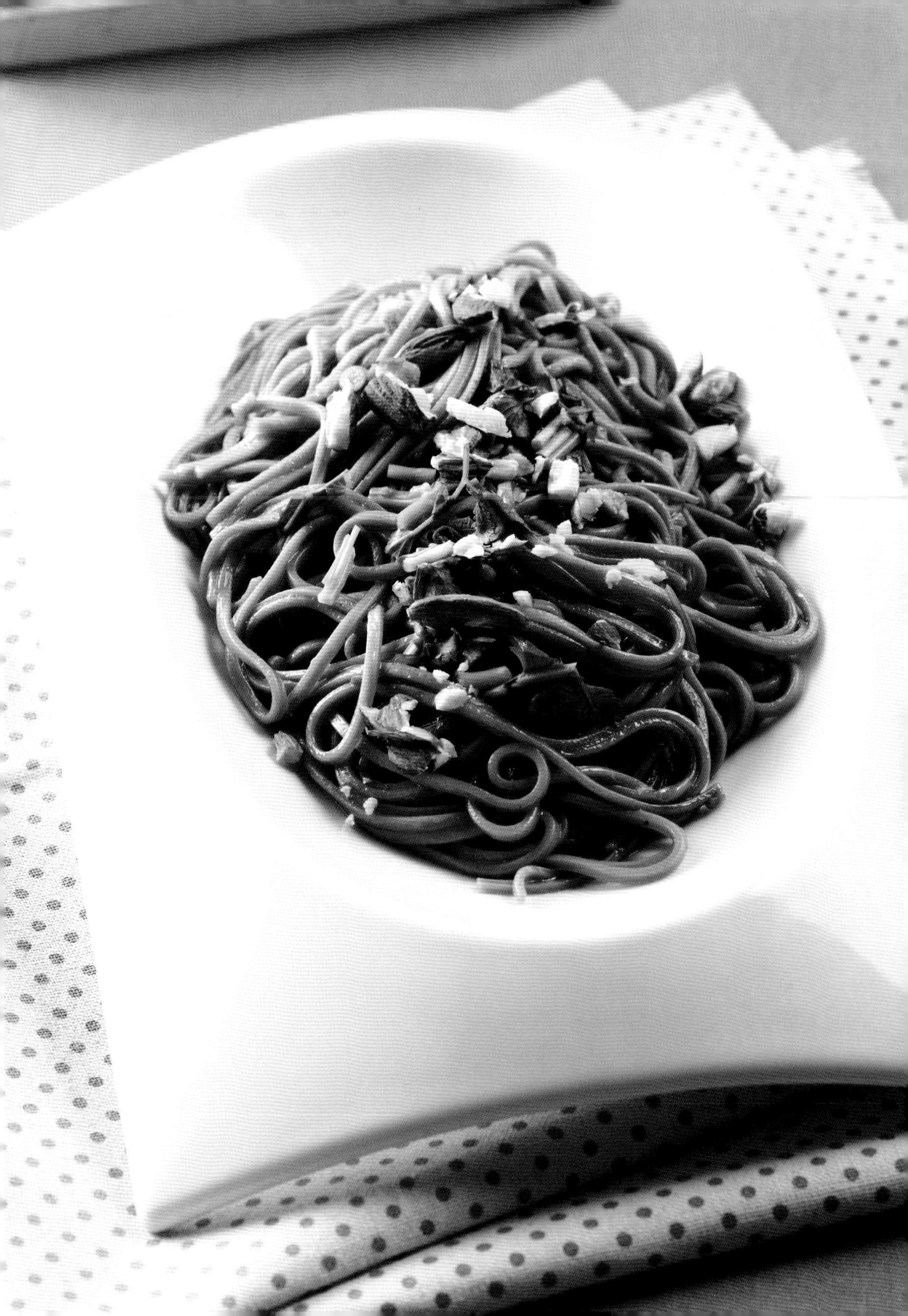

發芽沙拉酵素飯

（2～3人份）

這道健康主食可以吃到各種有機芽菜、生菜、煮熟的發芽糙米的直接營養，保留自然蔬果、糙米的原味，口感完全不像一般烹調爆炒的燥熱感。此道的有機芽菜您可依季節更換，以獲取當季最新鮮的能量，而加入西式綜合香料調味粉及辣椒粉，除了可增添風味之外，也可以平衡生食的偏涼，達到養生及健康的目的。

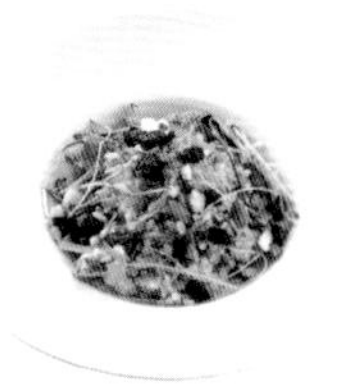

● **材料：**（以下用量依個人需求）

熟發芽糙米飯

生菜類：紫高麗菜絲、小黃瓜、西芹絲、紅蘿蔔絲、有機珍珠菜、美生菜

芽菜類：苜蓿芽、碗豆嬰

堅果類：核桃、南瓜子

果乾類：蔓越莓、黑醋栗

● **調味料：**

酵素原液……………………1 大匙

體內環保酵素粉………………2g

甜菜根能量粉…………………少許

西式綜合香料、辣椒粉、竹鹽…..各適量

● **作法：**

1. 芽菜類洗淨備用，生菜類洗淨後，切成細絲，分開用冰的能量水浸泡，撈出瀝乾，整齊排入盤中。
2. 堅果類放塑膠袋中，以木槌壓碎，備用。
3. 全部的調味料放入容器中攪拌成健康酵素醬汁。
4. 熟發芽糙米飯放入容器中，放入全部生菜絲、芽菜，再淋上健康酵素醬汁拌勻，最後撒上堅果與果乾，即可上桌享用。

酵素阿嬤的健康看板

● **發芽糙米**含有食物纖維比糙米多15%，是精白米的3.7倍，米糠中所含食物纖維的排毒能力很強，可預防腸癌，改善消化道有益菌群的生存環境，對降血糖、降血脂，降低膽固醇也有很好的效果。

● **甜菜根能量粉**是一種由蔬菜、水果和堅果製成的營養代餐，擁有豐富的纖維質、維生素、微量元素和來自種子的蛋白質和必須脂肪酸Omega3，好的代餐包應含有酵素，可將營養切成小分子，適合人體快速吸收。

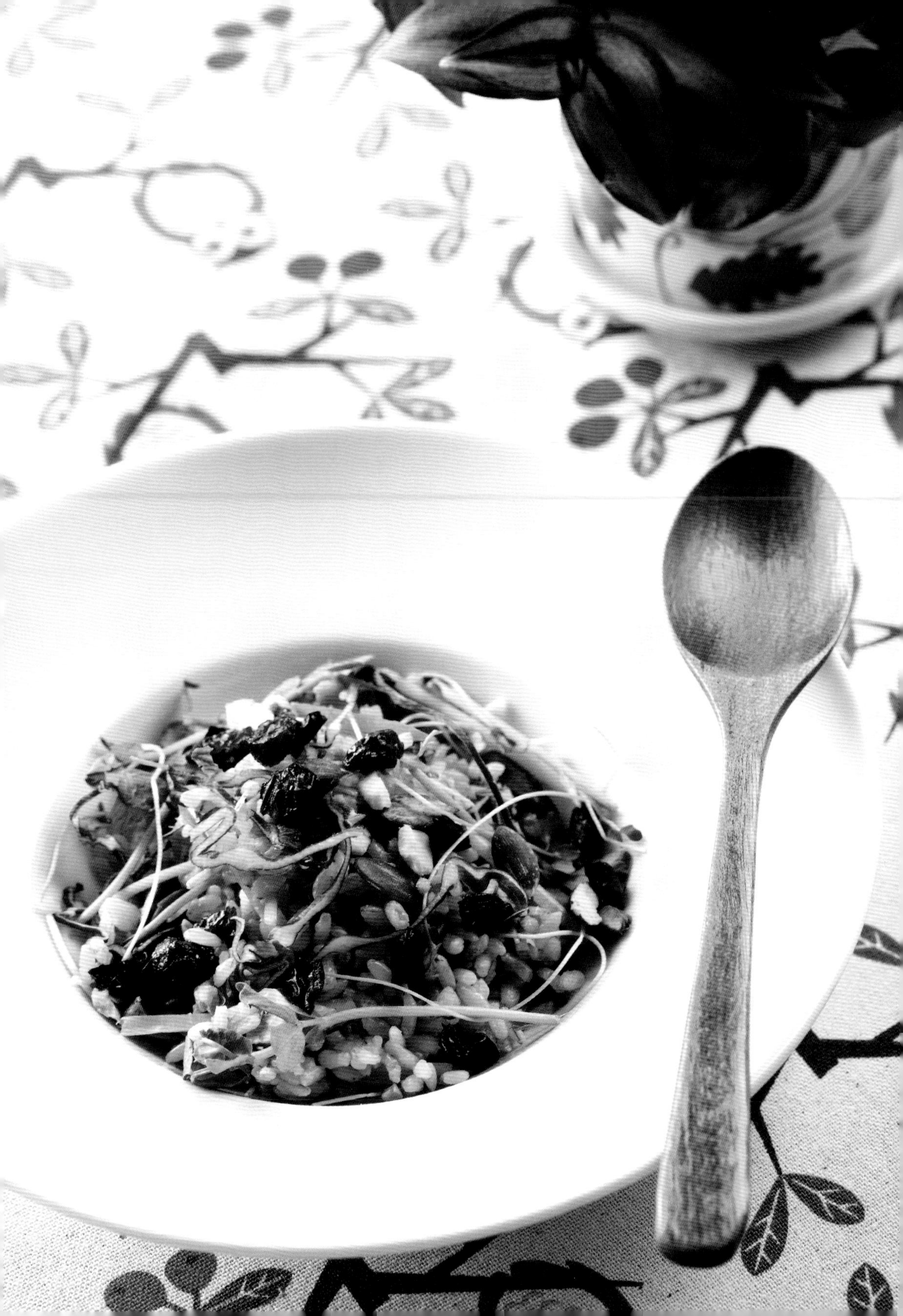

竹炭青蔥酵素麵（2～3人份）

國產的食品級竹炭原料是台灣近年來積極開發、推廣的森林產品之一，主要採用成熟孟宗竹、桂竹等，經特殊高溫碳化技術製作而成，能促進腸胃蠕動、清腸、排毒。寬版竹炭麵口感特好，中間厚兩邊薄的蕾絲帶狀，最適合吸附湯汁。加入酵素原液＋冷壓黑麻油，對維護骨骼健康有助益，營養吸收率也大幅提升。

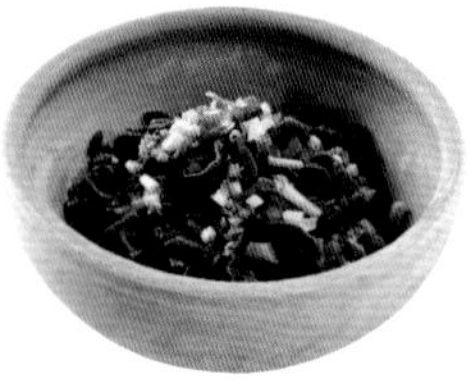

● **材料：**

竹炭手工麵 4片
枸杞 2大匙
香菜碎 1大匙
芹菜碎 1大匙
青蔥碎 2大匙

● **調味料：**

酵素原液 .... 50c.c.
原味醬油 1大匙
紅麴油膏 1大匙
冷壓黑麻油 2大匙
天然蔬果調味料 .... 適量
山葵辣椒醬 1又1/2大匙

● **作法：**

1. 將全部的調味料放入湯碗中拌勻，備用。
2. 竹炭手工麵放入滾水中，以中火煮至4～6分鐘至熟，撈起，瀝乾水分，放入**作法**1調味料。
3. 再加入枸杞、香菜碎、青蔥碎拌勻，即可上桌享用（利用麵條微熱的溫度，將香菜碎、青蔥碎燜出味）。

酵素阿嬤的健康看板

● **冷壓黑麻油**是精選特級天然胡麻種子，採低溫烘焙、壓榨而成。其中亞麻油酸，有平衡荷爾蒙作用。黑麻油的鈣、鐵含量遠高於白麻油，適合東方女性體質，冬令進補及產婦坐月子食用都很好。

● **紅麴油膏**是紅麴發酵製成的生機油膏，紅麴濃郁的香味，拌麵或者沾蘸蔔糕，口味極佳，常吃有利於心血管。

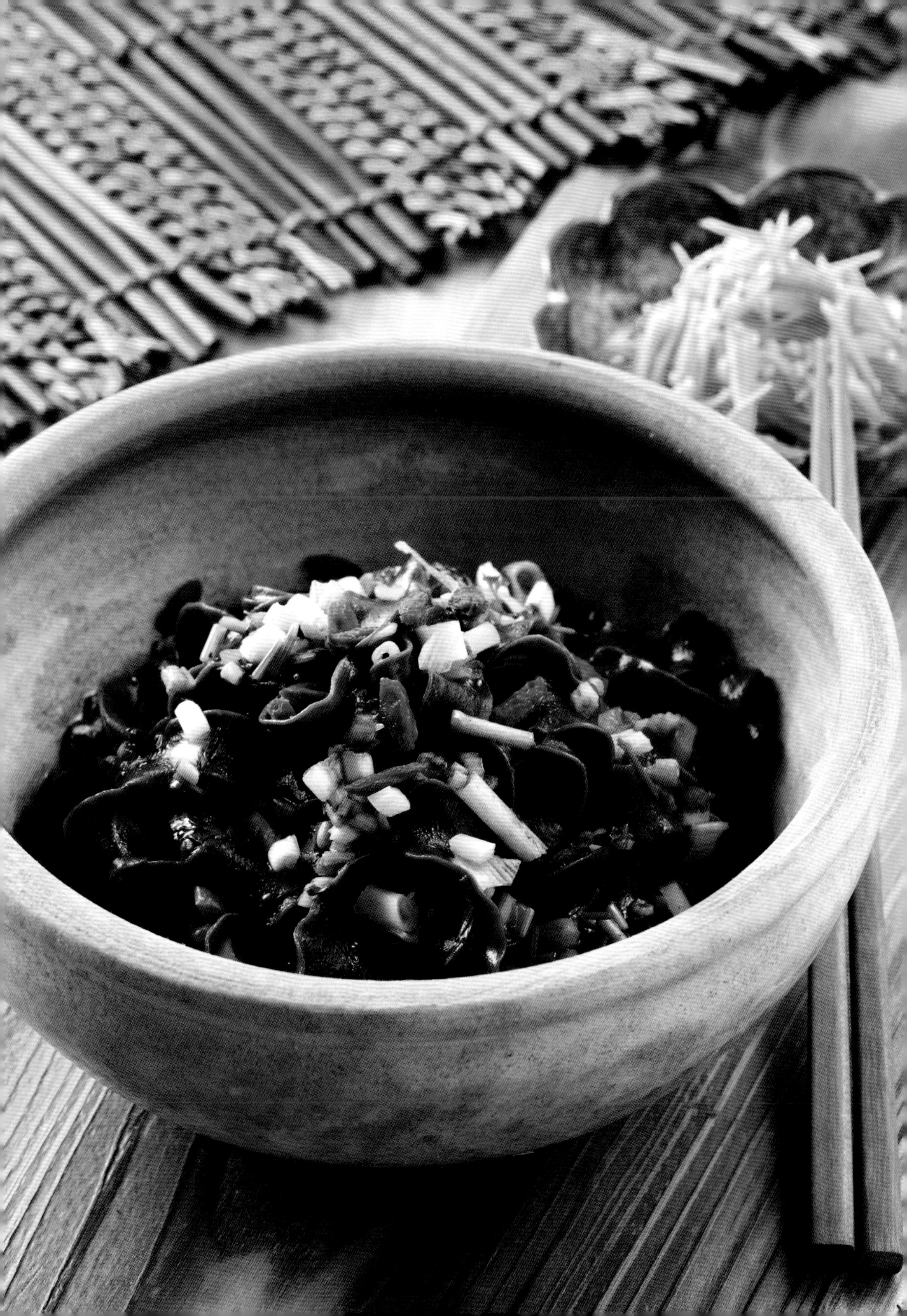

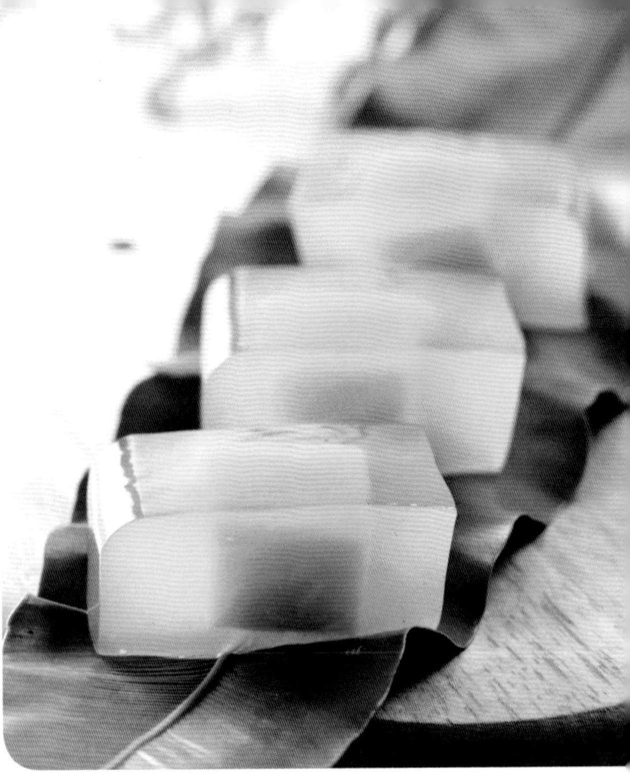

酵素五色蒟蒻果凍

果凍的色澤晶瑩剔透，吃起來的ＱＱ軟軟，蘊藏著一種幸福的誘惑力，是大人及小孩最愛的零食之一，由新鮮水果製成的果凍，不含食品添加物、人工合成色素，全家大小一起親手做是最棒的家庭活動，建議您可利用空閒時間試做看看大家都會愛吃的酵素果凍吧！

常見的果凍粉有許多種，以蒟蒻果凍粉（Pearl Agar）為最佳，它是蒟蒻粉再加工的產品，與蒟蒻粉不太一樣，在室溫下即可結凍，口感不會像洋菜（Agar-agar）那樣硬，卻又比吉利丁（Gelatin）與吉利T（Jelly T）製作的成品要來得Q韌，冷藏之後不會龜裂，在常溫下，也不會溶解。

「**酵素五色蒟蒻果凍**」的材料簡單，依五行屬性選了五種不同顏色的代表性水果，再搭配五行功能酵素，加入蒟蒻果凍粉製成果凍，對人體有極高的營養價值，常吃只有好處沒有危害，大大地提升了果凍的食用價值。

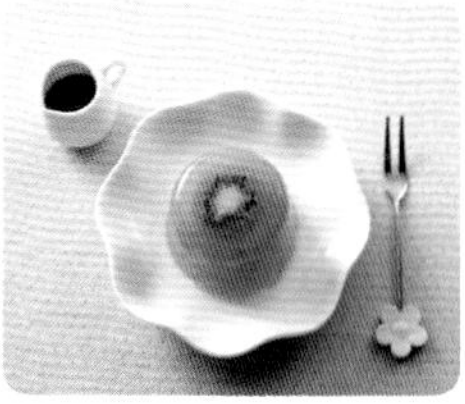

奇異果酵素果凍（綠）

奇異果切片搭配諾麗果＋山藥等成分的酵素原液，雙重特殊風味組合成夢幻般的口感，又具有幫助睡眠與改善肝功能的效益。

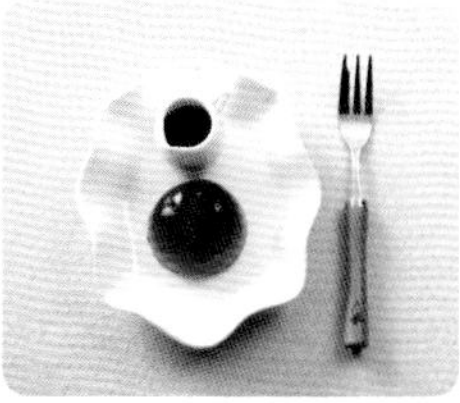

火龍果酵素果凍（紅）

火龍果切塊搭配海藻膠原＋桑椹等成分的酵素原液，火紅的視覺感受，酸甜的清新口感，不僅可以養顏美容與補血，還對心腦血管有很大的幫助。

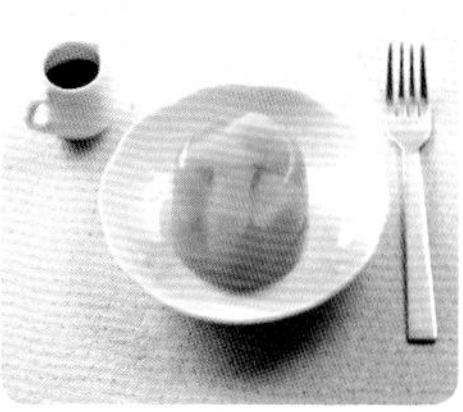

芒果酵素果凍（黃）

芒果切成正方塊搭配十全藥膳等成分的酵素原液，外觀晶瑩剔透，蘊藏黃金般的果肉，引人垂涎，可補氣、補血，調整體質。

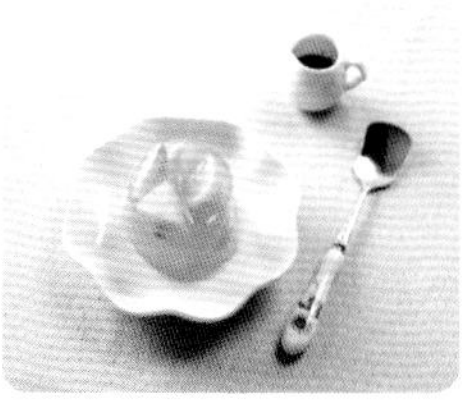

蘋果酵素果凍（白）

蘋果切瓣搭配靈芝茸＋桑黃等成分的酵素原液，口感Q彈中帶有清脆，造型獨特，能夠增加抵抗力，調節免疫系統，老少咸宜強身健體。

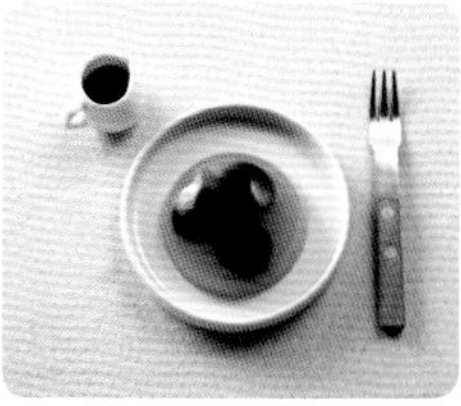

葡萄酵素果凍（黑紫）

葡萄整顆箍進果凍中，保留住水果的樣貌，又呈現半圓形流線外觀，搭配略帶鹹味的珊瑚草＋山楂等成分的酵素原液，恰好襯托出水果甜味，具有固腎、補骨髓的作用。

奇異果酵素果凍（2～3人份）

奇異果富含的維生素C是蘋果25倍，一顆奇異果就能獲得一日所需的維生素C，可提升免疫力，阻斷致癌因子「亞硝酸銨」的形成，預防癌症發生。奇異果果凍的外觀圓滿可愛，口感酸中帶甜、成熟芳香，融合成夢幻般的風味，十分討喜，添加諾麗果＋山藥等成分的酵素原液，具有安定神經、幫助睡眠、活化腦部、改善更年期症狀的效應。

材料：

奇異果片……………………………2顆
蒟蒻果凍粉…………………………15g
能量水………………………………600c.c.

調味料：

酵素原液（含諾麗果＋山藥等成分）….60c.c.
純果寡糖……………………………1大匙

作法：

1. 能量水倒入湯鍋煮沸，熄火，放入蒟蒻果凍粉（一邊倒一邊攪拌）攪拌直到完全溶解，再倒入酵素原液繼續攪拌均勻，即成果凍液。
2. 將果凍液倒入杯狀容器約1/5的容量，放入一片奇異果片，再繼續倒滿，依序分裝完成，放置待涼。
3 直接擺入冰箱冷藏3～4小時至冰透涼後，再取出，扣入盤子中，即可食用。

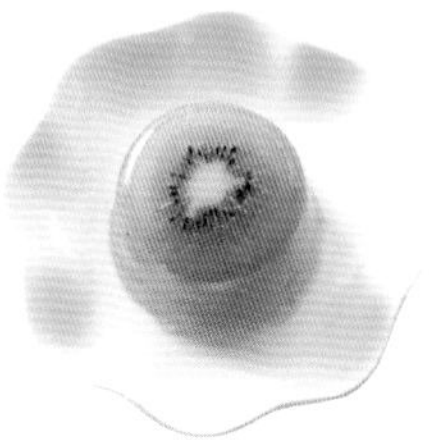

酵素阿嬤的健康看板

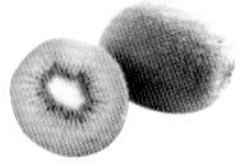

- **奇異果**又稱獼猴桃，富含纖維質、維生素C及12種胺基酸，具有清熱、利尿、消腫等作用，還可以淡化肝斑、預防便秘、改善消化不良及心血管疾病等功能。
- **酵素原液**（含諾麗果＋山藥等成分）含賽諾寧、褪黑激素，可調節睡眠障礙、情緒障礙、消炎、止痛，其富含的有機酸、礦物質，可以平衡酸鹼值、強肝解毒，常吃具有安定神經、活化腦部、改善更年期症狀的作用。

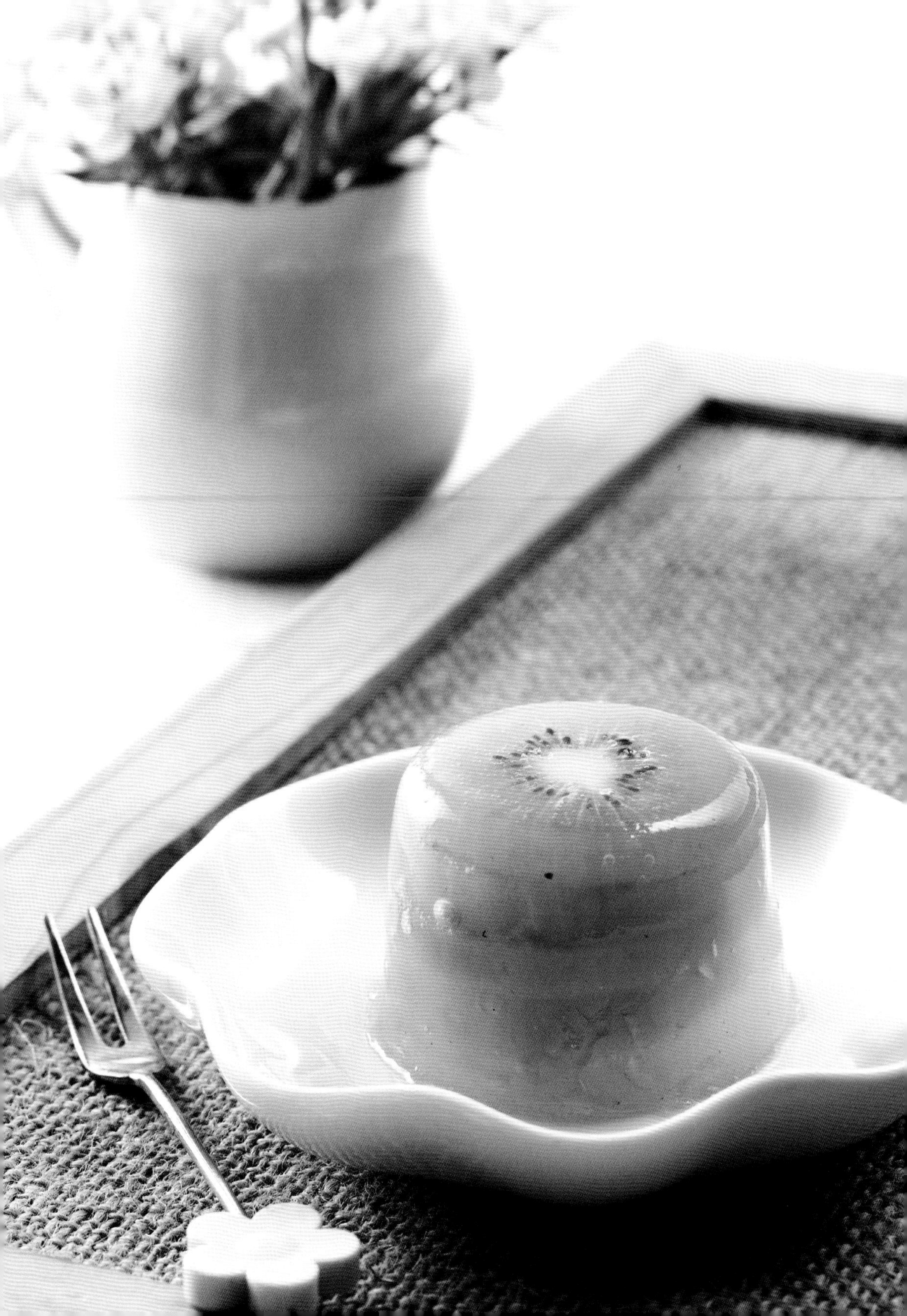

火龍果酵素果凍（2～3人份）

火龍果除了具有美膚、解毒的效果，還能保護胃壁，抗氧化、抗自由基、抑制腦細胞病變，搭配海藻膠原＋植物胜肽桑椹等成分的酵素原液，可養顏美容，提升膚質彈力與保濕，對心腦血管也很有幫助。火龍果酵素果凍有火紅的視覺享受，亮麗吸睛，口感滑脆活潑，兼具纖體、美白、補血好氣色的效益，下午茶時間來一盤，是補充細胞能量最佳的甜點。

● **材料：**

火龍果塊……………………………200g
蒟蒻果凍粉…………………………15g
能量水………………………………600c.c.

● **調味料：**

酵素原液（含海藻膠原＋植物胜肽等成分）
……………………………………………60c.c.
純果寡糖……………………………1大匙

● **作法：**

1. 能量水倒入湯鍋煮沸，熄火，放入蒟蒻果凍粉（一邊倒一邊攪拌）攪拌直到完全溶解，再倒入酵素原液繼續攪拌均勻，即成果凍液。
2. 將果凍液倒入半圓形容器約1/5的容量，放入一塊火龍果塊，再繼續倒滿，依序分裝完成，放置待涼。
3 直接擺入冰箱冷藏3～4小時至冰透涼後，再取出，扣入盤子中，即可食用。

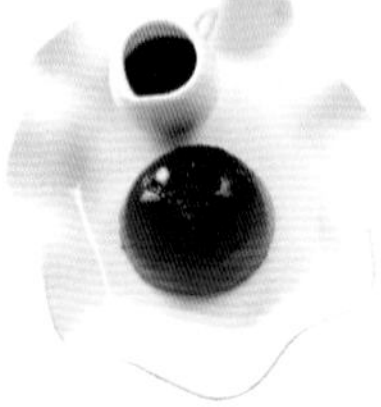

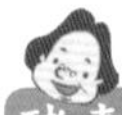

酵素阿嬤的健康看板

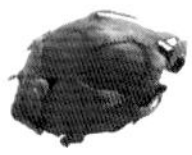

● **火龍果**含有獨特的植物性白蛋白，能夠與人體內的重金屬離子結合，通過排泄系統將重金屬排出體外，而且火龍果具有低能量、高纖維的特質，能夠瘦身減重、降低膽固醇以及有效預防大腸癌的產生。

● **酵素原液**（含海藻膠原＋植物胜肽等成分），海藻膠原能夠提升皮膚的彈性與保濕，而桑椹含有多酚、OCP，對皮膚美白及光滑度有顯著的改善效果，經過發酵後SOD含量高，可幫助排便順暢，還能改善心血管功能，平衡血壓。早晚餐前食用，養顏美容、粉嫩ㄉㄨㄞㄉㄨㄞ。

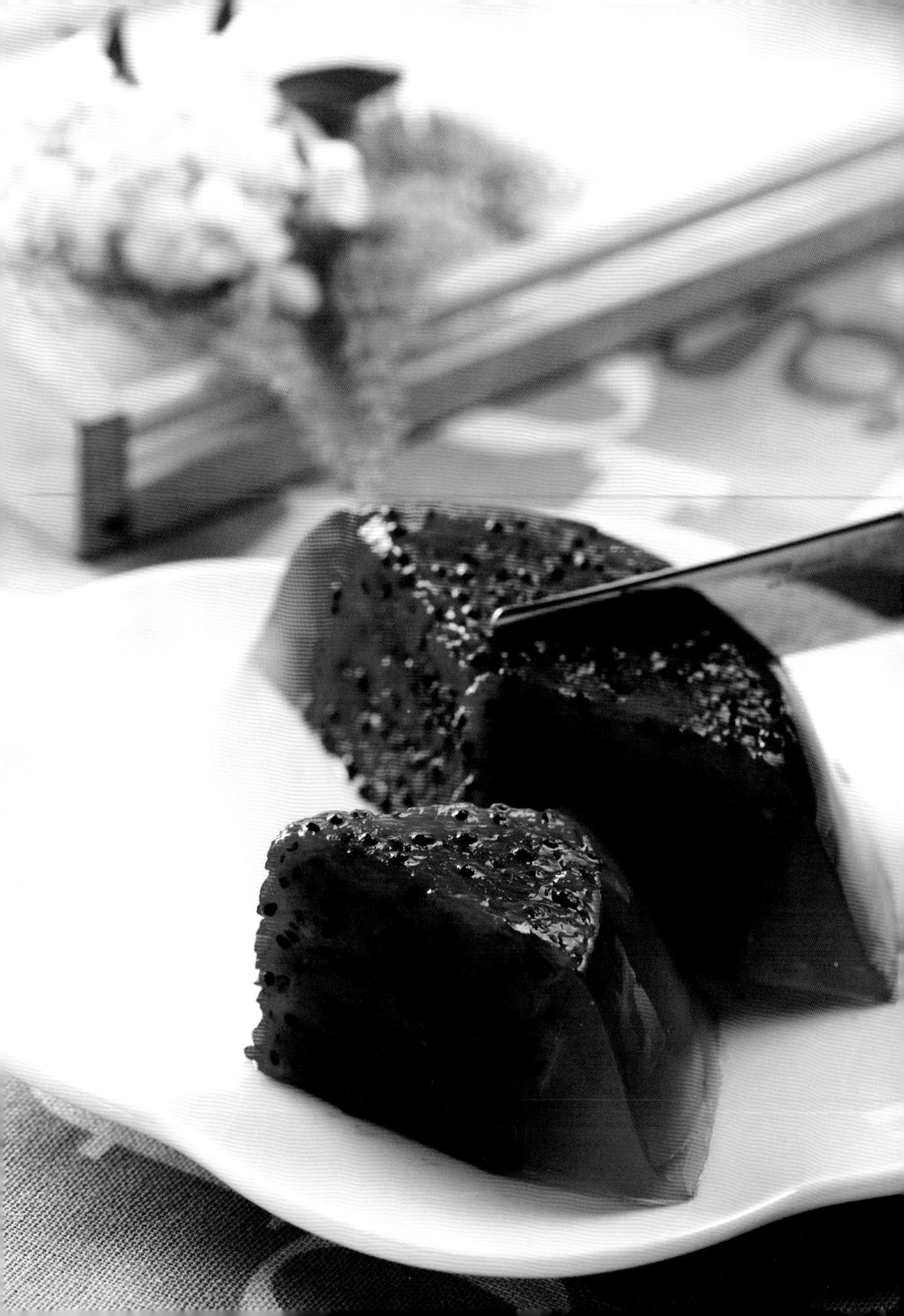

芒果酵素果凍（2～3人份）

芒果富含的總多酚、維生素A、C及β胡蘿蔔素，可抗氧化、抑制癌細胞生成，提升免疫力，能預防心血管疾病，有益於保護視力，搭配十全藥膳酵素原液可補氣、補血、增強體力，改善手腳冰冷。芒果酵素果凍的外觀晶瑩剔透，黃金般的果肉、濃郁芒果香，口感Q彈滑溜，引人垂涎，是全家人健康的飯後甜點。

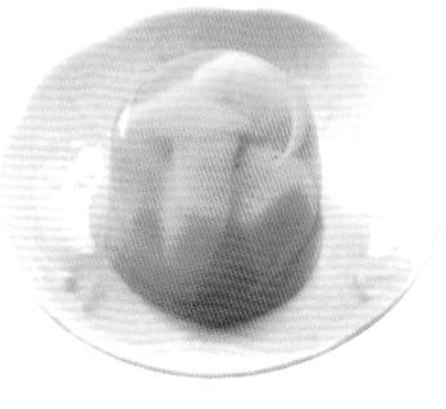

材料：

芒果塊……250g
蒟蒻果凍粉……15g
能量水……600c.c.

調味料：

酵素原液（含十全藥膳等成分）……60c.c.
純果寡糖……1大匙

作法：

1. 能量水倒入湯鍋煮沸，熄火，放入蒟蒻果凍粉（一邊倒一邊攪拌）攪拌直到完全溶解，再倒入酵素原液、純果寡糖繼續攪拌均勻，即成果凍液。
2. 將果凍液倒入長方形矮容器約1/5的容量，放入一塊芒果塊，再繼續倒滿，依序分裝完成，放置待涼。
3 直接擺入冰箱冷藏3～4小時至冰透涼後，再取出，扣入盤子中，即可食用。

酵素阿嬤的健康看板

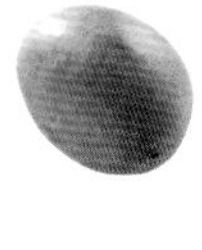

● **芒果**果肉細膩，風味獨特，甜而不膩，洋溢著夏季幸福的味道，且是少數富含蛋白質的水果，做成甜點風味十足，其果肉與核仁均富含總多酚，能產生抗發炎及抗癌的效應。

● **酵素原液**（十全藥膳），是融合中國傳統醫學，與現代生物奈米化技術的智慧結晶，讓分子更小，吸收力好效果更高，又破除中藥的刻板苦味，容易為大眾所接受。早晚餐前食用，可滋補強身，適合手腳冰冷者遠離虛寒。

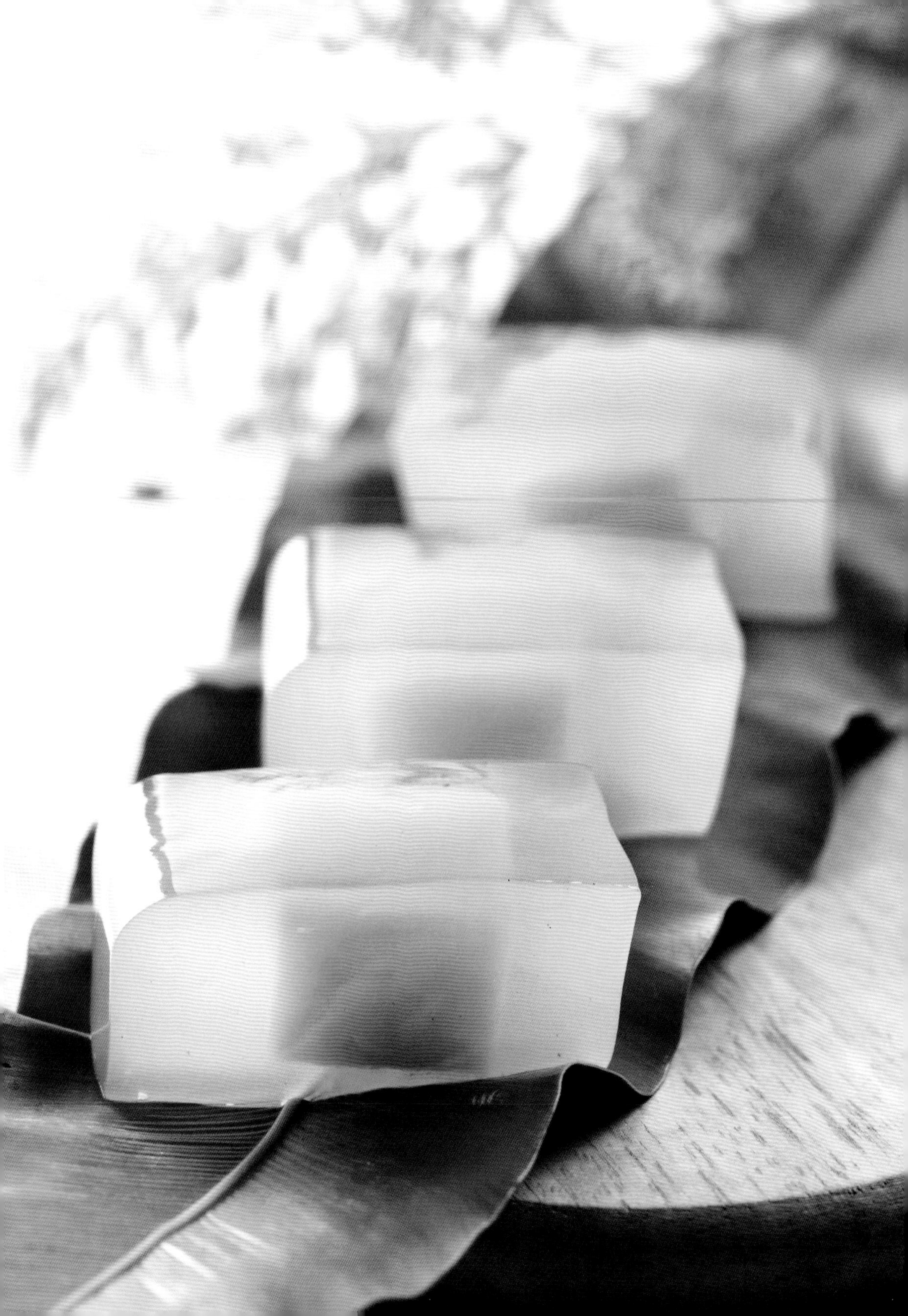

蘋果酵素果凍（2～3人份）

細數蘋果的好處多多，例如富含有機酸可緩解便秘，其豐富的維生素C能抑制皮膚黑色素形成，防止肌膚老化，而所含的鋅元素可以增強記憶力，還具有排毒、瘦身、減壓及防癌等作用，搭配含靈芝茸＋桑黃等成分的酵素液富含多醣體，對提升免疫系統、抗氧化、抗老化很有幫助。蘋果酵素果凍，口感Q彈中帶有清脆，造型獨特，深受幼童喜愛，常吃可改善體質、預防肥胖、強身健體，老少咸宜。

材料：

蘋果塊......300g
蒟蒻果凍粉......15g
能量水......600c.c.

調味料：

酵素原液（含靈芝茸＋桑黃等成分）....60c.c.
純果寡糖......1 大匙

作法：

1. 能量水倒入湯鍋煮沸，熄火，放入蒟蒻果凍粉（一邊倒一邊攪拌）攪拌直到完全溶解，再倒入酵素原液、純果寡糖繼續攪拌均勻，即成果凍液。
2. 將果凍液倒入長方形矮容器約 1/5 的容量，放入一塊蘋果塊，再繼續倒滿，依序分裝完成，放置待涼。
3 直接擺入冰箱冷藏 3 ～ 4 小時至冰透涼後，再取出，扣入盤子中，即可食用。

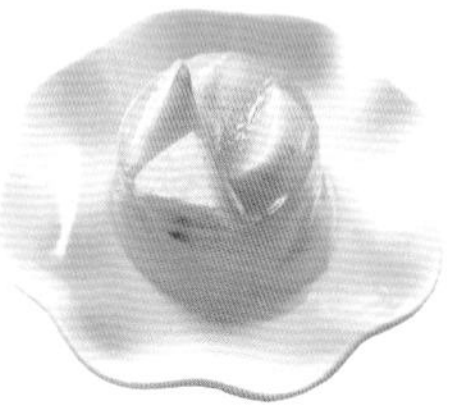

酵素阿嬤的健康看板

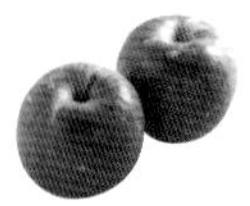

- **蘋果**不只營養素豐富，微酸中帶甜的風味更是令人垂涎，百分之 70 的疾病發生在酸性體質的人身上，而蘋果是鹼性食品，吃蘋果可以迅速中和體內過多的酸性物質，增強體力和抗病能力。
- **酵素原液**（含靈芝茸＋桑黃等成分），靈芝跟桑黃都是真菌類，其菌種經過培養後，產生大量多醣體，經過發酵生物奈米化之後，吸收率倍數增加，可以調節免疫系統，預防老人小孩感冒。早晚餐前食用，可強化體力、提升抗病力。

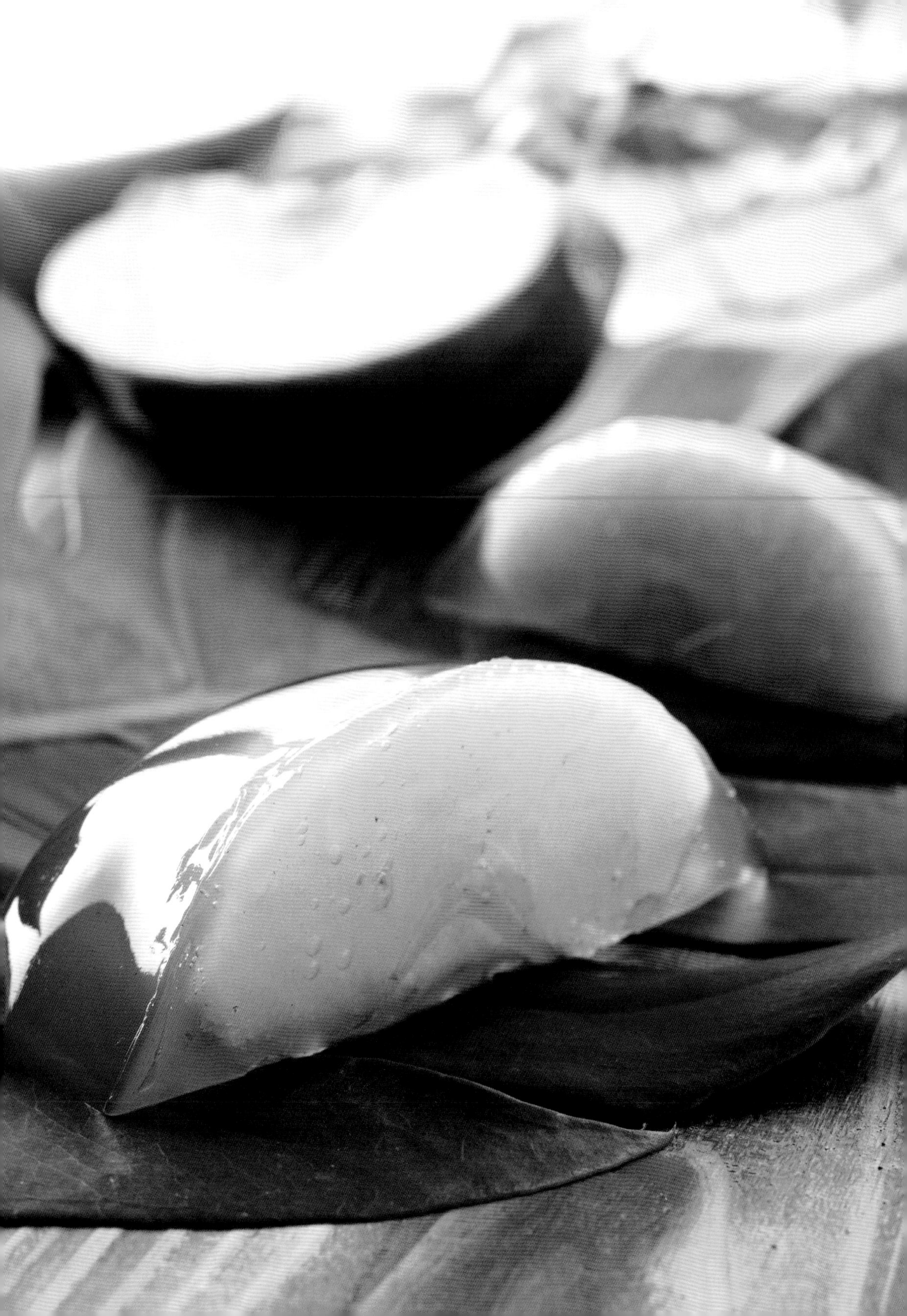

葡萄酵素果凍（2～3人份）

葡萄中的果酸能幫助消化、增加食慾，防止肝炎後脂肪肝的發生，且含有豐富的多酚類化合物（例如原花青素、綠原酸等），都有很強的抗氧化力，搭配含珊瑚草＋山楂等成分的酵素原液能補充鈣質與膠質，對骨質疏鬆很有幫助，緩解關節痠痛。葡萄酵素果凍，保留整顆的葡萄，果凍呈半圓形的流線外觀，晶瑩剔透、口感酸甜交融，十分協調，是現代餐後甜點最時尚養生又健康的好滋味。

材料：

葡萄 12顆
蒟蒻果凍粉 15g
能量水 .... 600c.c.

調味料：

酵素原液（含珊瑚草＋山楂等成分）.... 60c.c.
純果寡糖 1大匙

作法：

1. 能量水倒入湯鍋煮沸，熄火，放入蒟蒻果凍粉（一邊倒一邊攪拌）攪拌直到完全溶解，再倒入酵素原液、純果寡糖繼續攪拌均勻，即成果凍液。
2. 將果凍液倒入小半圓形容器約1/5的容量，放入葡萄3顆，再繼續倒滿，依序分裝完成，放置待涼。
3. 直接擺入冰箱冷藏3～4小時至冰透涼後，再取出，扣入盤子中，即可食用。

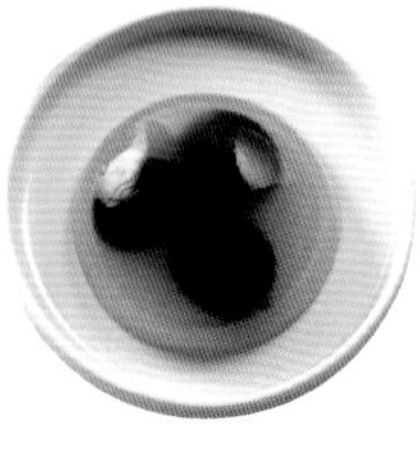

酵素阿嬤的健康看板

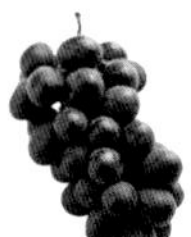

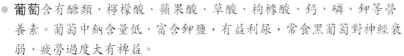

- **葡萄**含有醣類、檸檬酸、蘋果酸、草酸、枸櫞酸、鈣、磷、鉀等營養素。葡萄中鈉含量低、富含鉀鹽，有益利尿，常食黑葡萄對神經衰弱、疲勞過度大有裨益。
- **酵素原液**（含珊瑚草＋山楂等成分）其珊瑚草富含鈣質、膠質，是海洋生物的骨質補給品，而山楂能改善骨質疏鬆。兩者經生物奈米化後，分子更小，吸收力大升，可緩解筋骨痠痛、消除膝蓋發炎，補足骨質流失。早晚餐前食用，補充植物鈣，讓您天天健步如飛、敏捷自如。

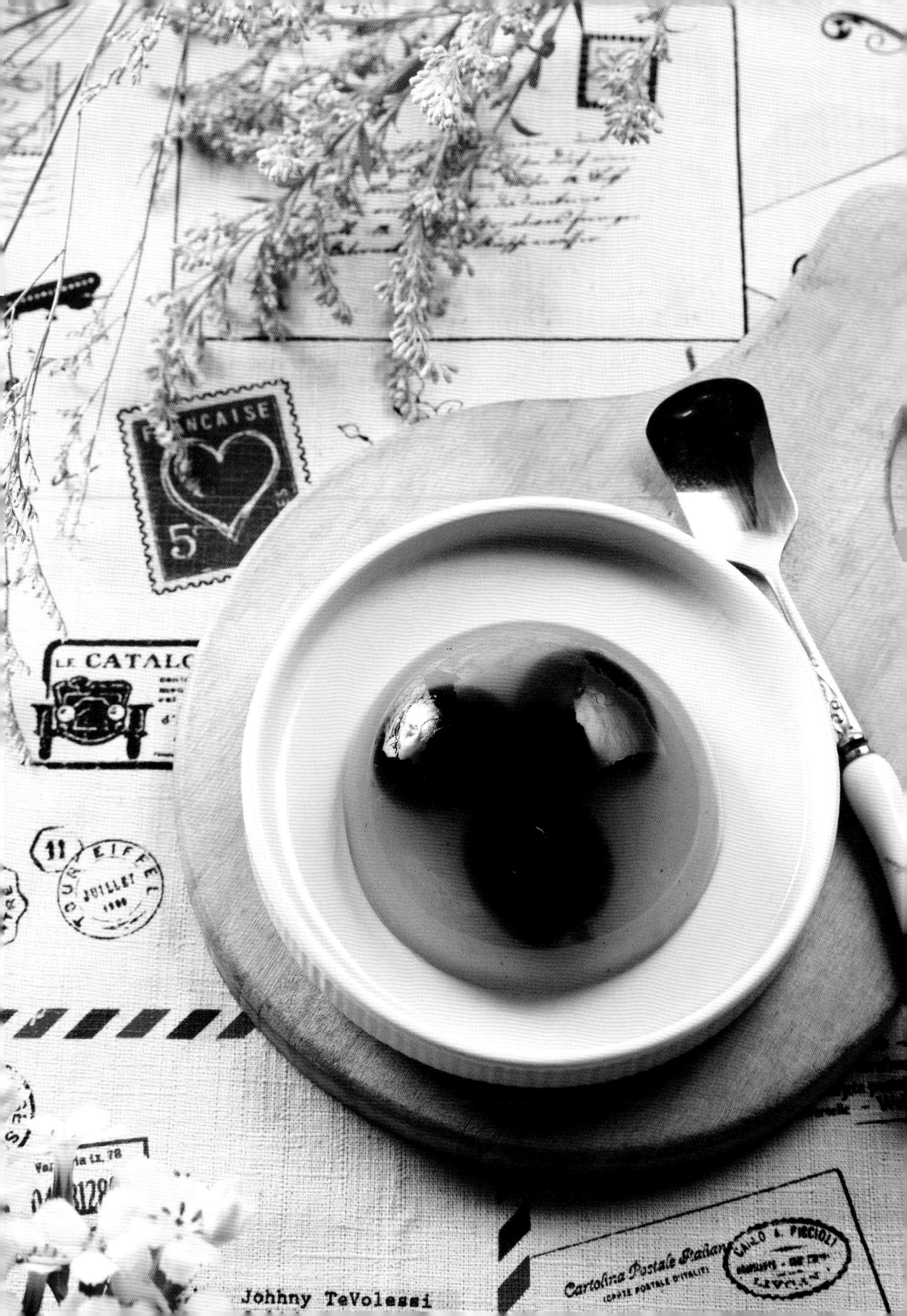

FRANCAISE
5
LE CATALO
TOUR EIFFEL
JUILLET
Cartolina Postale Italiana
Johhny TeVolessi

五行酵素蔬食套餐食譜
〔餐後 & 下午茶 功能飲品〕

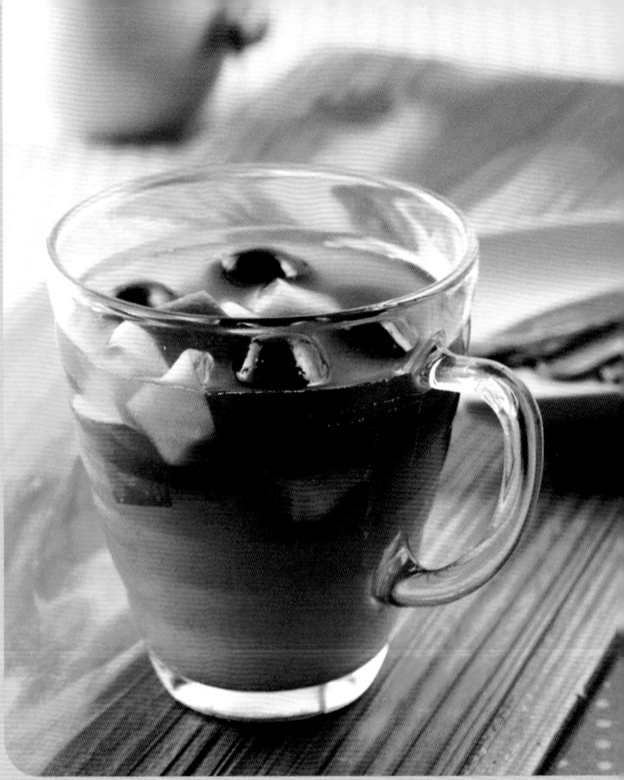

酵素能量健康飲

「酵素」又稱「生命的魔術師」，列為生命第八大元素，是人體必備的重要元素。在人體內每種酵素各司其職，共同維持人體各種機能的正常運作。舉凡肌肉的運動、神經傳導、心跳、呼吸、思考、消化食物、建構與修補組織及加強解毒功能等等，都需要酵素來催動，所以男女老幼都需要「酵素」，它是讓我們生命活動的原動力。

「酵素」能提供給細胞充足的生命力，保護好我們健康的身體，不致於未老先衰，天天勤補足「酵素」是唯一的竅門，是大男人經商治國之略，其實也是小女人通曉養生養顏之道。在這個單元中特別設計了人體生命活動的能量最佳的來源——「**酵素能量健康飲**」。

「**酵素能量健康飲**」所使用的功能酵素原液或飲料，香味濃郁、口感醇厚，加入季節性盛產的水果，入口生津、甘爽迷人，宴客大方，三兩至交約會小聚或全家團敘的不二選擇，是人生最大的休閒享受！

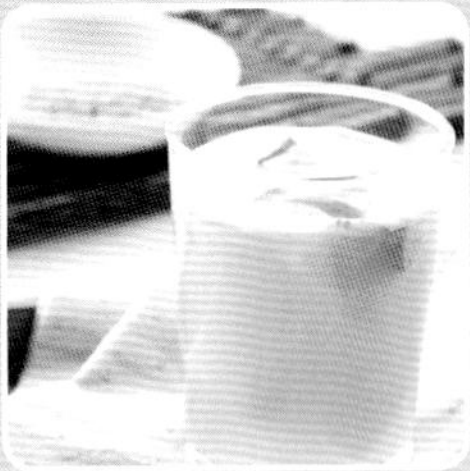

GABA 美白酵素飲

有機糙米發芽後，再經過生物奈米化的發酵程序，可充分釋放出糙米富含的營養，其中 GABA 的成分比白米增加 5 到 10 倍，對於舒壓與美白都深具效益，製成即飲飲料更是方便可口，尤其是在炎熱夏季的晚飯後，加冰塊飲用更是人生一大享受。

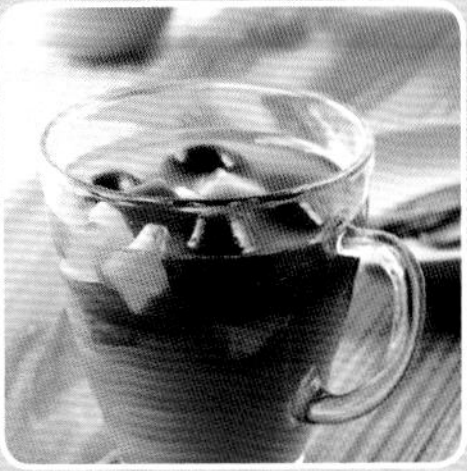

樟芝人蔘酵素飲

牛樟芝被譽為台灣國寶，其三帖類成分對保肝跟抗腫瘤深具效果，人蔘的功效在於補元氣，人蔘皂苷也有抗腫瘤效應，兩者搭配渾然天成，經過生物奈米化發酵後，效果更是加乘，口感散發樟芝略苦與人蔘微甘的特殊氣味，入喉讓人精神為之一振。

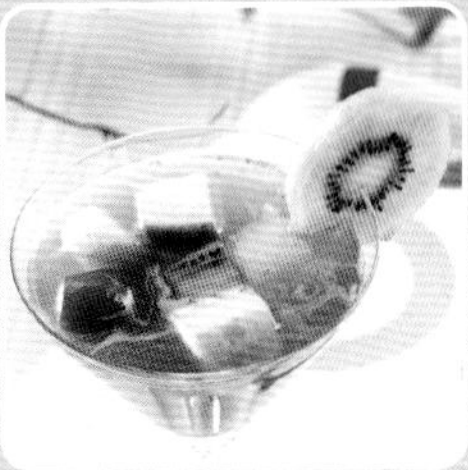

多醣免疫酵素飲

靈芝與菇蕈類富含多醣體，採用子實體培養經過生物奈米化的發酵後，其多醣體含量遠高於菌絲體數十倍，可用於調節免疫系統、預防流感、提升體力。

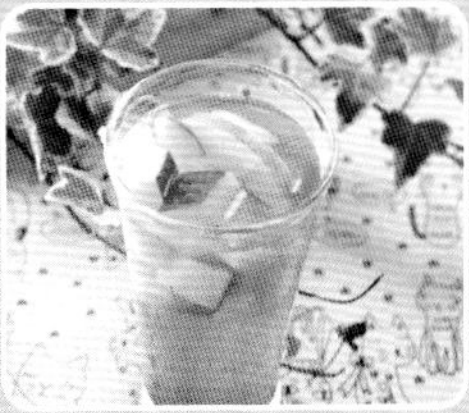

三花燃脂酵素飲

三花就是玫瑰花、玳玳花與荷花，經過生物奈米化發酵後，吸收率提高，可燃燒脂肪、代謝體內多餘的水分，口感由生澀轉為滑順，是需要瘦身纖體，減重燃脂者最搭配的健康飲品。

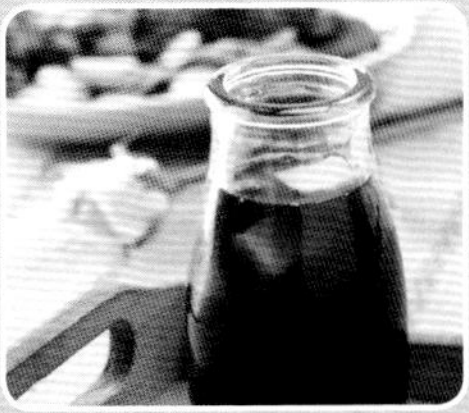

玫瑰四物酵素飲

四物湯自古以來是中國女性調養生理的最佳藥方，搭配玫瑰花經過生物奈米化發酵後，分子更小，效果更佳，四物的藥膳味被解構沖淡，飄散玫瑰花的浪漫香氣，口感更是令人愛不釋手。

GABA美白酵素飲

中醫認為人體由氣、血、津液等物質構成。古字氣的下面有一個「米」，代表「水穀養氣」之意，糙米是最補氣。發芽糙米酵素清爽可口、入喉回甘，富含的GABA含量是白米10倍，且含有多種抗氧化物質（如阿魏酸、植酸、穀維素、三烯生育酚等），可抑制黑色素形成，淨膚美白，還有排毒、養顏、抗衰老及提高免疫力的作用，因此又被稱為「可吃的化妝品」。

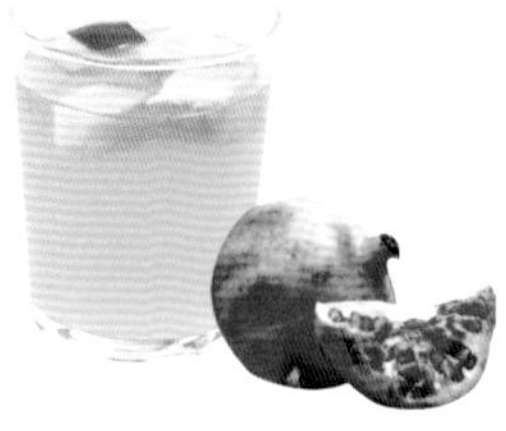

- **材料：**

鳳梨 20g
蘋果 30g
番石榴 20g
發芽糙米酵素飲 .... 200c.c.

- **作法：**

1. 將鳳梨、蘋果、番石榴洗淨，切小塊，備用。
2. 將發芽糙米酵素飲與冰塊，倒入透明容器中。
3. 最後放入全部的水果塊，稍微攪拌，即可飲用。

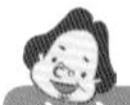

酵素阿嬤的健康看板

- **發芽糙米**富含的γ-氨基丁酸（GABA）非蛋白氨基酸，是發芽糙米中最受矚目的成分，主要發生在胚芽部分。發芽糙米GABA含量是白米的5倍，是糙米的3倍以上，具有活化血液、增強腦細胞代謝，改善睡眠品質，提升記憶力、降低血壓、改善肝功能等功能。

樟芝人蔘酵素飲

肝與血是每個人思維和行動的主要原料，肝膽的排毒功能好，消化吸收自然棒，血液品質好，不易長痘痘及肝斑，皮膚不會暗沉。牛樟芝被譽為台灣國寶，三萜類保肝、抗腫瘤，人蔘補元氣，兩者結合相輔相成，功效加倍。樟芝略苦口感、人蔘氣味微甘，入喉能使人精神為之一振，可提神醒腦解，是快速恢復體力的健康飲料。

材料：

木瓜 20g
蘋果 30g
黑葡萄 40g
樟芝人蔘酵素飲 .... 200c.c.

作法：

1. 將木瓜洗淨，去皮、刨籽，切小塊；蘋果洗淨，切小塊；黑葡萄洗淨，備用。
2. 將樟芝人蔘酵素飲與冰塊，倒入透明容器中。
3. 最後放入全部的水果塊，稍微攪拌，即可飲用。

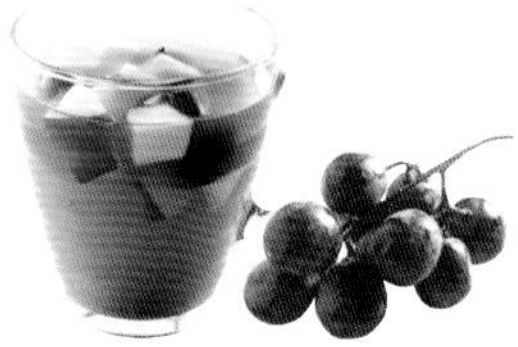

酵素阿嬤的健康看板

- **牛樟芝**中含有三萜類、多醣體及麥角固醇。三萜類具有保肝、消炎、及抗癌的作用；多醣體可提升免疫系統；而麥角固醇是維生素D前趨物，可幫助鈣質吸收、預防骨質疏鬆。近十多年來，許多文獻證實台灣國寶牛樟芝具有保肝、抗發炎、抗腫瘤、抗癌等功能。

- **人蔘**主要含有人蔘皂苷、人蔘多醣，補氣血、增加生命活力。人蔘皂苷能夠抗癌、抗發炎、舒緩壓力、預防動脈硬化、降血壓、降血糖、降低過敏反應等，而人蔘多醣含葡聚糖及酸性雜多糖，具調節免疫系統、對抗腫瘤、消除潰瘍及降血糖等藥理機轉作用。

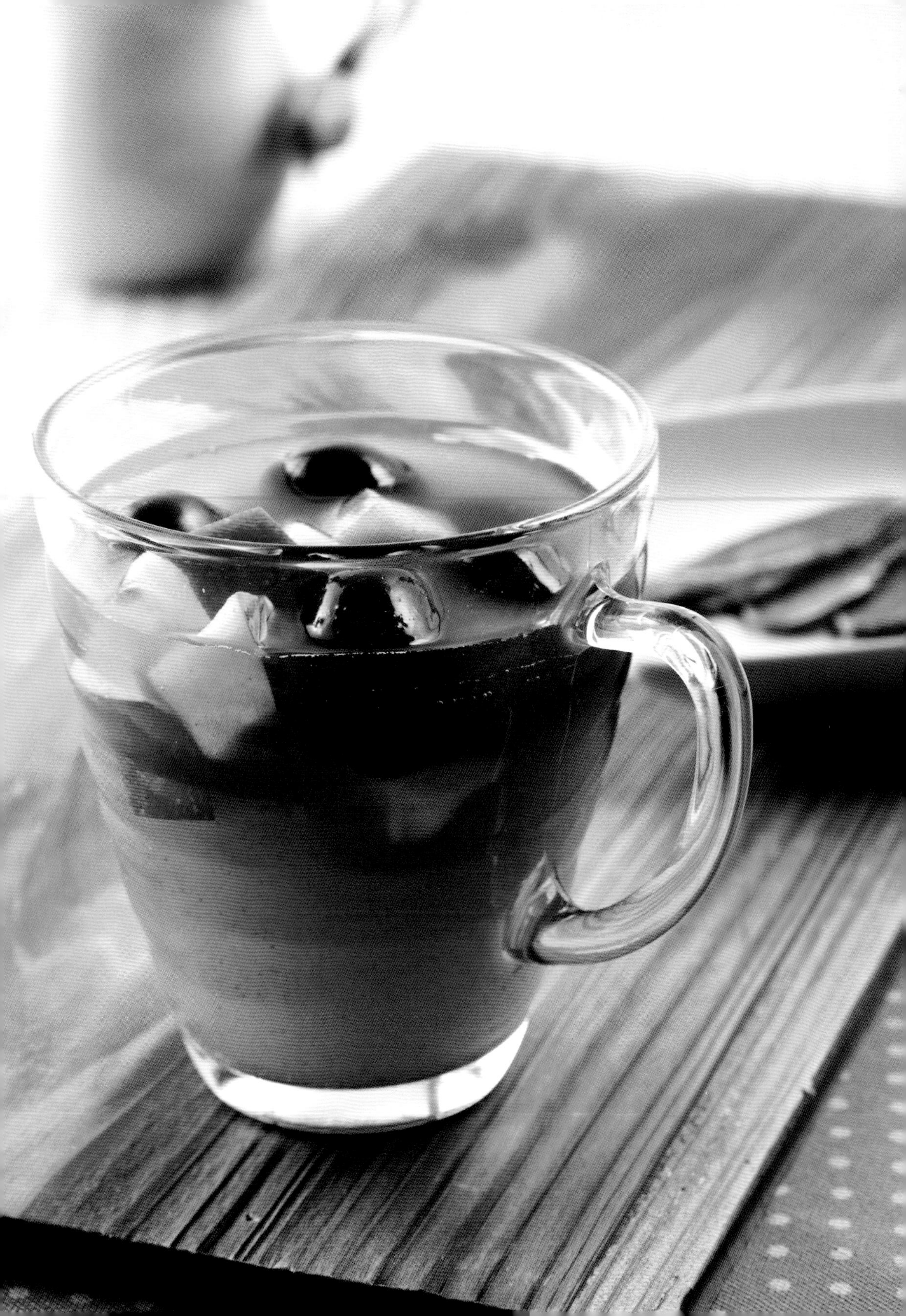

多醣免疫酵素飲

抵抗力差的人容易感染病毒罹患流感，要預防病毒入侵，除了勤洗手、戴口罩、提前去注射疫苗之外，多吃「多醣體」的酵素食物，才是有效的預防方法。多醣體酵素飲是由靈芝茸、桑黃菌絲體、北蟲草（純素培養）、菇蕈類、松杉靈芝、黑木耳等真菌植物發酵而成，經過發酵後含量遠高於菌絲體數十倍，且吸收力更高，免疫調節做得好，健康沒煩惱。

材料：

蓮霧 30g
蘋果 20g
奇異果 20g
鳳梨 20g
多醣體酵素飲 .... 200c.c.

作法：

1. 將蓮霧、蘋果洗淨，切小塊；奇異果去皮，切小塊；鳳梨切小塊，備用。
2. 將多醣體酵素飲與冰塊，倒入透明容器中。
3. 最後放入全部的水果塊，稍微攪拌，即可飲用。

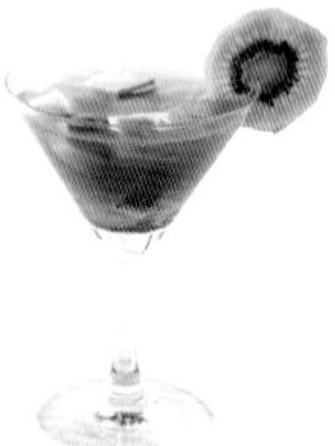

酵素阿嬤的健康看板

- **多醣體酵素飲**可活化巨噬細胞、抗老化，使人體充滿活力、清除自由基，維持體內細胞正常機能、解毒、解酒，保護人體細胞不受各種不良物質的傷害。
- **蓮霧**外型小巧玲瓏，狀似小搖鈴，又名為「香果」，含有充沛的水分，果實、葉及種子為解熱劑，根為利尿劑，在中醫食療理論上，蓮霧性味甘平、無毒、潤肺、止咳除痰、解熱、利尿、鎮靜神經的作用。

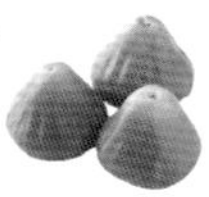

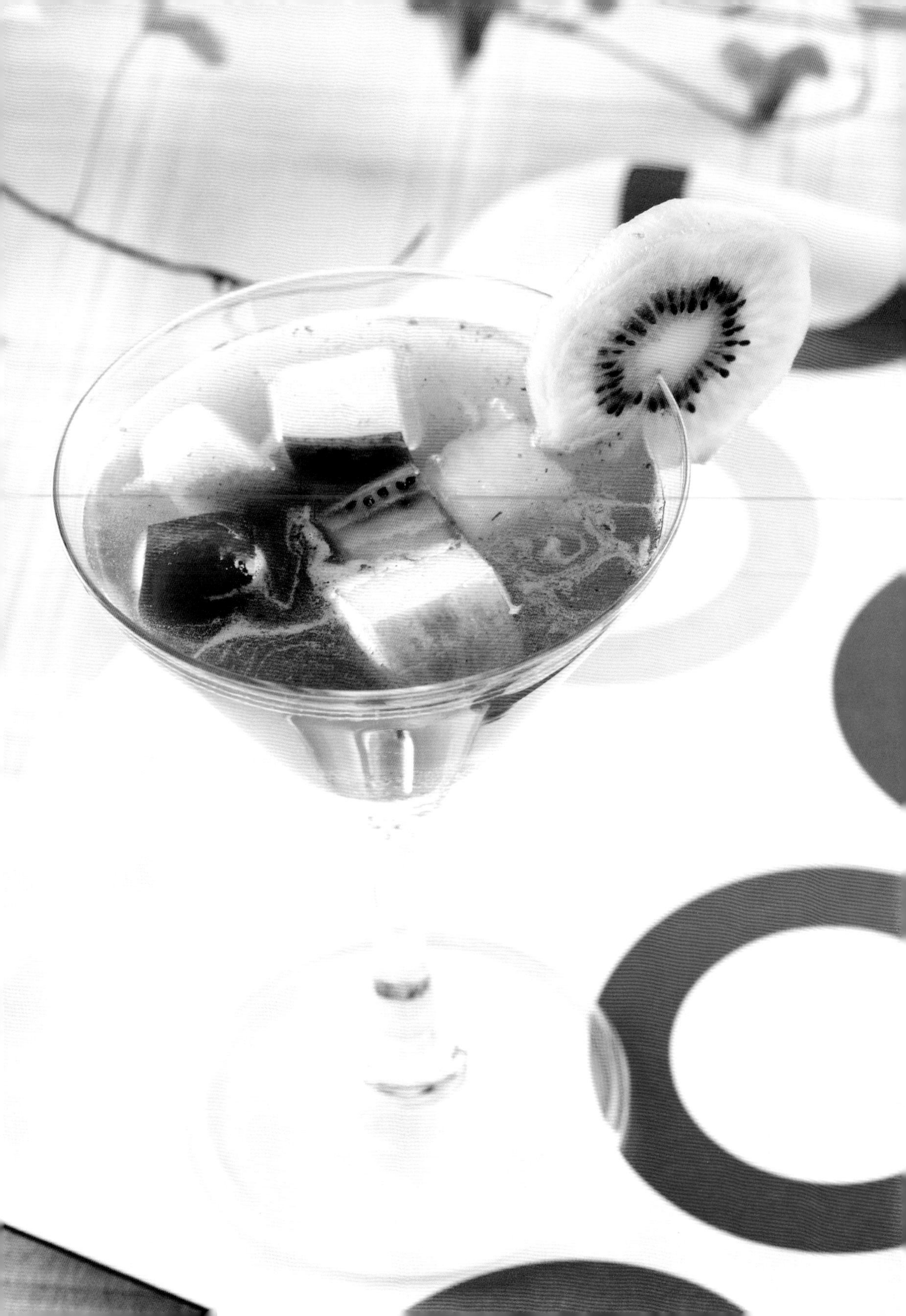

三花燃脂酵素飲

現代人工作壓力大，容易暴飲暴食或依賴甜食緩解負面的情緒，高糖的食物會使氣血循環減慢，更容易發胖。燃脂酵素飲是由玫瑰花、茉莉花、玳玳花、鳳梨、川芎、荷葉發酵而成，可調節生理機能、改善經痛、平衡內分泌系統、幫助腸道環保順暢、有效提升代謝效率，讓您從體內開始變瘦、變美，達到促進脂肪燃燒、輕鬆完成窈窕減重的目標。

材料：

檸檬 20g
蘋果 30g
水梨 20g
三花酵素飲 .... 200c.c.

作法：

1. 將檸檬洗淨，切薄片；蘋果洗淨、切小塊；水梨洗淨，去皮，切小塊，備用。
2. 將三花酵素飲與冰塊，倒入透明容器中。
3. 最後放入全部的水果塊，稍微攪拌，即可飲用。

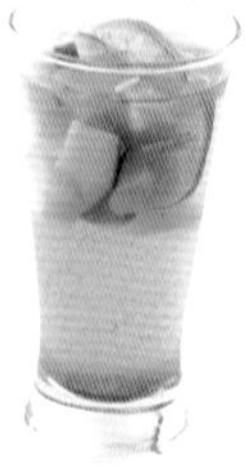

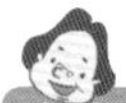

酵素阿嬤的健康看板

- **燃脂酵素飲**是由玫瑰花、茉莉花、玳玳花、鳳梨、川芎、荷葉發酵而成。
- **玫瑰**能夠養顏美容，對敏感肌膚、皺紋、硬皮質有效，能活血散瘀、解鬱消腫，消除內分泌失調。
- **玳玳花**可鎮定情緒、清血、促進循環，適合脾胃失調而肥胖的女性。
- **荷葉**含有蓮鹼、原荷葉鹼和荷葉鹼等及維生素C，有降血脂作用，臨床上常用於肥胖症的治療，荷葉服用後在人體腸壁上形成一層脂肪隔離膜，有效阻止脂肪的吸收。

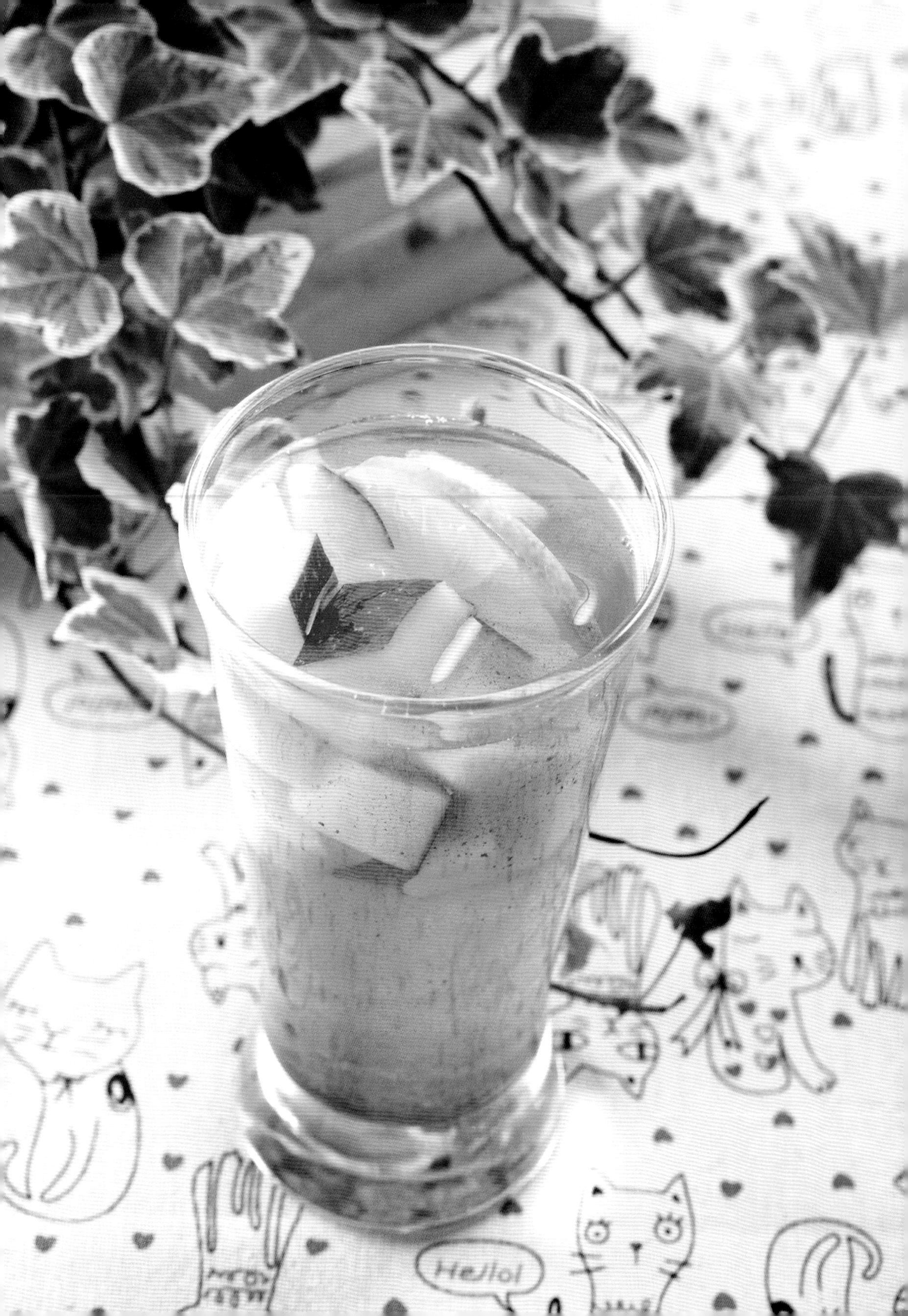
Hello!

玫瑰四物酵素飲

四物湯是中醫經典女性補血聖品，能調節女性生理機能、緩解生理期不適、紅潤氣色、養顏美容、延緩老化。玫瑰四物酵素飲是四物經過濃縮萃取，再經生物奈米化發酵，讓分子變得更小，同時降低中藥苦澀味，更加滑順可口，不必再捏著鼻子強迫自己喝，加入美容養顏的水果丁變成無酒精雞尾酒飲料是女性調整體質最佳的飲品，讓您輕鬆調節生理機能，每天都擁有好氣色，隨時呈現最美麗的蘋果臉哦！

材料：

- 鳳梨 20g
- 蘋果 30g
- 櫻桃 20g
- 玫瑰四物酵素飲 .... 200c.c.

作法：

1. 將蘋果洗淨、切小塊；鳳梨，切小塊；櫻桃洗淨，去籽，切小塊，備用。
2. 將玫瑰四物酵素飲與冰塊，倒入透明容器中。
3. 最後放入全部的水果塊，稍微攪拌，即可飲用。

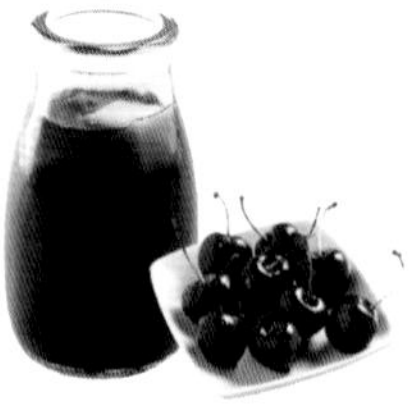

酵素阿嬤的健康看板

- **玫瑰四物酵素飲**是由當歸、川芎、熟地、白芍、玫瑰花、紫米、紅棗、枸杞發酵而成，其主要的功能為補血、活血、調經、止痛，能舒緩子宮平滑肌，對月經不調有顯著的效能，還具有活化膚質、抗老化、預防皺紋產生。生理期後，早晚各一次飲用六天，青春美麗、好氣色。
- **櫻桃**極具營養價值，《名醫別錄》：「櫻桃調中益脾氣，令人好顏色。」，含有鐵、鎂、磷、鈣、鉀等礦物質，比一般水果還要多，具有強化骨骼、促進身體血液循環、滋補元氣、滋潤皮膚的作用。

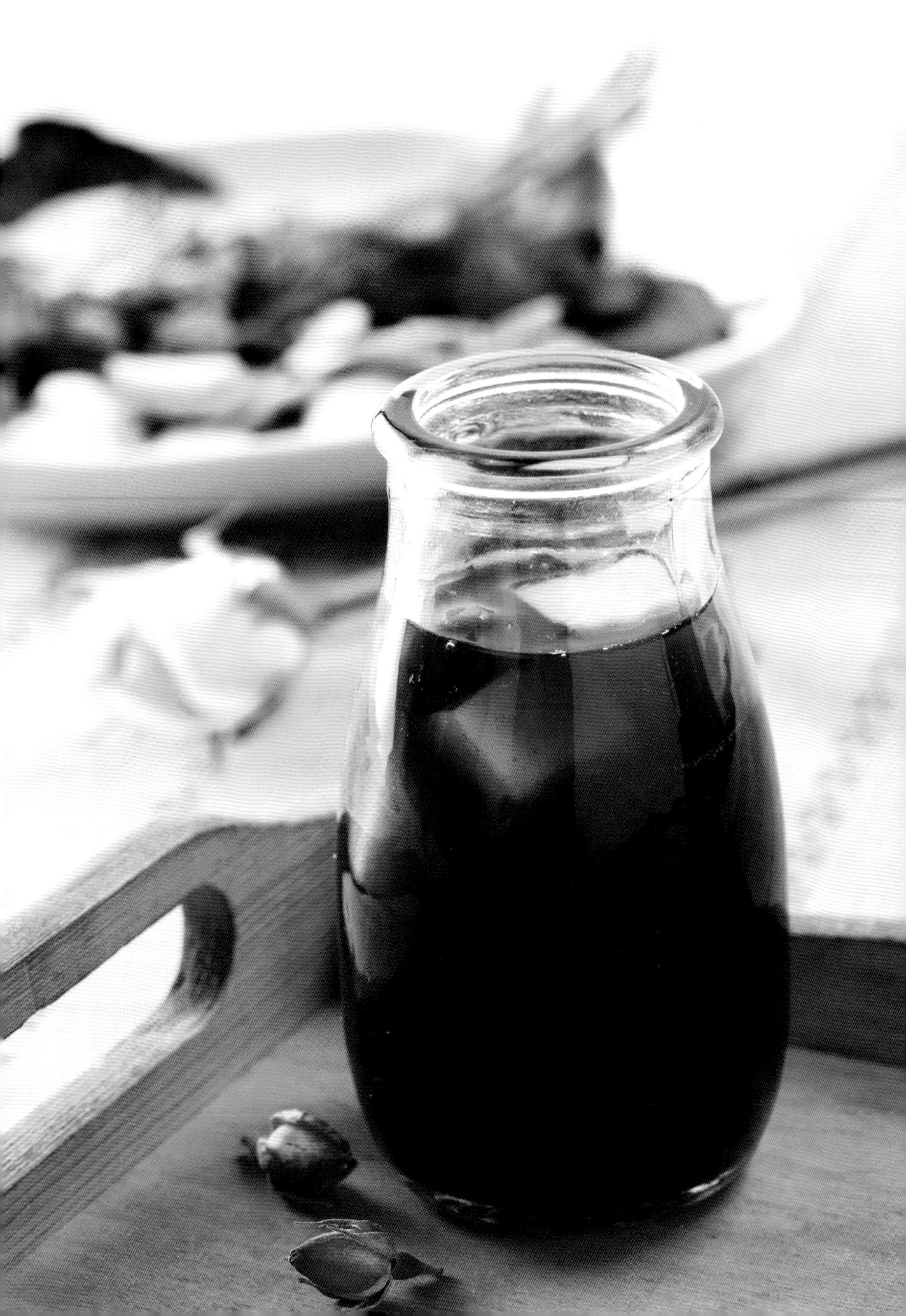

擺脫長期的病痛，發現酵素驚人的療癒力

海瑟・奧圖／（威斯康辛州密爾瓦基大學生物學學士）

24歲那年，我正在深造準備成為合格醫生，一個晴天霹靂的消息迎面襲來，告訴我從此之後將會喪失行走的能力。接下來的四年裡，我的身體歷經無數次的痛苦檢驗，無限量的藥物治療，最後還得接受背部開刀，這些無止境的醫療手段確實減少了病毒數量，卻也對我的神經系統造成不可磨滅的傷害。

近兩年來，我忍受著因神經受損而導致的疼痛開始練習走路，當我和友人結伴旅行來到台灣，很幸運地和林格帆女士相遇，聊起有關純素生活及酵素的話題。她迅速評估我的身體情況，然後交給我幾種不同的酵素，還有一張使用指南，經過兩個禮拜，我注意到自己的皮膚有著巨大的變化：皺紋和粉刺皆不見了。當我進一步開始控制飲食，改變更是立即迅速又教人吃驚的。此外，若不是因為林格帆女士對純素產品的療癒力深具信心，優雅高潔的人格散發出慈愛的光輝，我就不會使用酵素恢復健康，進而有機會完全永久地擺脫痛苦！

我的身體病了很久，需要時間修復而且過程並不好受，然而我相信，只要酵素開啟重獲健康的契機，我的身體便可以也將會產生真正的自我療癒。

接觸酵素啟動健康能量的新契機

周山輝／（聖荷西州立大學電子工程學碩士）

初次見到林格帆女士是在一個輕鬆餐敘的場合，透過共同友人的介紹，她特別坐下來跟我們寒暄，那時的話題為何我已不復記憶，也許談的是本島的氣候，也許是純素美味料理之類的東西。我沒有想過這次會面能衍生任何後續發展，直到兩週後我們再次相逢。

林格帆女士邀請我成為酵素產品在美國市場的總經銷商，僅只從用餐之間，她即可以憑其敏銳的直覺力、充分的勇氣與信心，選擇我成為合作夥伴；此外，她還感知到我需要的營養補充，並推薦用「保肝配方」酵素膠囊來保護我的肝臟，而我從沒有告訴她，我的肝指數正因為工作太過勞累而居高不下。

當健康情況日漸有了改善，林格帆女士建議我繼續服用保肝產品，再加上「男性專用油」以及幫助我恢復活力、改善睡眠品質的「安神配方酵素」，於是在經過幾周之後，我便感受到這個療程所帶來的身體轉變。對她的慈悲睿智、人際互動的天賦和深入了解他人的需要，我實在是心服口服。相信林格帆女士已將畢生中最重要的酵素研究菁華，匯整成一部兼具實用性、簡易性、以及使人胃口大開之美味調理分享的健康新知專書。為了適當維持與改善您的身體健康，此書絕對是必讀極品！

酵素入菜佳評如潮，實現凍齡的奇蹟

亞磊絲．泰吉華坦／（台灣原住民族文化產業發展協會理事長）

經常聽人說：「酵素」經過生物科技的萃取技術大大提升了原本的能量和功效，已成「台灣養生之寶」，對我來說，向來不輕易聽別人說吃啥就吃啥，雖然心中佩服，但也就沒有太在意，更不為所動，直到大約半年前巧遇酵素阿嬤，天哪！不知發生什麼事情，她的花容變異極大，膚質細如凝脂，光滑如嬰兒，如此凍齡到底是什麼作用啊？她說：「這是酵素的作用。」

兩個多月前開始體驗「養顏成分的酵素」，每天按建議早晚各一杯三十西西，甚至做菜時也適當加入調味。七月初在北京錄製「素造心生活」節目，當場露了一手「寶島酵素五行麵」引來佳評如潮，也是拜用酵素調味所賜，現在身體有感覺了：便祕消失、按時並暢通、疲累也消失，至今一個月過去，朋友告訴我：妳臉上的光滑怎麼來的？正逢老人健檢，到醫院檢查視力的時候，原本0.9右眼，居然找回1.2的全視力，護士小姐說：噢！怎麼老人有這樣好的視力，超好！我希望不久的將來正如酵素奶奶所說的，恢復到年輕時的生理狀況——凍齡實現！

後記感言

心中有愛，更會懂得包容、感恩與惜福

林格帆

此書將付梓之時，中國H7N9禽流感疫情正在擴大，儘管很慶幸自己終生蔬食，少掉感染禽流感、狂牛症、口蹄疫等等動物性疾病的機會，還是很擔心現代人餐餐肉食多過蔬菜，造成體內酵素嚴重不足，另方面卻深深感到：人類很有福報，上帝賜與地球如此多的蔬果，營養一應俱全，加上植物內的「酵素」這個「生命的魔術師」可以加強改善人體器官機能的運作，幫助疾病的痊癒，我希望將來將酵素研究運用在活化器官抗衰老，使人類長壽並保有健康的生理，讓樂活時代真正來臨。

在此特別感恩吳其祐先生，在就讀國立中央大學生命科學博士班百忙之餘，將這些年投入生命科學研究的領域傾囊相談，提供細胞分子相關理論的協助，也特別感謝城邦的團隊協助圖文整合的工作，希望這一本書能帶給我們每位讀者在享受生技酵素生活所帶來的健康之餘，還能擁有來自心靈深處真正的幸福與平安。

如果我們有愛，所有的好事都會隨之而來，先是愛自己、愛家人、再把愛擴大、愛國家、愛地球、愛這個世界、因為愛，我們會為其他人與其他物種著想，而且，愛不是嘴巴說說而已，愛一定是發自內心，並用行動表現出來。

愛自己！愛他人！愛動物！愛地球！愛世界和平！也非常感謝翻開這本書的人！

Family健康飲食HD5022X

激活細胞能量的酵素養生法

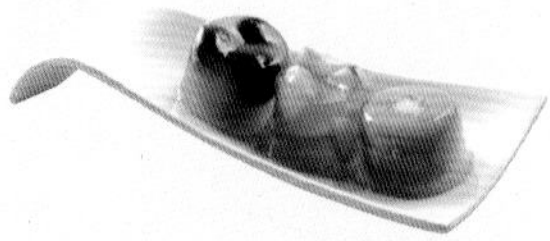

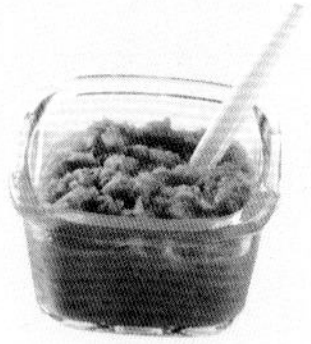

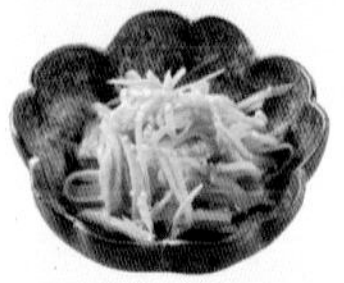

作　　者 林格帆
選 書 人 林小鈴
主　　編 陳玉春
編輯協力 梁志君

行銷經理 王維君
業務經理 羅越華
總 編 輯 林小鈴
發 行 人 何飛鵬
出　　版 原水文化
台北市民生東路二段141號8樓
電話：02-2500-7008　傳真：02-2502-7676
網址：http://citeh2o.pixnet.net/blog　E-mail：H2O@cite.com.tw
發　　行 英屬蓋曼群島商家庭傳媒股份有限公司城邦分公司
台北市中山區民生東路二段141號2樓
書虫客服服務專線：02-25007718；02-25007719
24小時傳真專線：02-25001990；02-25001991
服務時間：週一至週五上午09:30-12:00；下午13:30-17:00
讀者服務信箱E-mail：service@readingclub.com.tw
劃撥帳號 19863813　戶名：書虫股份有限公司
香港發行 香港灣仔駱克道193號東超商業中心1樓
電話：852-2508-6231　傳真：852-2578-9337
電郵：hkcite@biznetvigator.com
馬新發行 城邦（馬新）出版集團
41, Jalan Radin Anum, Bandar Baru Sri Petaling,
57000 Kuala Lumpur, Malaysia.
電話：603-905-78822　傳真：603- 905-76622

城邦讀書花園
www.cite.com.tw

美術設計／茶米水谷設計工作室
攝　　影／子宇影像工作室・徐榕志
攝影助理／簡浩淳
插　　畫／盧宏烈（老外）
製版印刷／科億資訊科技有限公司
初　　版／2013年9月12日
二版一刷／2019年12月17日
定　價／400元
ISBN：978-986-5853-11-2(平裝)
EAN：4717702099411

國家圖書館出版品預行編目資料

激活細胞能量的酵素養生法 / 林格帆著. -- 初版.
-- 臺北市：原水文化出版：家庭傳媒城邦分公司
發行, 2019.12　面；　公分.-- (Family健康飲食；
HD5022X)
ISBN 978-986-5853-11-2(平裝)
1.健康食品 2.酵素

411.373　　102011766

特別感謝 乾元參藥行（百年老店）陳建國先生提供中藥協助拍攝